JN055967

人間対コロナ

神戸市立医療センター
中央市民病院の3年

神戸新聞社
論説委員室◉編

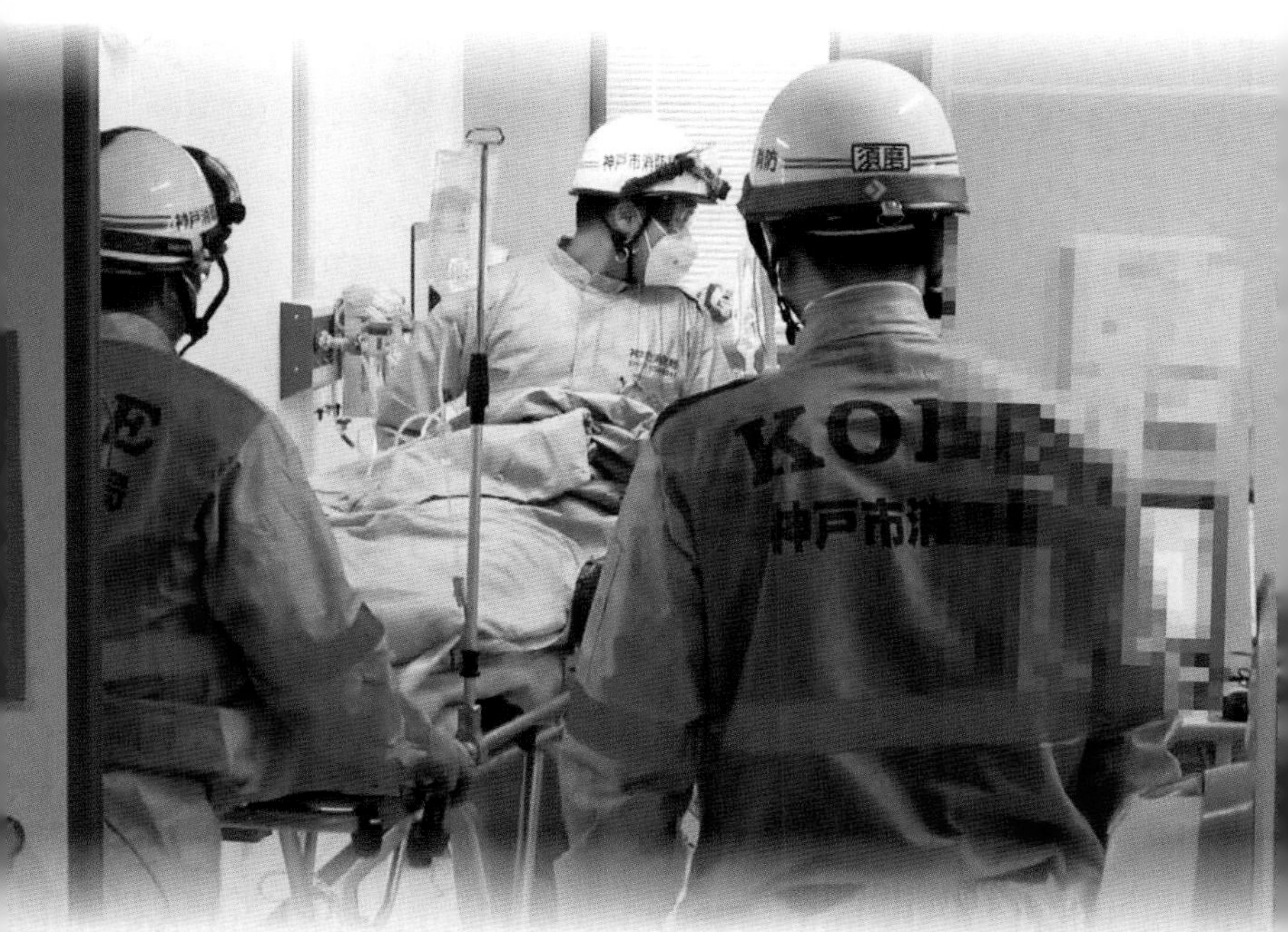

「断らない救急医療」という理念を掲げる神戸市立医療センター中央市民病院に、新型コロナウイルスは容赦なく襲いかかってきた。＊
（＊印の画像は一部を加工しています）

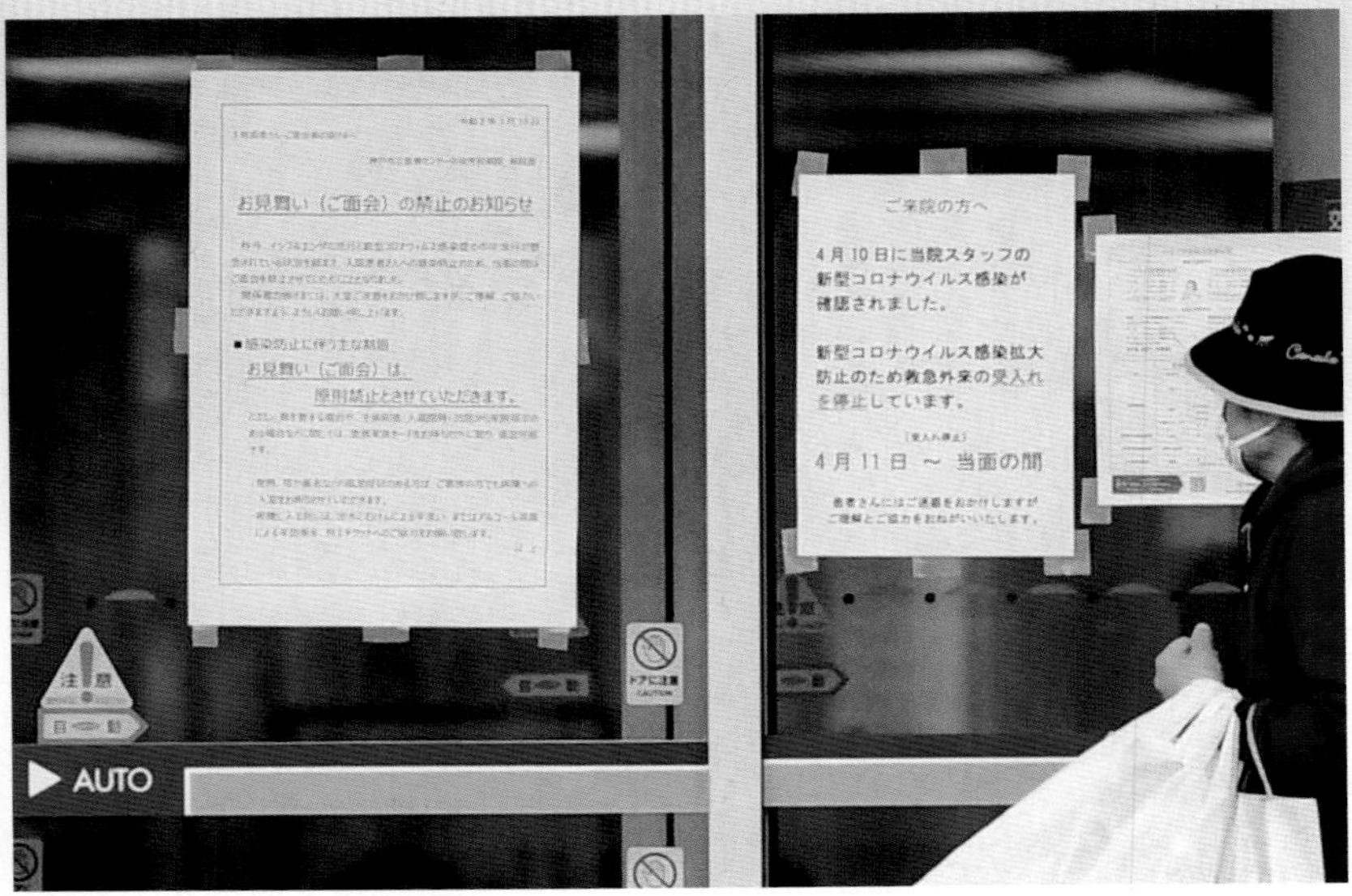

2020年4月、院内感染が拡大し、
コロナの診療以外は病院の機能を止めた。

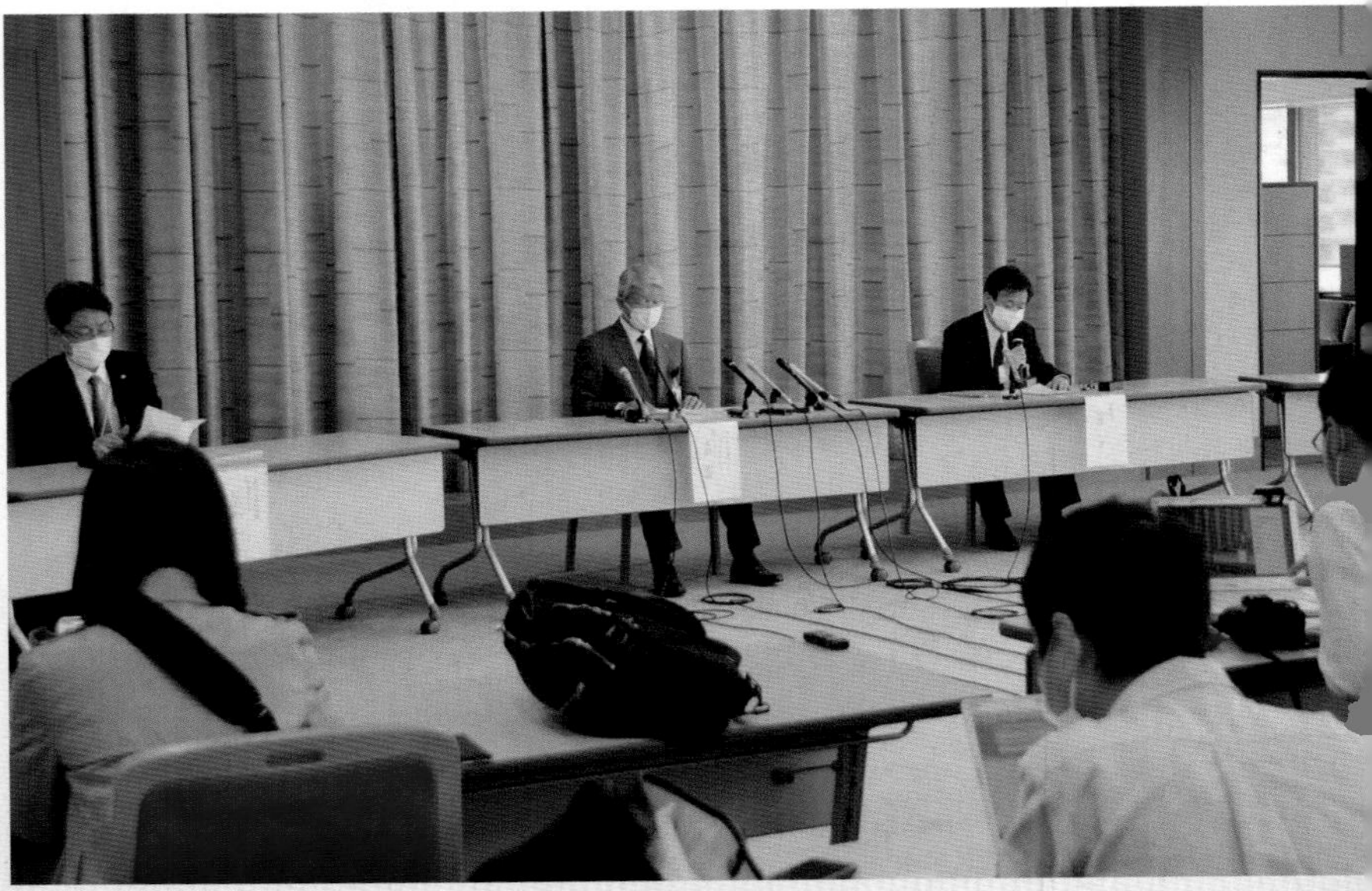

院内感染拡大について会見する木原康樹院長ら。

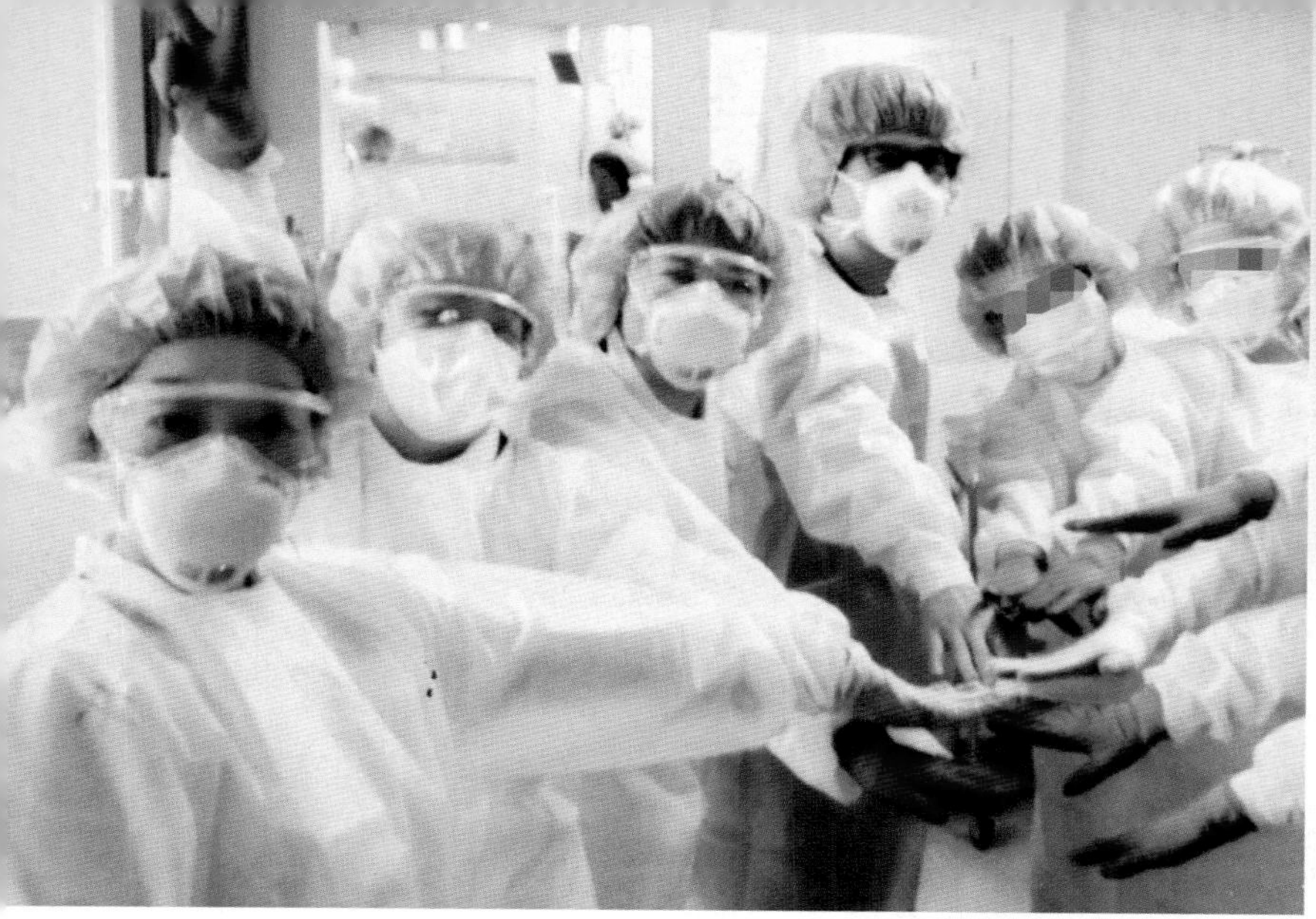

救急集中治療室（EICU）一帯が全てレッドゾーン（感染区域）になった日、
円陣を組む職員たち（2020年4月10日。中央市民病院提供）。＊

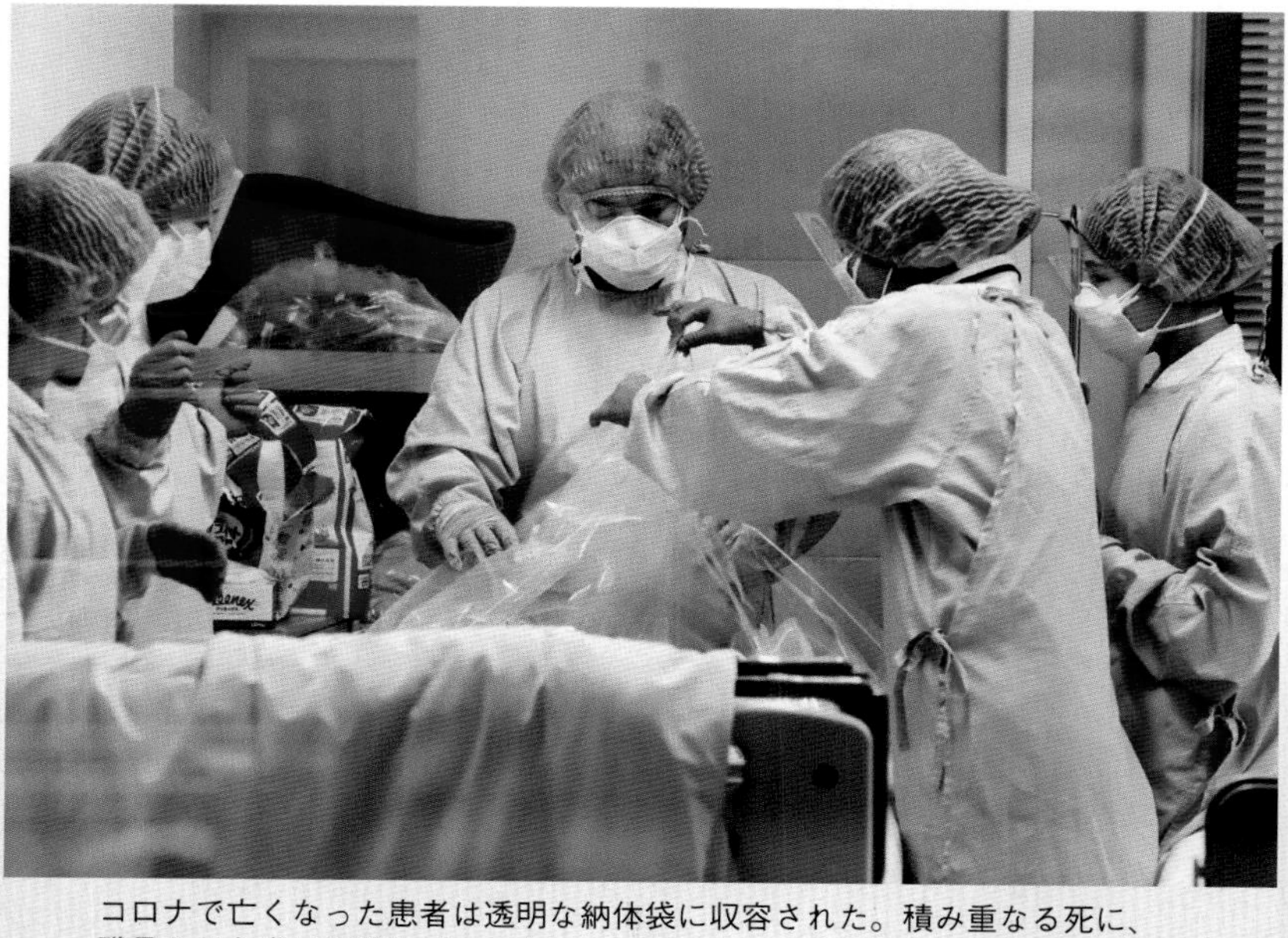

コロナで亡くなった患者は透明な納体袋に収容された。積み重なる死に、
職員らの心身は疲弊していった。

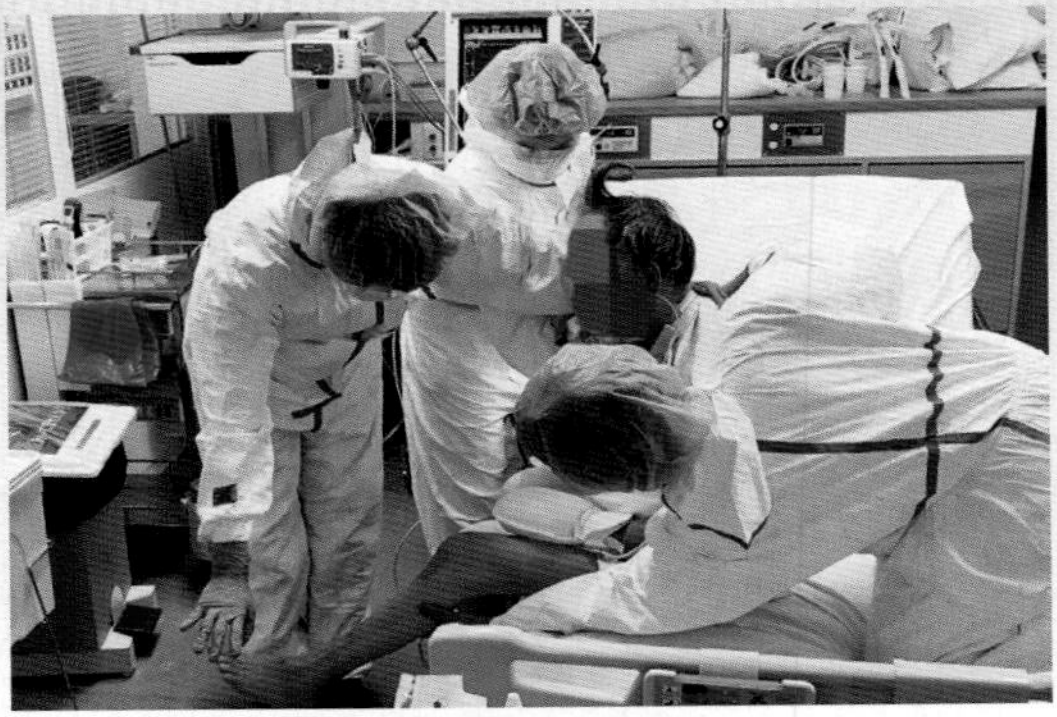

重症患者にリハビリを施す。入院が長期化しやすいコロナ患者には必要だが、感染リスクも避けられない（中央市民病院提供）。＊

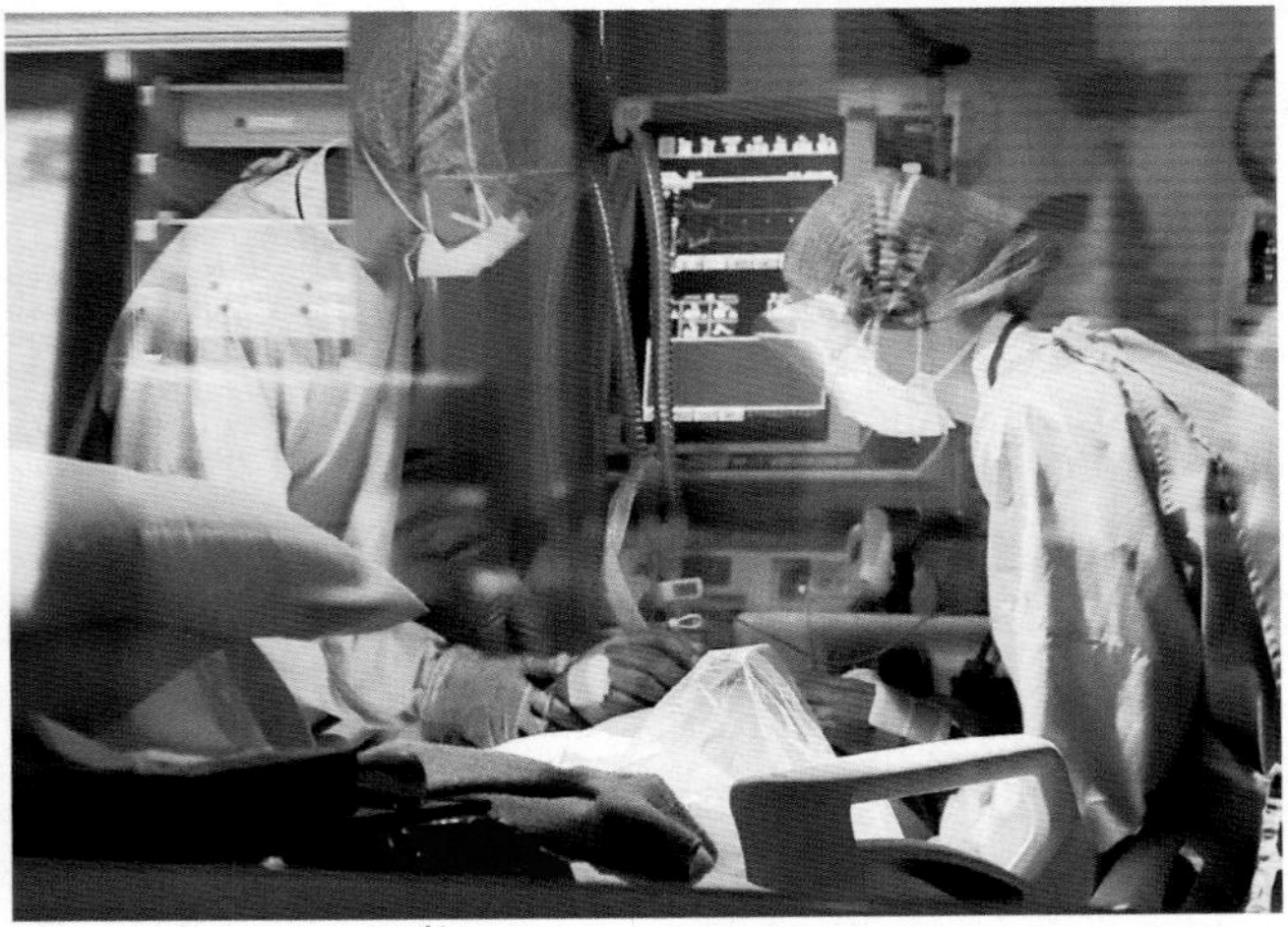

第3波で病床が逼迫《ひっぱく》する中、深夜も重症患者のケアにあたる。＊

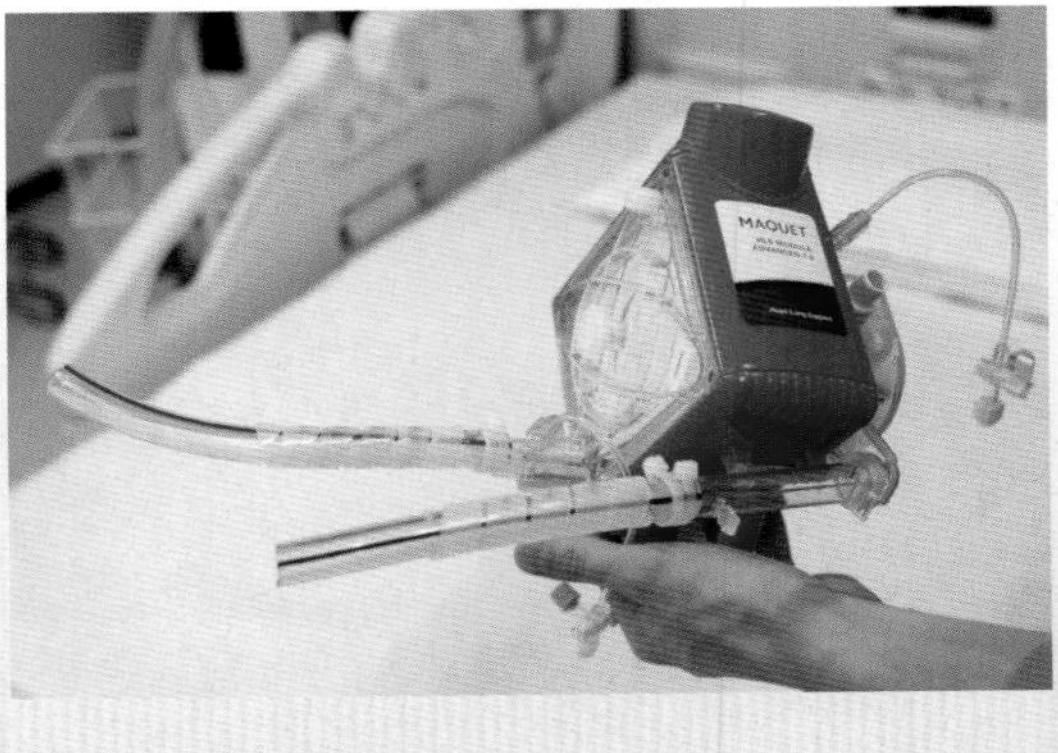

治療法を手探りする中、注目をあつめた人工心肺装置「ECMO（エクモ）」の心肺部分。

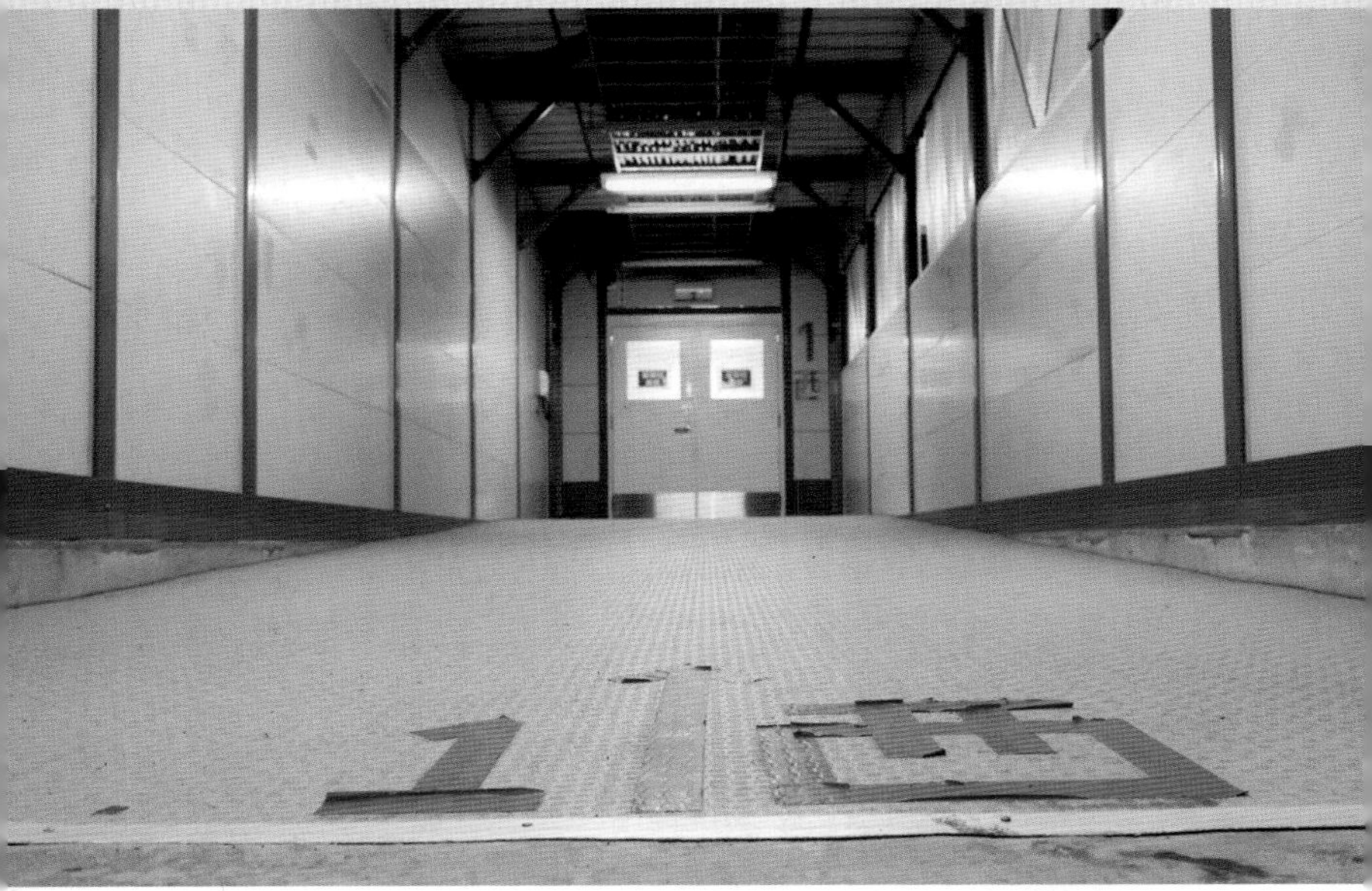

通路の先にあるのは、コロナ患者を収容する臨時病棟「1階西病棟」。
突貫工事で造られたが、最新の設備や機器がそろう。

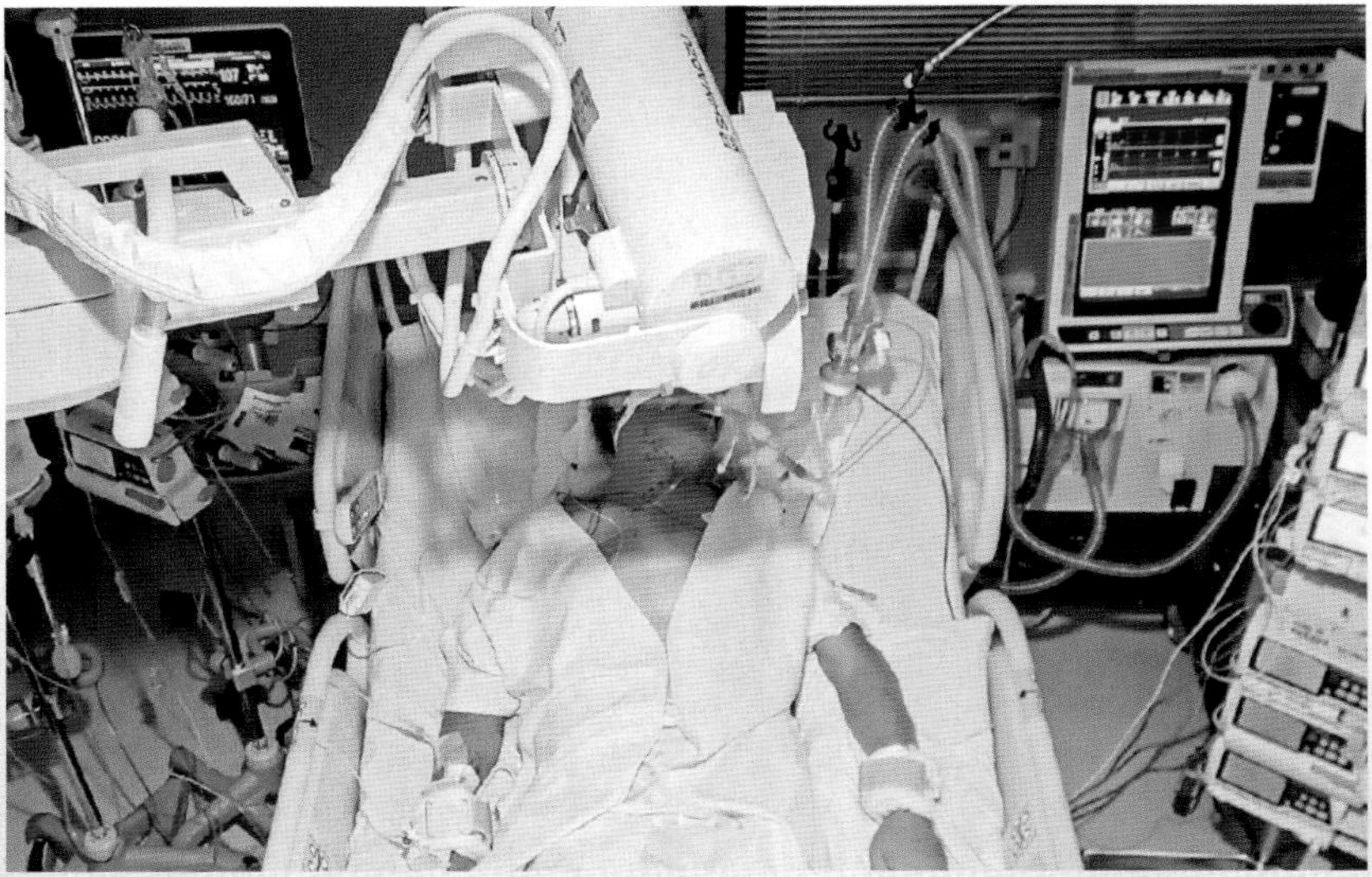

様々な機器につながれた重症患者。機器の一つ一つが命を支えている。

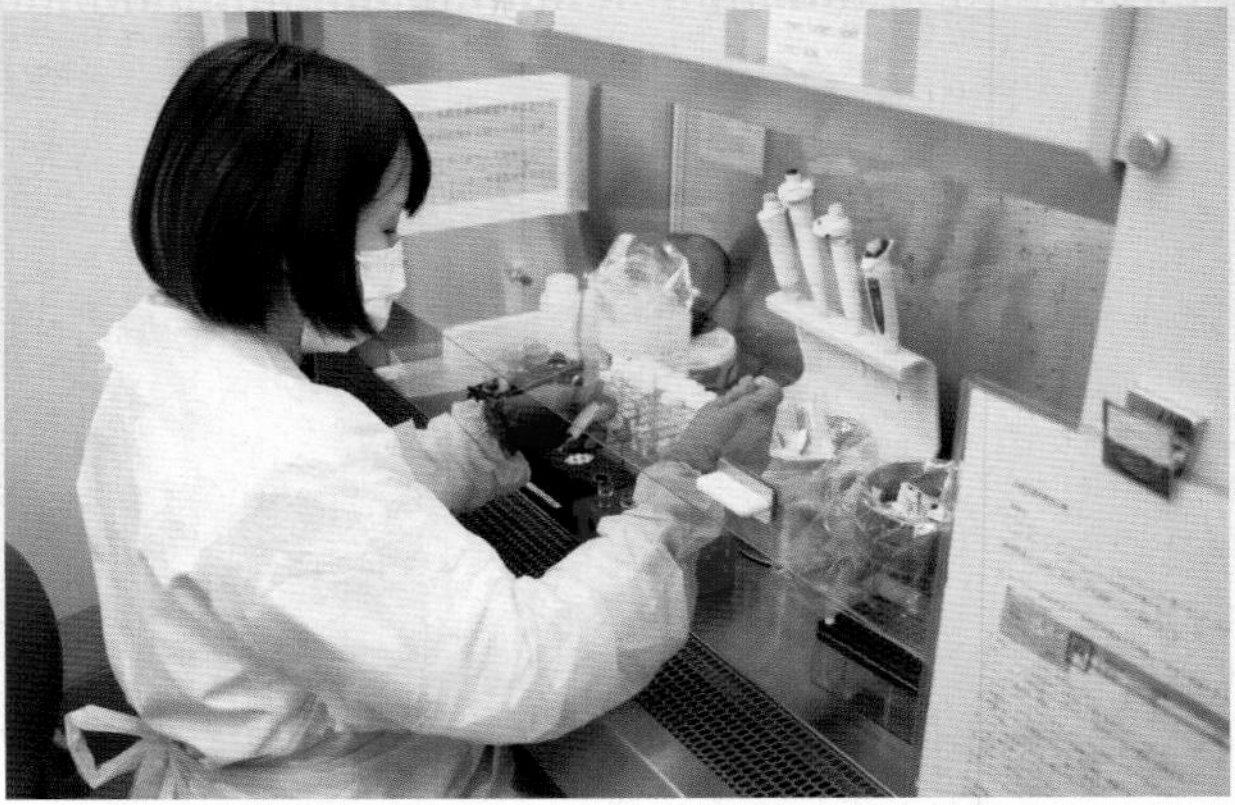

PCR検査の検体を前処理する職員。中央市民病院では早くから院内で検査できるよう備えていた。

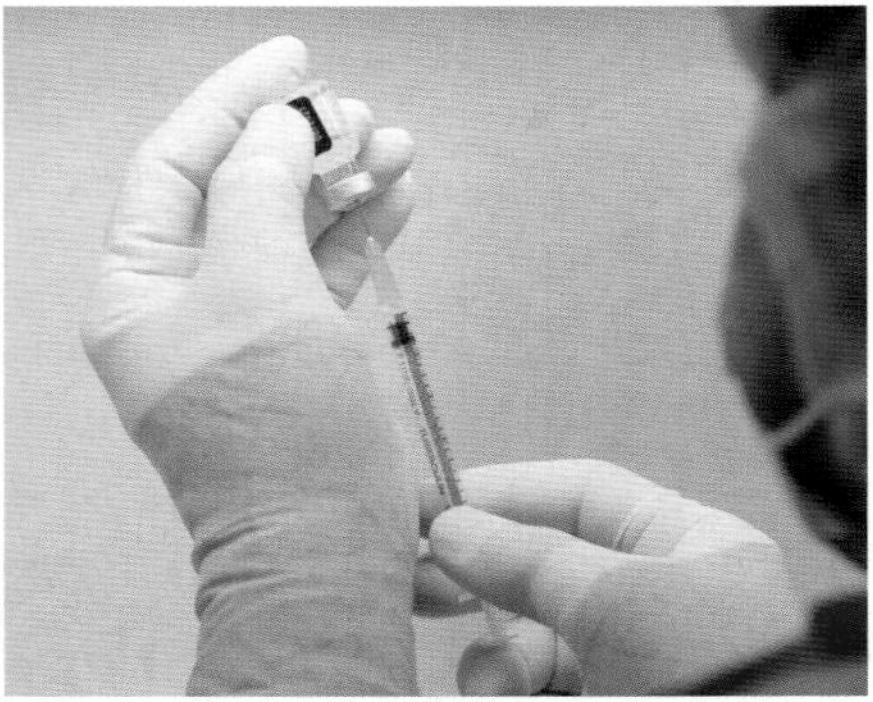

新型コロナウイルスワクチン。接種が始まると、薬剤部のスタッフは集団接種会場などへも出向いた。

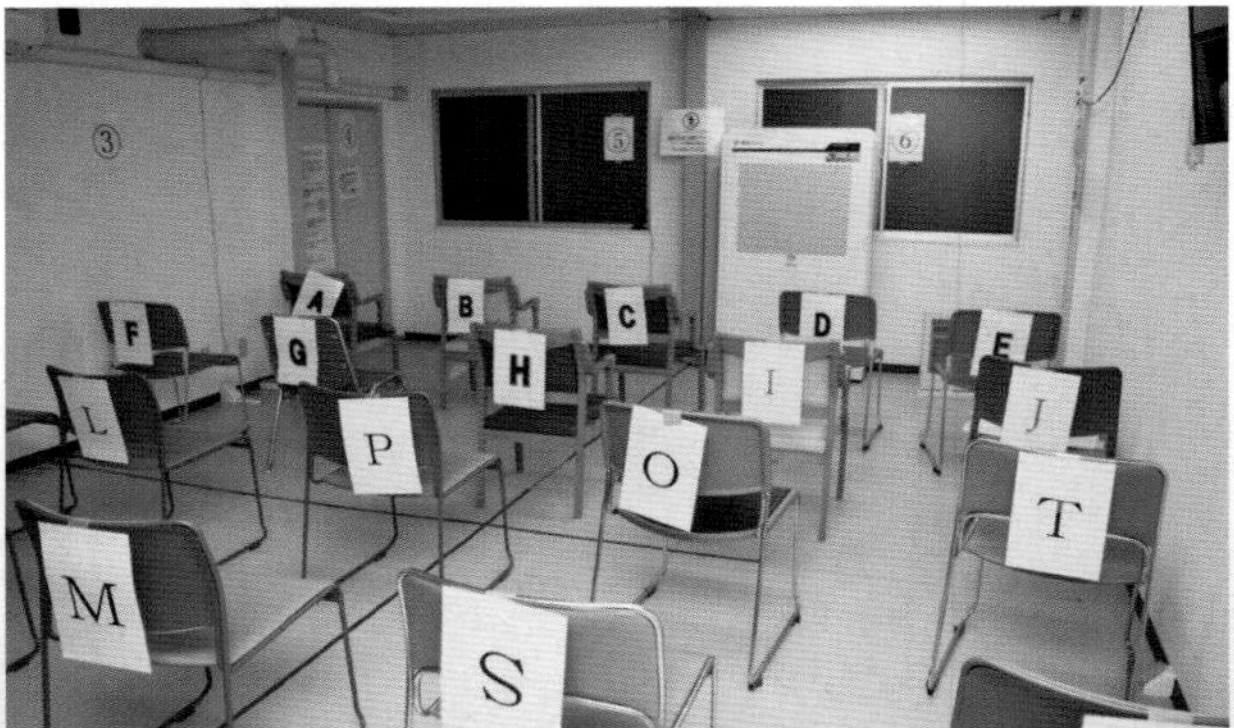

感染力が強くなったオミクロン株によって、患者数は大きく増えた。その対策として開かれた「発熱外来」。

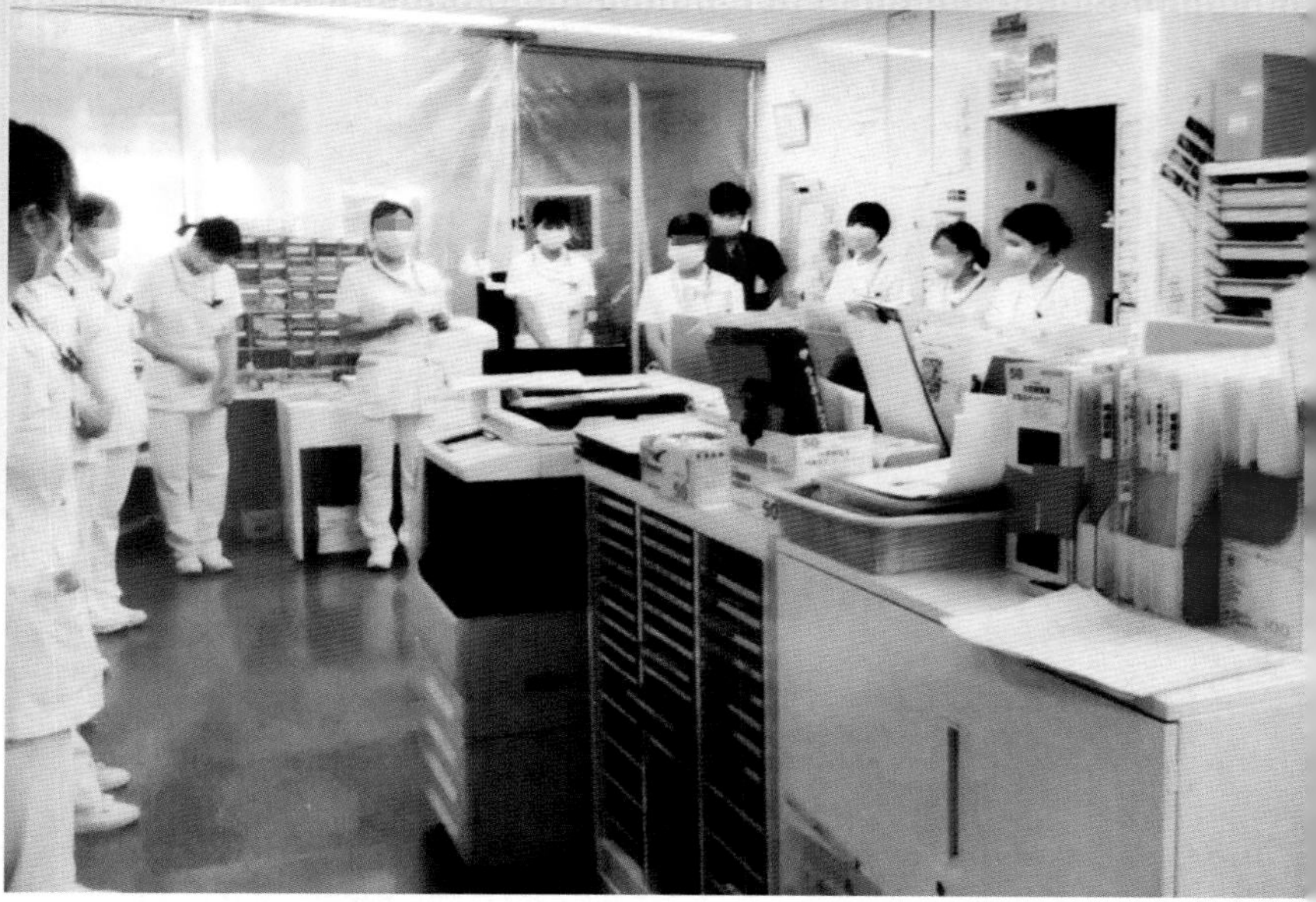

新人を交えた看護師のミーティング。
看護師らは、悩みながら患者に向かい続けた。＊

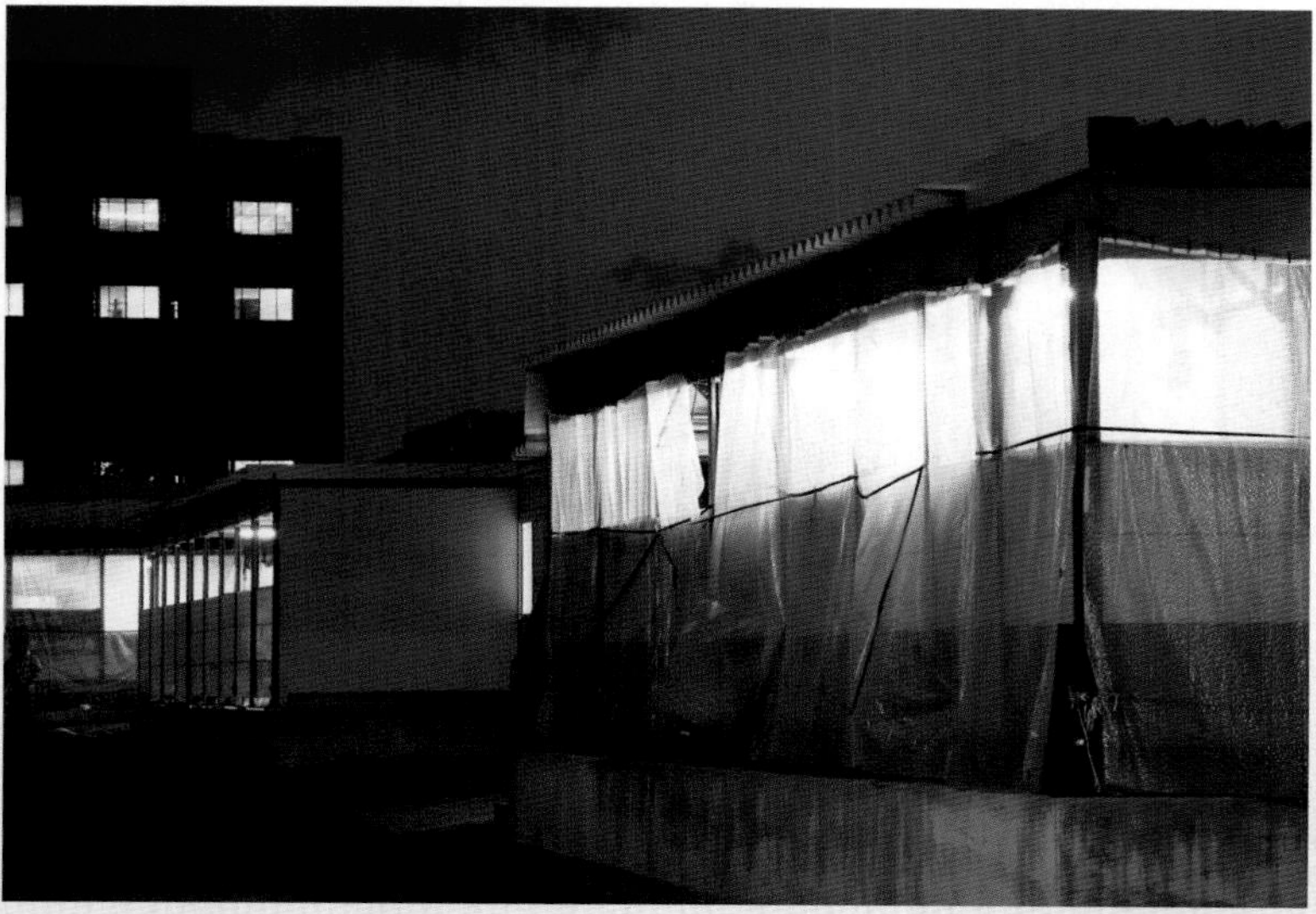

夜の臨時病棟。新型コロナウイルスが「5類」となり、新しい病棟の構想が始動した。

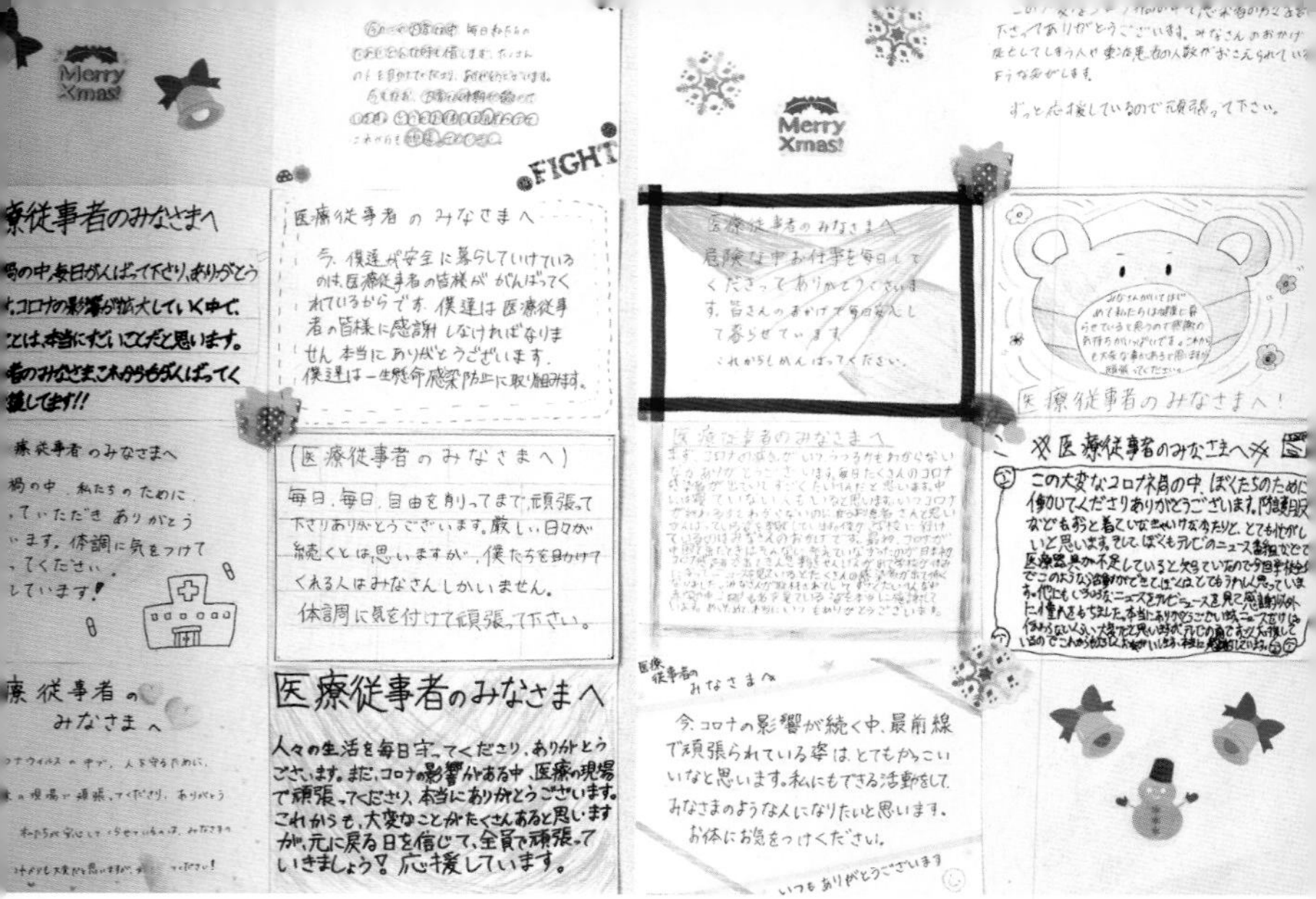

市民らから寄せられた多くの応援、感謝の言葉。

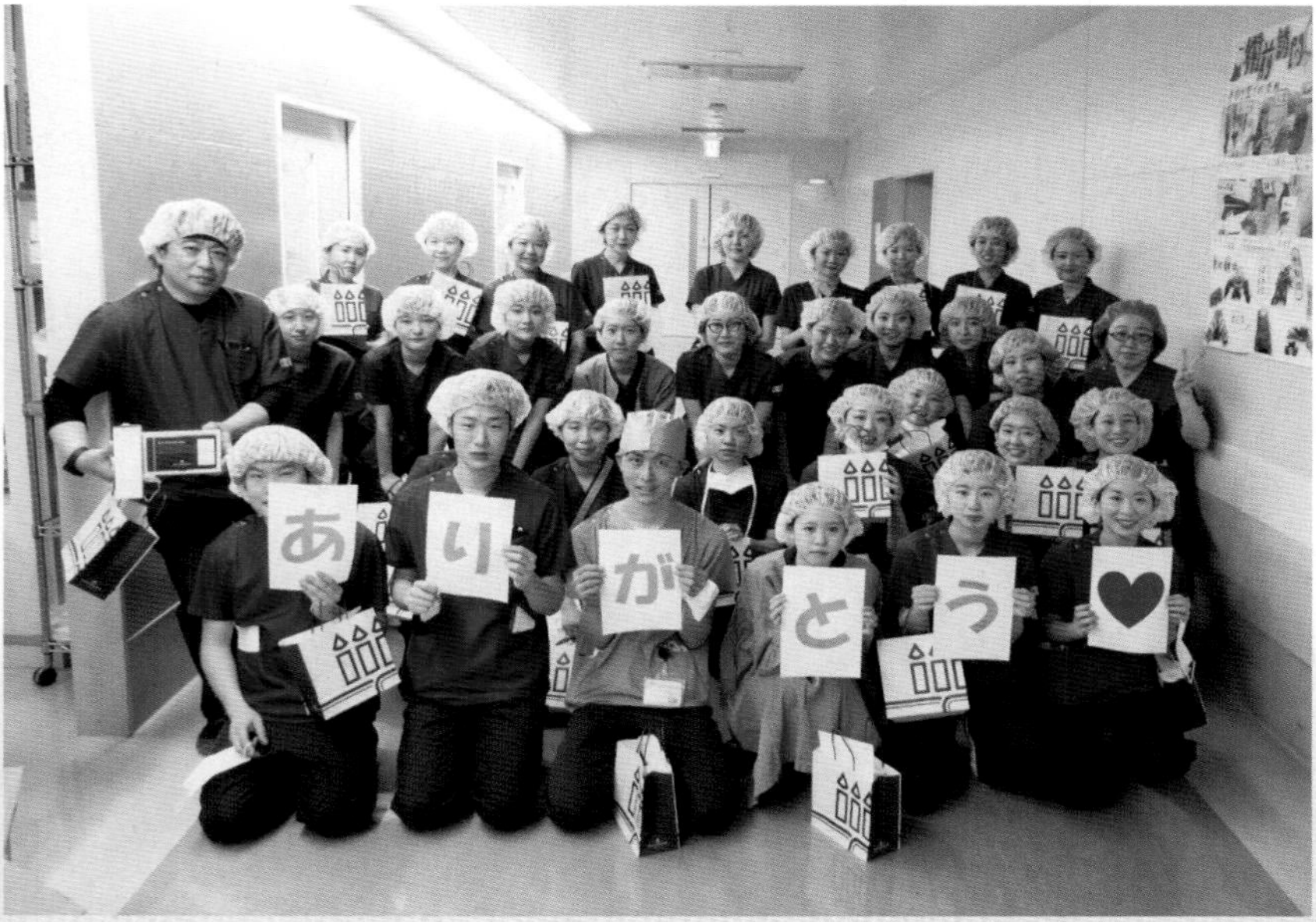

応援にメッセージを返す職員たち。

序

書かれたことが歴史になるという言葉がある。厳しい時間の淘汰を生き抜くには記録として在ることが必要だ。歴史そのものを創り出したい欲望とは無縁であるものの、藤原のり子副院長・看護部長と病院長の私には、記録を残すことへの渇望と焦燥が共有されていた。今のうちに書き残さないと、全部忘れてしまって何がどうだったのかもどうしてそうしたのかも誰に聞いても「さあ」ということになってしまう、と彼女は訴える。

私は私で、もう大半がそんな感じだ。辛かった感情は未だ心の芯に突き刺さっているが、その具体を語ることは日を追って難しくなっている、と彼女の意見に追随していた。藤原副院長が院長室にやってくるのは、概して病床の運用変更を実施する重要局面であり、さんざんあちこちで根回しや調整を行った後に、病院長に「そうせい」の一言を取り付けるのがその役回りであった。

しかし、第6波が収束に向かっていたその日の午後だけは、少し趣が異なっていた。

私たちの記憶は多分に怪しく頼りない。同時にそれを整理してみせる能力にも限界がある。たとえ無理やり時間軸を引き、出来事を書き出して記述を加えたとしても、それが客観的ななにかになるはずもない。ましてや三千を数える職員ひとりひとりの心に刻まれた「コロナ」という事態は個別であると同時に交錯している。コロナとの戦いと一言では云うものの、夫々《それぞれ》が英雄であったり犠牲者であったりあるいは傍観者であったりするわけで、時間とともにその立ち位置も揺れ動いていたりする。感染症病棟に勤務する者たちの姿のみえないウイルスへの恐怖や防護服の下の乾ききらない汗の感触も次第に薄れつつある。

一方では被感染者となり自宅で鬱々たる隔離生活を送った職員たちの不安と呵責の深淵も、今では正確に呼び起こすことが難しい。職員だけではない。救急車に運ばれ死地を彷徨《さまよ》った患者がいるし、匿名で多額の寄付を寄せた家族もいる。マスコミ報道に触発されて長い叱責の電話をかけてきた市民もいるし、病院関係者の子供たちと自分の子供が一緒に遊ぶことを拒んだ母親もいる。

異質で多次元でしかも多層的な事象としてのコロナとの3年を形として残すとは、いったいどうすることなのか。病院長の視点でその全貌を語ることができるだろうか、いやそれはそのような見方をした変わり者もいたということにしかならないのではないか。

全国を見渡せばこの3年間に私たちと同じ経験にまみれた医療機関は無数にある。むしろ全ての病院という病院が好き嫌いに拘わらず同じ見えない対象に向き遭わされたというのが真実であろう。コロナの鋭い牙は我々の表皮を毟り、その裏には予防医学の視点も、情報共有の能力も、有事に対応するレジリエンスも隠されていないことを露わにした。大規模な対コロナ戦を経験した当院のような機関があえてコロナの実相を表現しておかなければ、今後ポストコロナについても語れるはずがない。

躊躇している間にもひとは移ろい、記憶は崩壊していく。一安顕昭事務局長（当時）も加わり、私たちの神戸市立医療センター中央市民病院が２０２０（令和２）年春からの３年間に経験した「新型コロナウイルス感染症との緊張ある関係とその顛末」を外部の視点で多角的に記述してくれるノンフィクションライターを探す作業が始まった。

難航していたライター探しは意外なところに突破口を見いだした。

神戸市保健医療審議会医療専門分科会は地域医療機関の配置を調整する公開会議であり、年に数回開催される。２０２２（令和４）年６月より新任のメンバーとして私の隣に着席されたのが、田中伸明神戸新聞社論説委員であった。

冒頭で名刺を交換し、中途でもいろいろ雑談させてもらっていた私は会が引けると、「当院ではコロナ３年を纏《まと》める作業に掛かっているのだが肝心のライターが未定である」と田中氏に切り出した。まさかと思ったが、田中氏からは「取材するのも記事を書くのも我々記者の本務である」と直球が返ってきた。「貴院の対コロナ診療については関心を以って追跡してきたし、それを市民の方々に示す時期だと私も思う」とも付け加えられた。

２０２０（令和２）年の大規模クラスター発生時には、当院の責任を問う記事を1面トップに掲載し、他のマスコミと共に我々を厳しく追及する神戸新聞であったが、時を経るにつれて診療の実態にも迫ろうとしていたし、私たちも彼らの取材をオープンスタンスで迎え入れてきた。そんな過程がこんなところで結実した。その後非公式に調整を繰り返し、神戸新聞社の方針も固まり、２０２２（令和４）年初冬から当院職員への個別インタビューが進行した。

私が最後まで理解を失していたことは、田中論説委員の号令下で複数の記者たちが分担して取材に携わっていると信じ込んでいたことだ。実際には、取材も執筆もほぼ田中氏単独での作業であったし、その膨大な作業を引き受けられたことによって本書の連綿とした統合性が担保されることになった。

田中氏は医療分野の専門家ではなかったが、そのことがむしろ夫々の立場でコロナと関わった様々な職種の姿を人として描く力になったと思う。一字一句を大切に間違いのない文章を紡ぐプロとしての姿は言うまでもない。求めていたライターそしてその他多くの支援を得て作業は予想より早く完結した。

コロナとの戦いを共有した当院のすべての職員、本書の出版を支えていただいた神戸新聞社の関係者、久元喜造神戸市長をはじめ市幹部諸氏には心から御礼を申し上げる。新型コロナウイルス罹患により２０２０（令和２）年３月３日以降当院に入院した重症者等は延べ２，４６７名、そのうち無念の死亡退院を遂げられた２３５名の皆さまとご家族にはこの場を借りてご冥福を祈り深く哀悼する。

令和5年7月28日

木原 康樹

神戸市立医療センター中央市民病院病院長

人間対コロナ　神戸市立医療センター中央市民病院の3年　目次

※敬称は省略しています。

第一章

プロローグ

「断らない救急医療」という理念をかかげる神戸市立医療センター中央市民病院。日本一と評価される「最後のとりで」の前に、2020年3月、新型コロナウイルス禍が立ちはだかった。通常の３次救急とコロナ重症患者の受け入れの両立を模索する中、院長の出した結論は理念を揺るがしかねないものだった。

機能転換

神戸市立医療センター中央市民病院（神戸市中央区港島南町2）は、「救急日本一」の病院として知られる。厚生労働省による救命救急センターの評価結果で、２０１４年度から９年連続第１位に選ばれているのだから、「日本一」は誇張ではない。「１年３６５日・24時間断らない救急医療」という理念を掲げ、神戸地域の「最後のとりで」の役割を果たしてきた。患者受け入れ率の高さだけでなく、高度医療につなげる機能面も高い評価を得ている。

その救急日本一の病院が、新型コロナウイルス禍では重篤な患者向けの「３次救急」を制限せざるを得なかった。優先して診療するはずのコロナ重症患者も、やむなく断る状況が生じた。本書では、中央市民病院の全スタッフが煩悶《はんもん》しながら、あるべき医療を追求した３年余りの歩みを紹介する。

重症コロナに特化

中央市民病院の苦境は、コロナ流行初期の２０２０年３月31日に開かれた対策本部会議が

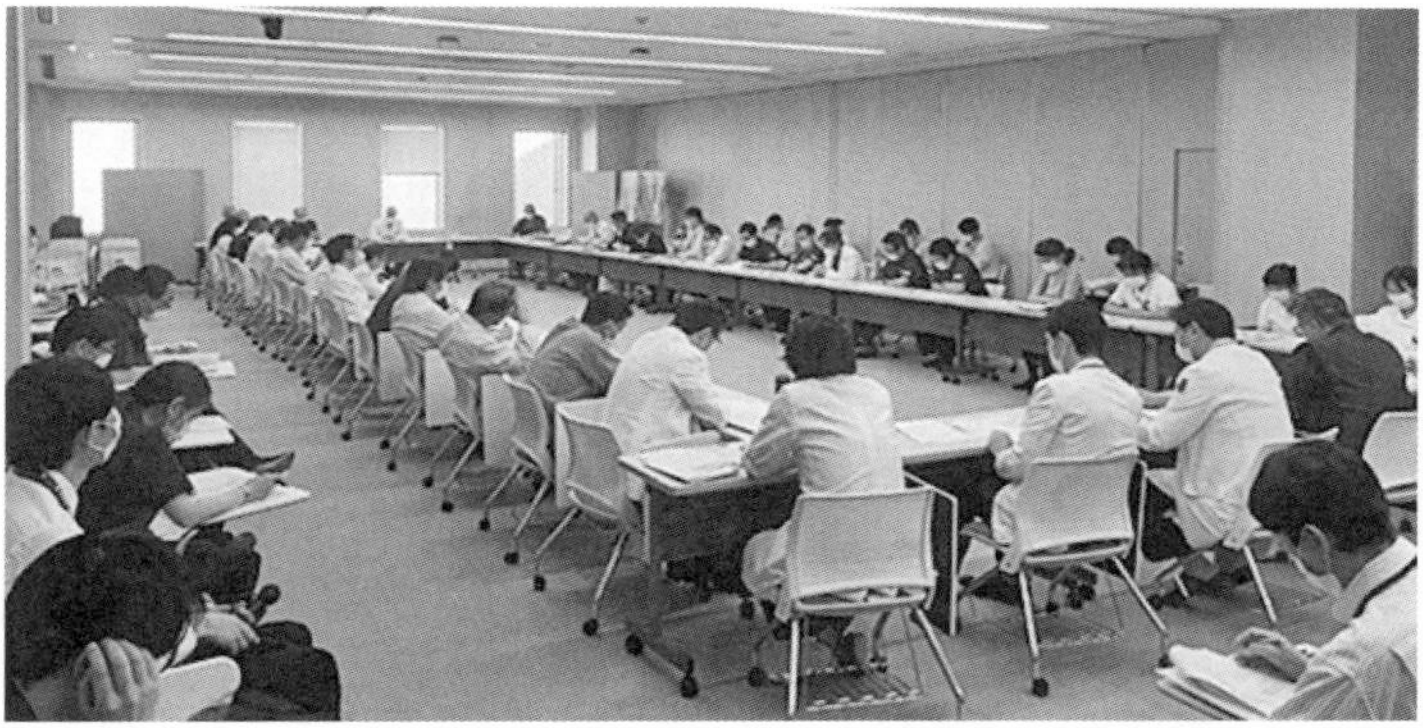

コロナ対策について話し合われた対策本部会議。流行前や初期はまだ危機感が薄かった＝神戸市立医療センター中央市民病院（同病院提供）

一つのきっかけになった。

この日、特別会議室には約60人の幹部が顔をそろえていた。コロナの流行拡大で、中央市民病院に入院する重症患者は6人に達していた。「何か重大な発表があるかもしれない」。出席者の表情は硬かった。

6日前の3月25日、院長の細谷亮（現神戸リハビリテーション病院理事長兼院長）は重大な方針転換を幹部らに通告していた。

神戸市内のコロナ重症患者は原則、中央市民病院が受け入れる。一定数を超えた場合、3次救急は神戸大病院と兵庫県災害医療センターに任せ、中央市民病院はバックアップに徹する－という内容だった。

これまで守ってきた「最後のとりで」の役割を、コロナの状況次第で他院に委ねる。細谷が言う「一定数」の基準とは、重症患者6人を指す。

31日の会議では細谷がこう宣言した。

「本日から救急科の心臓疾患集中治療室（CCU）と救急集中治療室（EICU）全体で重症コロナ患者を受け入れる。コロナ以外の救急患者は、4階の総合集中治療室（GICU）などに収容する場合もあるので、GICUを使う必要のある手術は、来週以降すべて延期する」

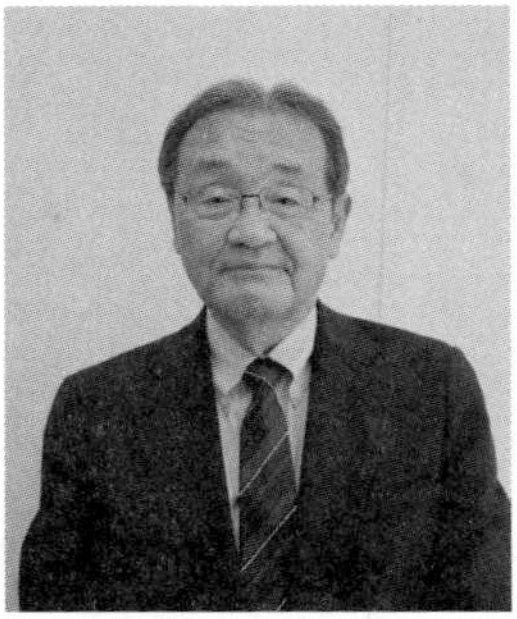
細谷亮前院長

GICUは本来、大きな手術後の患者らを収容する病棟だ。

そこで3次救急の患者を受け入れるにしても、病状が急変した入院患者のための病床をゼロにするわけにはいかない。それゆえ、3次救急は大幅に制限されることになる。コロナのパンデミック（世界的大流行）を受けた非常措置とはいえ、救急医療を診療の柱に据えてきた中央市民病院にとっては大きな機能転換だった。

「当院のミッション（使命）である救急医療を放棄するのはいかがなものでしょうか」

「コロナ診療との両立を図るべきでは」

出席する幹部からは早速、懸念の声が上がった。しかし、細谷の腹は決まっていた。

「最後のとりで」の使命

中央市民病院の歴史は、１９２４（大正13）年に神戸市長田区で開院した市立神戸診療所にさかのぼる。28（昭和３）年に市立神戸市民病院、50（昭和25）年に市立中央市民病院と改称。53年に神戸市生田区（現中央区）加納町に移り、81年には神戸港内に完成した人工島・神戸ポートアイランドへ新築移転した。２００７年には市立医療センター中央市民病院と改称し、11年にポートアイランド２期の現在地へ移る。

現在は神戸市民病院機構（橋本信夫理事長）傘下の主力病院として、７６８の病床を34の診療科で運営し、約４００人の医師や約１２

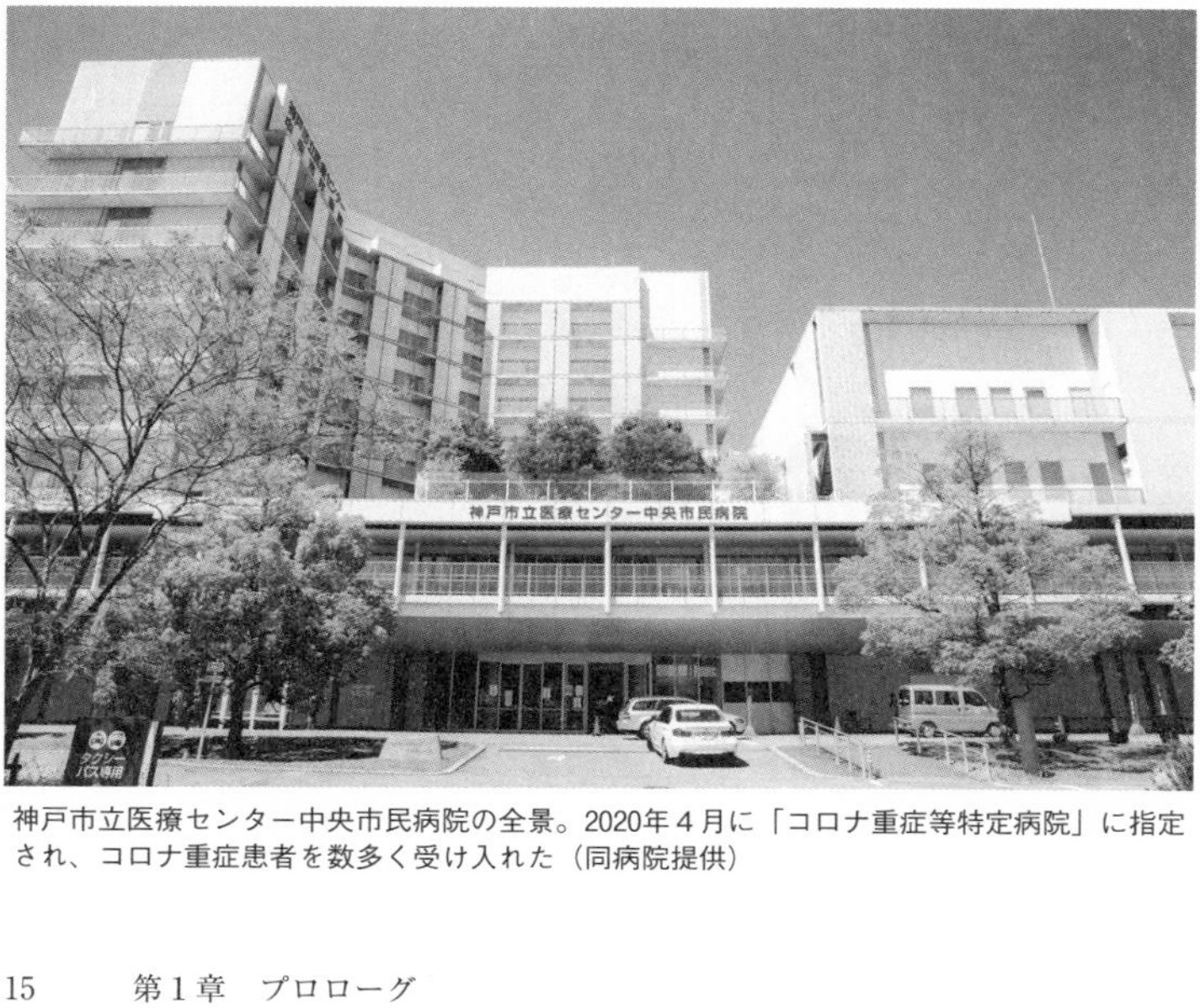

神戸市立医療センター中央市民病院の全景。2020年４月に「コロナ重症等特定病院」に指定され、コロナ重症患者を数多く受け入れた（同病院提供）

00人の看護師ら計2500人の職員が従事している。

中央市民病院の救急医療は、65年の救急病院告示で本格的に始まる。73年には24時間365日の患者受け入れを開始。民間病院や大学病院が採算性の不安や学問的な低評価を理由に救急医療に二の足を踏む中、76年には厚生省（現厚生労働省）が最初に指定した救命救急センター（3次救急）全国4施設の一角に食い込んだ。全国有数の「最後のとりで」として認められたことになる。

中央市民病院は一方で「断らない救急」も掲げる。背景には地域事情があったという。同病院の救命救急センター25周年記念誌で、開所当時を知る幹部は「貧弱で整備途上の初期・二次救急体制というこの地域（神戸）の特殊性を知ってしまうと、救命救急センターとして三次救急患者のみを受け入れるとは言っていられなかった」と回顧している。

救急患者の総数は、コロナ禍前の2019年には3万1千人を超え、救急車による搬送件数も9154件に上っていた。しかし、コロナ禍の状況では救急医療の体制を見直さざるを得ない。

救命救急センター長兼救急科部長の有吉孝一は、ある程度の受け入れ制限は仕方がないと考えていた。20年3月12日には神戸市消防局を訪ね、軽症とみられる救急患者は他の病院へ搬送するよう幹部に依頼した。一方で「現状は厳しいが、当院の救命救急医療の使命は果たしていきたい」と決意を述べた。「断わらない救急」よりも「最後のとりで」の機能を重視する発言だった。

「なぜうちだけが」

3月31日の会議に時計を戻す。

細谷は、この日が院長としての任期の最終日だった。次の日から新院長に就任する木原康樹も引き継ぎを兼ねて同席していたが、コロナ対応の根幹となる方針は、自分が示しておくべきだと考えていた。

「ホットラインはどうなりますか」。声を上げたのは副院長兼脳神経外科部長の坂井信幸(現参事・臨床研究推進センター脳血管治療研究部長)だった。

ホットラインは、急を要する患者の受け入れについて診療科が救急隊と直接交渉する仕組みで、中央市民病院には脳卒中▽胸痛▽周産期―などのルートがある。脳卒中治療の世界的な権威である坂井には、神戸の重篤な患者を救ってきたという強い自負がある。

「ホットラインについては、病床の空き状況によってその都度相談してほしい」。細谷は明言を避けたが、止める可能性を否定しなかった。

坂井の胸には別の懸念もあった。

細谷の説明では、中央市民病院はコロナの重症患者を中心に受け入れるはずだが、実際には軽症者を含め、神戸市内のコロナ患者の大半を受け入れていた。

「患者が際限なく増えて、感染対策が破綻しなければいいが…」

46床で受け入れ

細谷は1週間ほど前、ある重大な決断を下していた。

「厚生労働省の試算では、神戸圏域（神戸、芦屋市）ではコロナの重症患者を1日最大約90人受け入れる必要がある。中央市民病院はどこまで対応できるか」。厚労省の照会が市を通じて届いた。

「46床可能です」と細谷は回答した。患者の受け入れに使うのは、ＥＩＣＵとＣＣＵの計14床、それに一般救急病棟の32床。救急科の所管する46床すべてを、コロナ重症患者の受け入れに使う計画だ。

「人工呼吸器は46床全てに配置でき、まだ12台の余裕がある」

「ＧＩＣＵとＨＣＵ（高度治療室）のうち、少なくとも半分の12床は救急の手術や心臓外科用に確保する」

コロナ診療を支えるスタッフについても「一般病棟2棟分の看護師をコロナ対応のため移動させる」と言及した。

その上で「ＢＣＰ（事業継続計画）に基づいてコロナの重症患者に対応しながら、病院として必須の救急対応機能と、周産期小児対応機能を確保できると思います」と回答を締めくくった。

「院長の任期が迫り、自分が腹をくくらなあかんと思った」と細谷は振り返る。

この「46床」というラインを巡って、中央市民病院のコロナ対応は今後、揺れ動くことになる。

「野戦病院」も想定

対策本部会議の議論とは別に、現場を仕切る中堅の医師らはもっと早い段階から、感染拡大時の対応について議論を重ねていた。脳神経内科の川本未知、感染症科の土井朝子、救命救急センターの瀬尾龍太郎、呼吸器内科の立川良らが中心メンバーで、やがてコロナ診療チームの中核となり、流行に応じた体制づくりに奔走する。

２００９年の新型インフルエンザ禍に対応した川本らは当初、発熱外来の体制などを検討していたが、２０２０年が明けて中国・武漢の深刻な状況が伝わるにつれ、「今回はやばそう。人工呼吸器が必要な患者がいっぱい来そうだ」と認識を改める。そこで瀬尾らは医師を３段階に分けて投入する計画を立てる。

初期の段階では、呼吸不全に強い内科医や集中治療医の選抜チームが診療する。患者の増加に従って外科などの医師も投入し、最終的には、専門の医師１人と非専門の医師２〜３人がチームを組んで対応する。瀬尾は「階層化スタッフ配置戦略といって、パンデミックや大規模災害時に推奨される配置です」と説明する。

重症患者が膨れあがった場合は、体育館や講堂のような広い空間にベッドを並べ、人工呼吸器を付けた患者を１００人規模で収容する事態も想定していた。医師や看護師の頭数が足りなくても、人工呼吸器の細やかな設定などは度外視してとにかく装着すれば、助かる人は助けられるという発想だ。「野戦病院」のようなイメージで、重症患者が殺到した武漢やイタリアの病院では実際に経験している。

厚生労働省が神戸市に示した試算では、感染拡大期の神戸での1日当たり重症患者数は約90人。中央市民病院が「野戦病院」となる可能性は、存在していた。川本も「重症患者を全部受け入れていれば、そうなったかもしれない」と振り返る。

しかし、3月下旬の段階で、その後に次々と襲いかかってくる危機を予見できた職員はほとんどいなかったに違いない。実務の取りまとめ役だった立川は「まだあんまり危機感はなかった。『対岸の火事』という意識だった」と振り返る。

最初の危機は、4月に入ってすぐにやって来る。

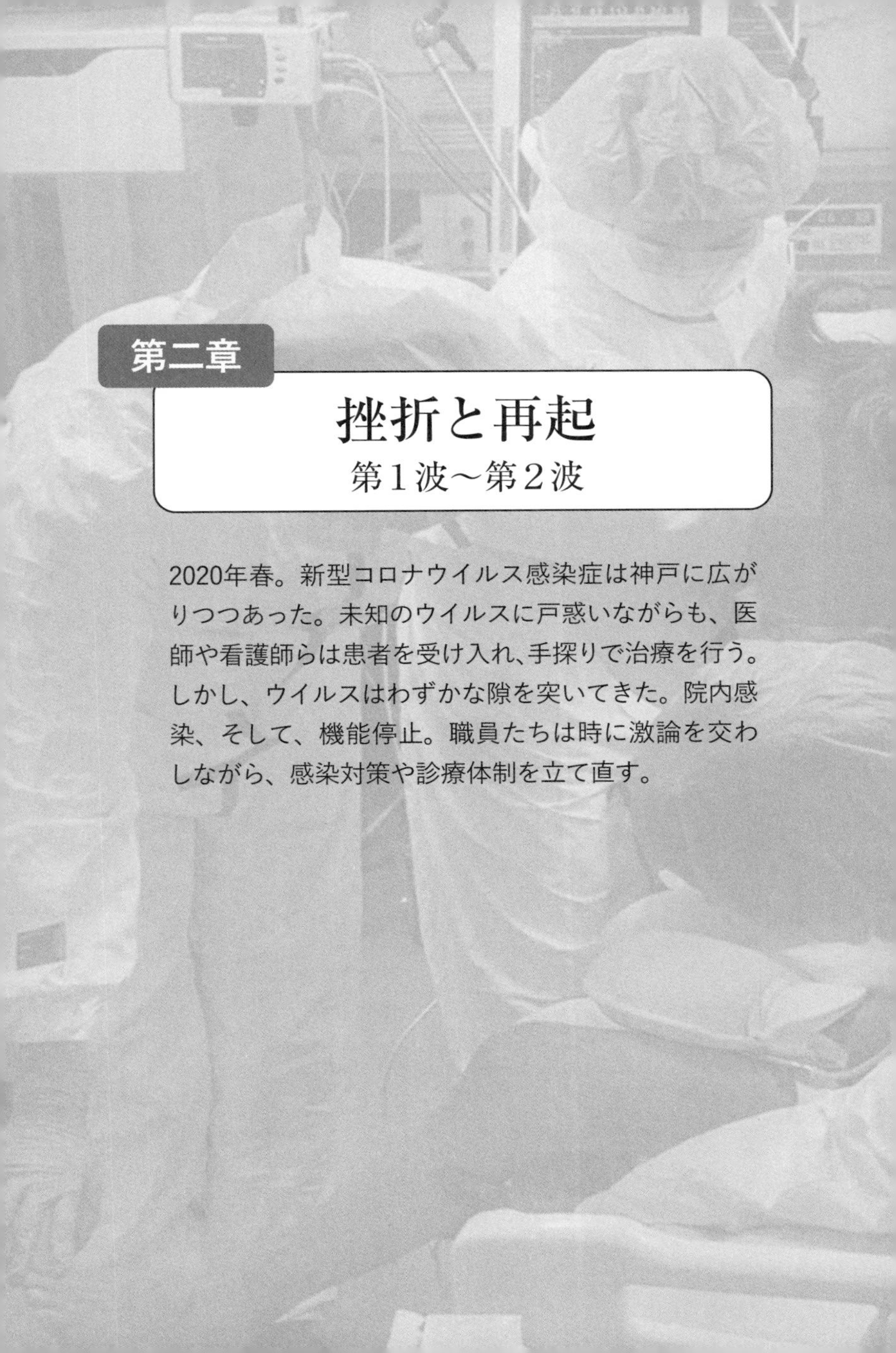

第二章

挫折と再起

第１波～第２波

2020年春。新型コロナウイルス感染症は神戸に広がりつつあった。未知のウイルスに戸惑いながらも、医師や看護師らは患者を受け入れ、手探りで治療を行う。しかし、ウイルスはわずかな隙を突いてきた。院内感染、そして、機能停止。職員たちは時に激論を交わしながら、感染対策や診療体制を立て直す。

未知の病態

神戸市立医療センター中央市民病院が新型コロナウイルス感染症の疑いのある患者を初めて受け入れたのは、２０２０年3月2日。翌3日に陽性が確定した。40代の男性で、本館の9階西病棟、通称「9西」に入院した。

9西では、45床あるベッドの全てに、中の空気を外へ逃さない「陰圧」の設備がある。中央市民病院は神戸圏域で唯一の「第一種・第二種感染症指定病院」であり、9西のうち10床がその役割を担う。エボラ出血熱など最も危険度の高い「1類」の感染症も、9西で診療する想定だ。ただ、コロナ禍では患者の急増が予測されたため、9西は主に軽症患者を受け入れることになる。

最初の男性患者は病状が悪化したため、4階にある総合集中治療室（ＧＩＣＵ）へ移り、呼吸管理を受ける。一時は生命の危険もあったが、順調に回復していった。

その後、重症のコロナ患者は1階の救命救急センターで診療することになる。心臓疾患集中治療室（ＣＣＵ）の6床を使い、満床になれば救急集中治療室（ＥＩＣＵ）の8床を使う。これは、前院長の細谷亮が決めた運用方針に沿った対応だった。

ＣＣＵに初めてコロナ重症患者が入院したのは、３月10日。それ以後、高齢者を中心に１人また１人と増えていった。

重症患者に対する診療体制は、複数の医師が担当する併診制を採用した。呼吸などの全身管理は救急科や麻酔科の集中治療医が担う一方、主治医は主に内科系の医師が受け持った。両者が話し合いながら治療方針を決定していくが、病態は未知とあって意見の相違が表面化することもあった。

幸せな低酸素症

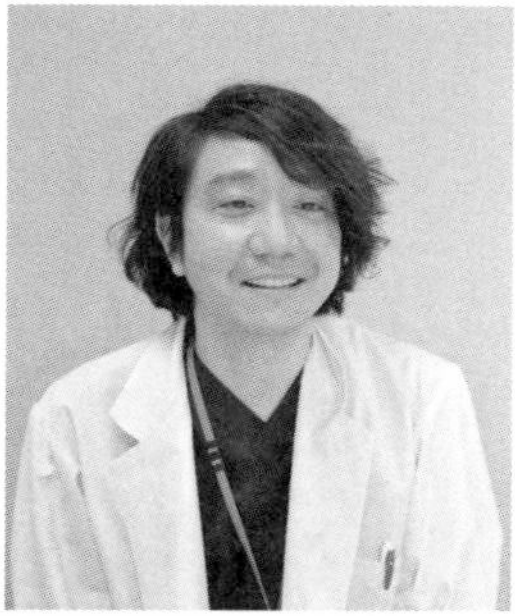
瀬尾龍太郎医長

「重症のコロナ患者でも一見、元気に見える人が多いんですよ。でも血液の酸素飽和度を測ると、こんなに低いのかとびっくりしてしまう」。救命救急センター・救急科医長、瀬尾龍太郎は振り返る。

これまでの経験では、呼吸不全により酸素濃度を表すＳｐＯ$_2$が93％以下に低下すると、患者はいても立ってもいられないような苦しさを感じる。「はあはあ」という荒い息になるのが通常だ。

それなのに、コロナの肺炎患者はあまり苦しそうに見えない。そのため「ハッピーハイポキシア」（幸せな低酸素症）と呼ばれることもある。

「息をいっぱい吸おうとするのも、コロナの重症患者の特徴です」と瀬尾は言う。

健康な人なら問題ないが、重症のコロナ患者が息を思いっきり吸い込むと、さらに肺胞を痛めてしまう恐れがある。

「本人が意図しなくても、脳が息を吸い込むよう指令を送っていると考えられます」

それゆえ、重症患者は鎮静剤などで深く眠らせて息を吸いすぎないようにし、さらに人工呼吸器の圧力を弱くして肺の負担を減らす必要がある。人工呼吸器の管理には、熟練の技術が求められた。

肺の状態が急速に悪化し、重篤な状態になるのもコロナ重症患者の特徴という。朝には元気そうだった人が、夜には人工呼吸器を付けるケースが相次いだ。一方で、回復までの過程は非常に長く、1カ月以上にわたって人工呼吸器が必要な人もいた。治療の長期化は、後に大きな課題として医療者に降りかかってくる。

過剰な免疫反応

「すりガラス状の影が、コロナ肺炎患者の典型的な画像所見です」と話すのは、呼吸器内科の医長、立川良だ。曇ったような影は、感染初期には肺の両側に斑状に発生する。重症化する場合は、両肺の辺縁に沿って拡大してゆき、X線写真でも容易に判別できるようになる。「コロナの肺炎が重症化する要因は、ウイルスの毒性ではありません」と立川。発症から1週間前後、抗体がつくられてウイルスの排出量が低下する時期に起きる過剰な免疫反応が、急速な病状悪化を招くという。

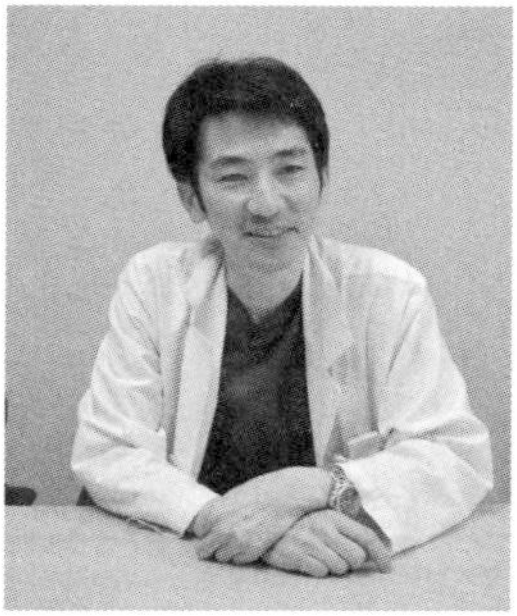
立川良医長

感染「第1波」から「第5波」までは、重症肺炎にどう対処するかが課題だった。有力な治療薬がなかった第1波では、呼吸管理をきめ細かく行いながら、免疫力による肺の回復を待つのが基本路線だった。

多様な神経症状

患者の呼吸不全が改善し、人工呼吸器を外せるようになった後も、多くの症例でやっかいな症状が続いた。

「何なの、この病気は」

脳神経内科部長の川本未知は、集中治療医に呼ばれて患者を診たときの衝撃が忘れられない。

60代の男性。最重症の肺炎を患ったが、呼吸状態が改善したため、人工呼吸器を外すことが検討されていた。しかし、鎮静剤を減らして覚醒させようとしても、手足はだらんと垂れ下がり、意識も戻らない。脳に何らかの異常が起きている可能性があった。

コロナ患者には、脳や神経の異常が原因と考えられるさまざまな症状が現れた。この男性のように意識障害と手足の筋力低下が起きる割合は、感染「第1波」の患者全体ではそれぞれ2割弱、重症患者に限ればそれぞれ半数近くに上った。

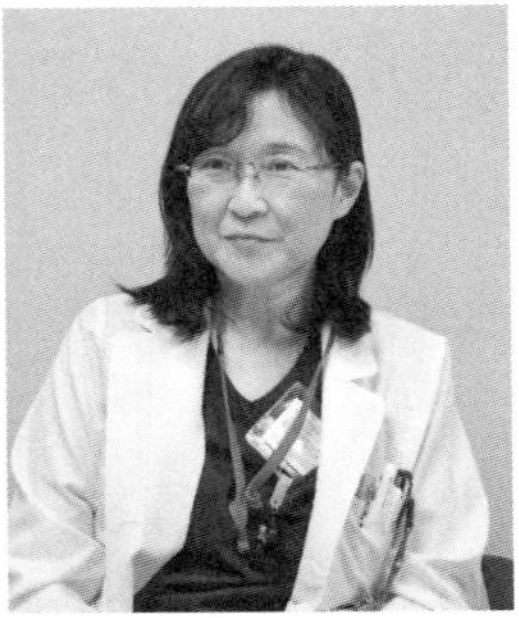

川本未知部長

人工呼吸器が外れ、意識がはっきりしているにもかかわらず、手足がまひしたままのケースも多かった。川本によると、治療で回復して集中治療室から一般病棟へ移った患者のうち、約半数は自力で立っていられないほどの重い症状だった。退院後の生活の質（ＱＯＬ）を考えれば、こうした神経症状にどう対処するかは大きな課題だった。

人格の変化も多くの患者に見られた。脳の画像検査では、前頭葉を中心に血流が乏しくなることが確認されている。その影響か、怒りっぽくなって看護師を泣かせたり、抑制が効かなくなって看護師を不用意に触ったりする患者もいた。

コロナ患者に特徴的な症状として知られる嗅覚障害と味覚障害は、重症以外の患者ではそれぞれ3割弱、重症の患者ではそれぞれ1割未満と、必ずしも頻度は高くなかった。

川本は言う。「コロナが引き起こす神経症状は、それだけで1冊の本が書けるくらい多様だった。私たち脳神経内科の医師からすると、本当にたちの悪い病気です」

窓越しの再会

神戸で初めて感染者が確認された2020年3月初旬、新型コロナウイルス感染症は未知の疾患だった。毒性はどの程度なのか、どんな症状を引き起こすのか、断片的な情報しかなかった。

しかし、実際にコロナ患者を目の前にしたとき、医療者は逃げだすわけにはいかない。中でも、看護師の役割は重大だ。

医師はモニター越しの診療も不可能ではないが、看護師はそうはいかない。人工呼吸器や点滴の管理、床ずれを防ぐための体位変換、おむつ交換や体の清拭、口の中のケアなどを行うため、頻繁にベッドサイドを訪れる。当時、看護師が1日の勤務でレッドゾーン（感染区域）にいる時間は7時間、医師は20～30分というデータもある。

感染を防ぐため、ガウンや手袋、キャップなどの個人防護具（PPE）を着けてケアに臨むが、体力的にも精神的にもストレスは大きかった。

PPEを全て装着しようとすると、最低でも5分程度はかかる。病室内の患者に異変が生じた際、医療者がホワイトゾーン（非感染区域）にいると、とっさの対応は難しい。神戸市立医療センター中央市民病院に20年以上勤めるベテラン看護師、池田理沙は、その制約ゆえ本来は医師にしかできない医療行為を経験した。

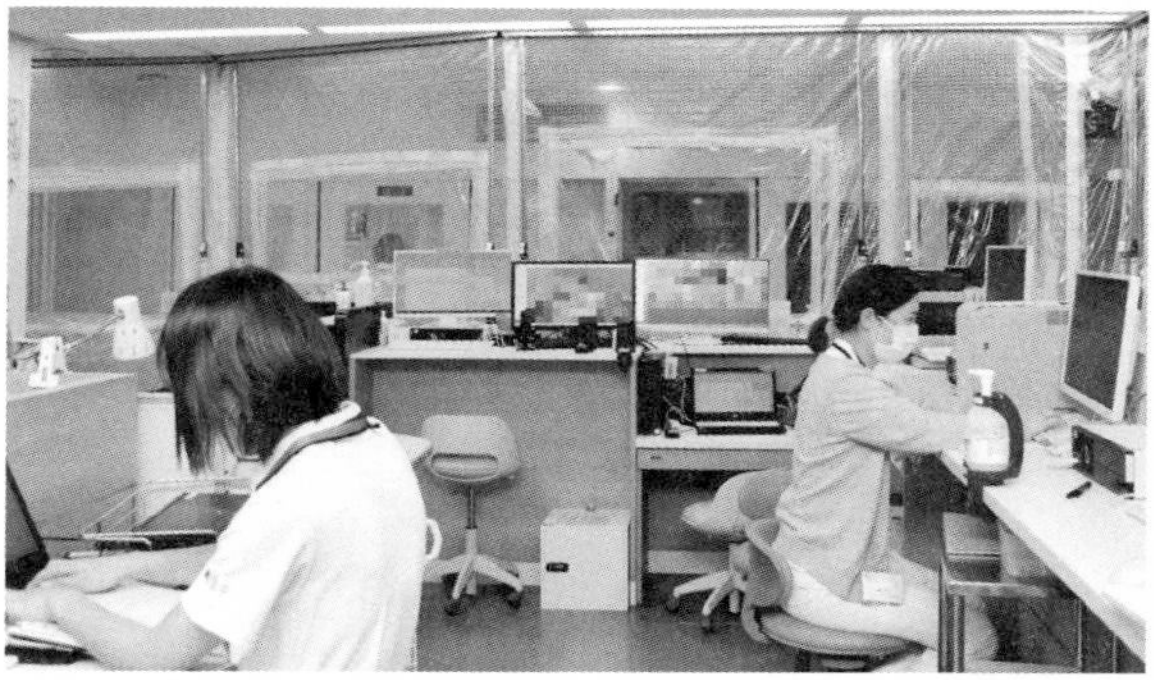
現在は非感染エリアのスタッフステーション。奥に心臓疾患集中治療室（CCU）が見える（画像は一部加工しています）

緊急抜管

救命救急センターの心臓疾患集中治療室（ＣＣＵ）に入院するコロナ患者の危機に気付いたのは、呼吸の異常を知らせる「換気量低下アラーム」の警告音がきっかけ。高齢の患者が低酸素に陥っていた。

池田は別の看護師と２人でベッドサイドにいた。外観上、人工呼吸器に異常はない。しかし、口の中でチューブがたわみ、気管に酸素が十分に届いていないことが目視で確認できた。患者が舌で押し出す動きを繰り返したため、チューブが中折れしたと考えられた。

池田はモニターのマイクを通じて、スタッフステーション内にいる集中治療医に異変を伝えた。このまま放置すれば、脳が深刻なダメージを受ける。しかし、医師はPPEを着けておらず、準備に5分は必要だ。

「早く抜いて」。医師が伝えている。もう一人の看護師が室外に出て、指示を確認した。

本来、気管チューブの抜管は医師にしかできないが、今は非常事態だ。集中ケア認定看護師の資格を持つ池田には、抜管介助の豊富な経験があった。腹を決めて一気にチューブを引き抜く。遅れて駆け付けた医師が再挿管し、患者は事なきを得た。

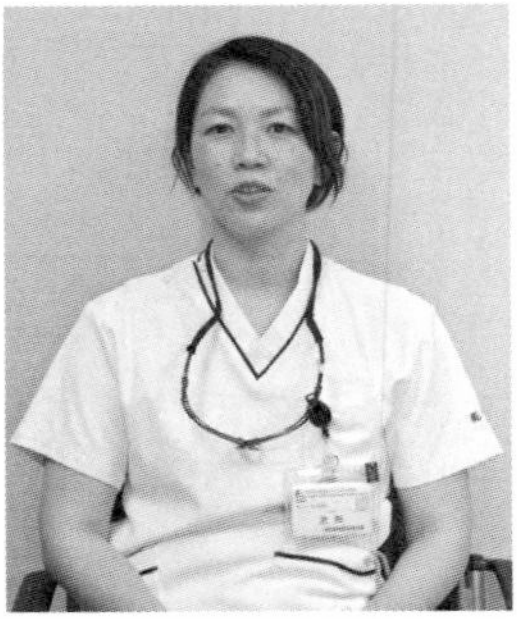
池田理沙看護師

「もし、チューブのたわみに気付かなかったら…」。未知の患者のケアには、不測の事態に備える判断力が求められると池田は感じた。

夫婦の絆

看護師にとって、コロナ患者と家族の面会も大きな課題だった。レッドゾーンへの立ち入りは禁止されていたが、患者の病状が悪化して最期を迎える場合、家族に立ち会ってほしいとの思いは強かった。

会えないのは、病院外の肉親だけではない。ＥＩＣＵ（救急集中治療室）・ＣＣＵ看護師長、飯塚瑞恵（現看護部副部長）は「コロナに感染した夫婦が、同じ病院にいても会えないケースがあった」と振り返る。

飯塚が思い浮かべるのは70代の夫婦だ。困難な状況を乗り越え、再会を果たした。深い愛情に結ばれた２人は、スタッフに強い印象を残している。

先に入院したのは妻だった。すぐに人工呼吸器を装着した。病状の急激な悪化は、コロナ患者に多い。当時は有力な薬はなく、呼吸管理をして回復を待つのが基本だった。

遅れて入院した夫も人工呼吸器を付けたが、数日で外せた。軽症のコロナ患者が入る９階西病棟（９西）へ移ることが決まると、「お母さんに会いたい」と涙を流した。入院以来、一度も妻の顔を見ていなかった。面会は難しいと聞かされると、「そうか。でも見たいな」と話した。

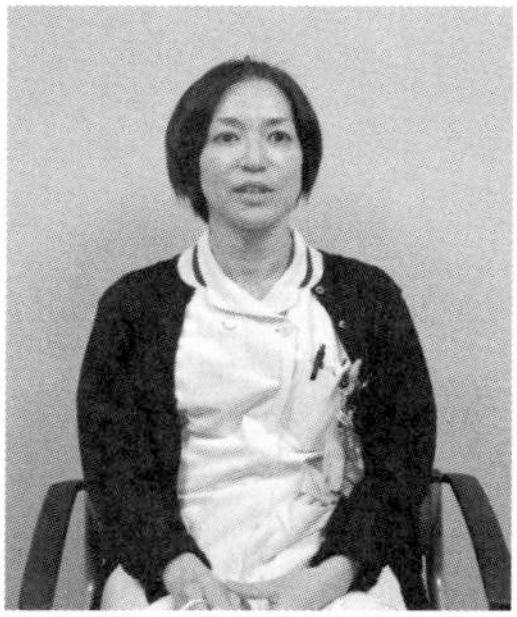
飯塚瑞恵副部長

飯塚らは、せめて窓越しでも会わせてあげたいと考えた。ＣＣＵの病室には、外から患者の様子が見えるよう大きな窓がある。夫が退室して９西へ向かう途中、妻の部屋の前を通りかかるときに、窓から顔が見えるよう妻の体を起こしておいた。

「頑張れよー」。夫は妻に声をかけ、手を振る。病状が思わしくないことは主治医から聞かされている。「お母さんもしんどいんやな。かわいそうに、うつってしもて」と話した。「生きて会えるのは最後かもしれない」と飯塚らは考えていた。だが、予想外のことが起きる。夫との面会を境に病状は好転し、5日後には人工呼吸器を外すことができた。その後、夫婦は同じ病院に転院し、そこから自宅へ戻る。「夫の励ましが届いた」と飯塚は信じている。

アイパッド面会

コロナ患者と家族の面会は、看護部長の藤原のり子（現副院長）も必要だと考えていた。藤原はｉＰａｄ（アイパッド）を用意した。担当の看護師が病室で患者の顔を映し、外にいる家族にモニター越しに見せる。その瞬間、家族の表情は変わり、患者を呼ぶ声が漏れる。アイパッドやスマートフォンの画面を通じて、患者の最期を家族に看取ってもらう経験も重ねた。この試みが、後にレッドゾーンでの直接面会につながっていく。

遺族の複雑な心情に触れ、反省材料としている試みもある。

集中治療室（ＩＣＵ）で過ごす患者は、鎮静剤などの影響で記憶が混乱していることが多い。家族が面会に来てくれたのに、全く来なかったと誤解する例もある。患者の記憶を補い、ケアする側の気付きを増やすため、看護師らは「ＩＣＵダイアリー」をつけている。患者を巡る出来事だけでなく、担当者の素直な感情も書き込む。退院する際に手渡すと、喜ぶ患者が多い。

このＩＣＵダイアリーを、ベッドサイドで看取れなかった家族に提供すれば、最後の日々を知ってもらえるのではないか—。だが、渡された遺族には好意的な反応もあれば、笑顔の看護師と収まる写真に違和感を覚える人もいた。看護師たちは、家族の心情に寄り添うことの難しさを学んだ。

手探りの治療

新型コロナウイルス感染症の流行初期、重症患者に対しても人工呼吸器などによる呼吸管理以外に有力な治療法がなかったため、医療機関はさまざまな可能性を手探りする状況だった。そのうちメディアで最も脚光を浴びたのは、人工心肺装置「ＥＣＭＯ」（エクモ）だろう。

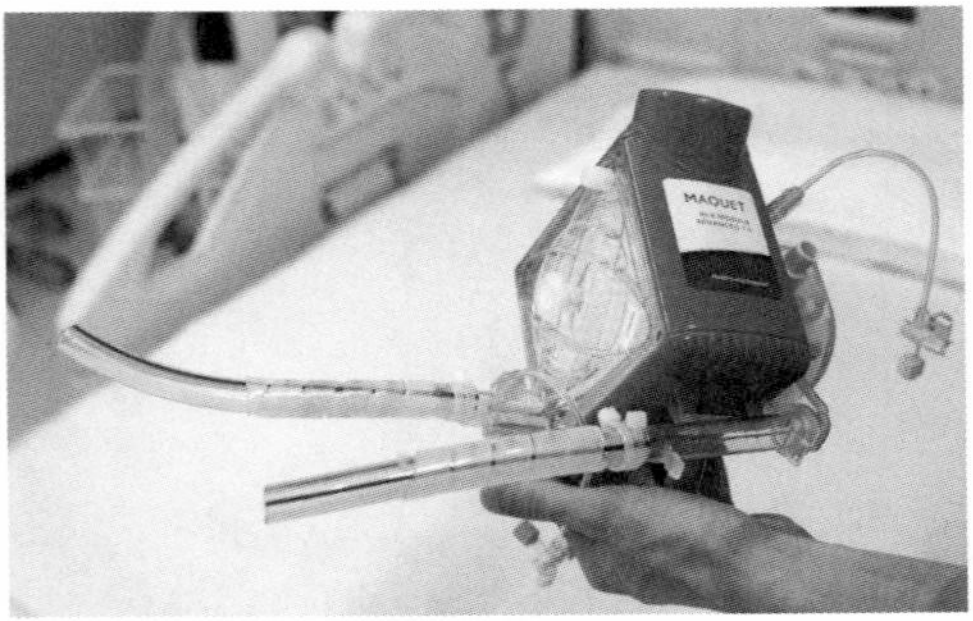

人工心肺装置「エクモ」の心肺部分

「切り札」の課題

エクモは、血流を体外に出して酸素を与え、二酸化炭素を除いて体内へ戻す仕組みだ。コロナによる重症肺炎に対しては、血液を静脈から出して静脈へ戻す「ＶＶエクモ」を使い、傷んだ肺を休ませて回復を待つ。しかし、血栓や出血などのリスクが高く、装着も長期化しがちなため、経験豊富なスタッフが多数必要になる。エクモの普及を図る国際組織「ＥＬＳ

O」はガイドラインで、医療資源の状況に配慮するよう求めている。

　神戸市立医療センター中央市民病院では、救命救急センター・救急科医長の瀬尾龍太郎がスウェーデンに留学してエクモの経験を積んでおり、院内に「エクモセンター」も設置されていた。しかし、多数の重症患者受け入れが予想されることから、流行初期の2020年3月下旬に「エクモ適応基準」を作成。国内外のガイドラインと研究成果を基に、高齢者や持病の悪化した患者らには原則、使わない方針を盛り込み、呼吸機能の数値で導入の可否を線引きするようにした。その結果、コロナの感染「第1波」でのVVエクモ使用は0件、第8波までの合計も中年男性の1件にとどまっている。

　マスコミが「重症者治療の『切り札』」とエクモを持ち上げ、個別の成果を大きく報道する中、エクモ使用に抑制的な中央市民病院の方針に不満を漏らす家族もいた。

　一方、コロナの治療薬は当初、既存の薬を転用する方針が取られた。異例の経緯をたどったのは、新型インフルエンザ用に開発されていた抗ウイルス薬ファビピラビル（商品名アビガン）である。テレビ番組などが「早くアビガンを」と使用を訴え、多くの患者や家族も投薬を望んだ。国内で臨床試験（治験）が始まると、当時の安倍晋三首相は治験の途中段階で承認する方針を打ち出した。

　理論上、効く可能性のある薬を試していた中央市民病院は、アビガンも候補に加えた。研究倫理審査委員会の承認を得て、第1波では重症者を中心に39人に投与したが、はっきりした効果は得られなかった。全国的にも有効性は確認されず、製造元は結局、開発中止に追い込まれる。

新しい感染症が流行し始めた時期、患者や家族はわらにもすがる思いでメディアに紹介される治療法に期待する。医療側はその心情を十分にくみ、治療方針などを丁寧に説明する必要があった。マスコミにも、科学的根拠に基づいた冷静な報道が求められていた。

ステロイド登場

治療法の模索が続く中、副院長で呼吸器内科部長の富井啓介には、ある直観があった。「ステロイドを使った方がええんと違うやろか」

コロナ患者の病状が急速に悪化する要因は、ウイルスそのものの毒性ではない。発症から約1週間後、ウイルスの排出量が低下する時期に過剰な免疫反応が起こり、肺の組織に深刻な炎症が生じるためと考えられた。

抗ウイルス薬は早い段階で登場する。エボラ出血熱の治療薬として開発されていたレムデシビル（商品名ベクルリー）が20年5月に特例承認された。しかし、肺の炎症を防ぐ効果は

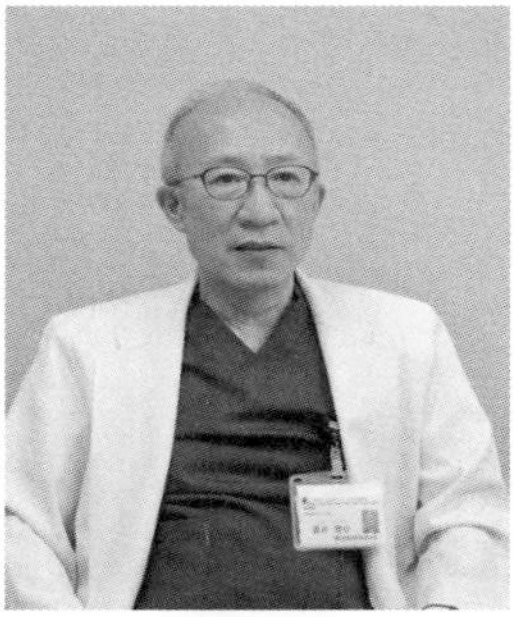

富井啓介副院長

期待できず、重症の患者には向かなかった。

肺がダメージを受ける前に、抗ウイルス薬ではなく抗炎症薬のステロイドを投与すれば、重症化を防げるのではないか──。富井には、エイズウイルスによる肺炎にステロイドを投与し、大きな効果を得た経験もある。

だが、集中治療医や感染症科の医師は異議を唱える。「感染症の治療に、免疫を低下させるステロイドを使うのは避けるべきではないか」。別の新型コロナウイルスによる重症急性呼吸器症候群（ＳＡＲＳ）では、ステロイドの成績は芳しくなかったというデータもある。当時は、厚生労働省などのホームページに掲載されている「診療の手引き」でも、ステロイドは推奨されていなかった。

意見の対立は続いたが、感染「第１波」の後に有力な根拠が出る。英国での大規模な研究が富井の説を支持していた。「これで本格的に投与できる」。富井は意気込んだ。

中央市民病院では「第２波」から、呼吸不全がある中等症・重症のコロナ患者の90％以上にステロイドの一種、デキサメタゾンを投与した。投与が数％にとどまった第１波と比較すると、死亡率は３ポイント減少した程度だったが、集中治療室（ＩＣＵ）での入院日数は半分、人工呼吸の継続日数は３分の１未満になった。デキサメタゾンは20年７月、厚労省など

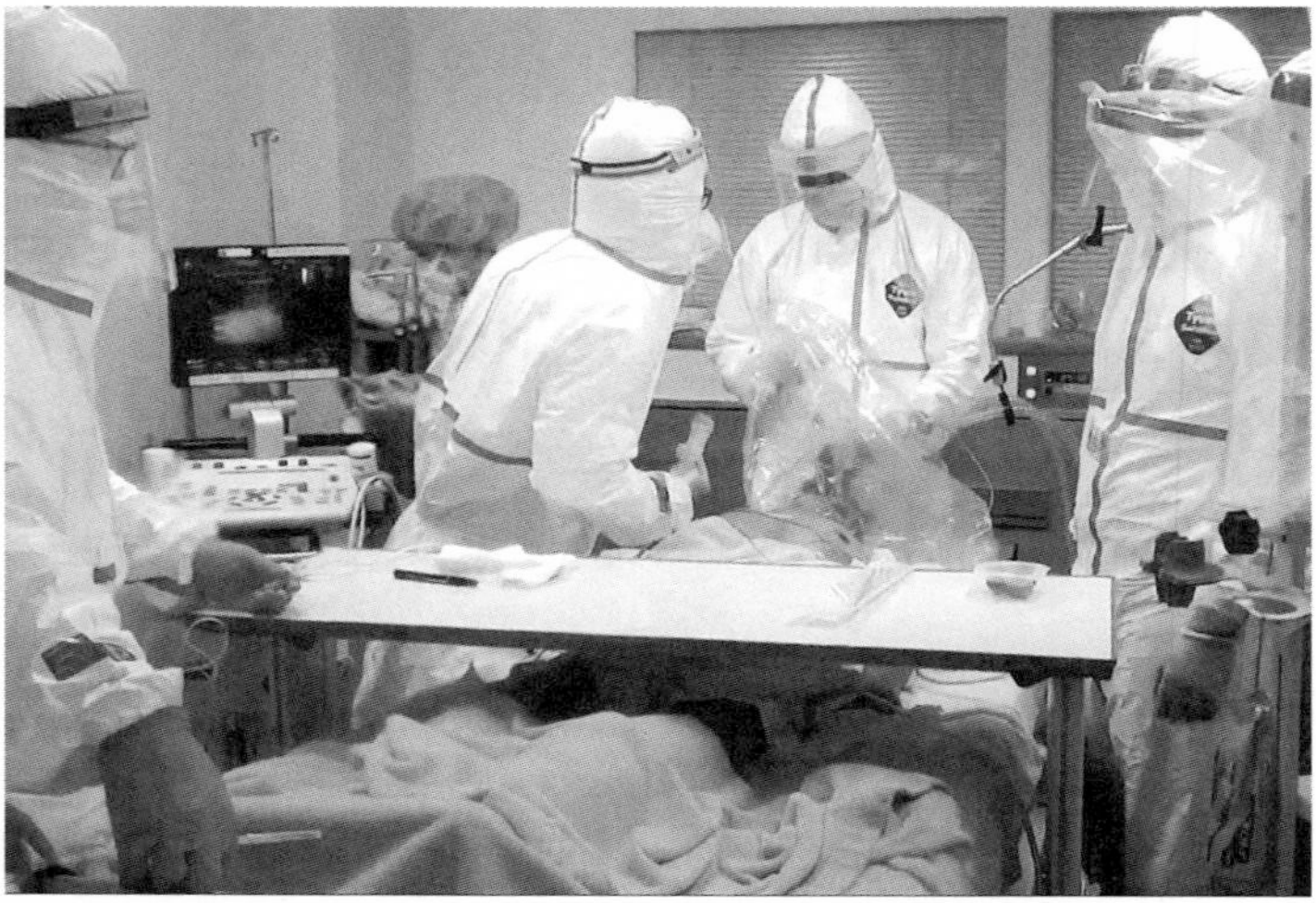

防護服姿で重症患者の治療に当たるスタッフ＝2020年５月（中央市民病院提供）

が公開する診療の手引きに治療薬として掲載された。すでにさまざまな疾患の治療に使われており、安価で手に入りやすいのも好都合だった。

デキサメタゾンは６ミリグラムを10日間使用するのが標準的だが、中央市民病院ではさらに多い量を長期間使うこともあった。

20年秋から始まる感染「第３波」以降は、関節リウマチの治療に使われている別の抗炎症薬トシリズマブ（商品名アクテムラ）を、院内手続きを経て使えるようにした（22年１月に追加承認）。重症患者に対しては、デキサメタゾンを第一選択とし、トシリズマブなどを必要に応じて併用しながら、適切な呼吸管理や全身管理で回復を待つのが中央市民病院の標準治療として確立していった。

富井はさらに、人工呼吸器以外の呼吸管理の導入を模索していた。病床の逼迫《ひっぱく》を防ぐ狙いがあるが、それについては後述する。

神経症状その後

コロナの重症患者は、重い肺炎から回復した後も、多様な神経症状を見せる。人工呼吸器を外した後も意識がなかったり、手足に重いまひが残ったりする患者が多かった。脳神経内科部長の川本未知は、時間をかけて回復を図った。

60代の男性患者は、入院から20日目にようやく人工呼吸器が外れ、24日目に単純な指示に応じられるようになった。29日目には自分の名前が言えるようになり、42日目に集中治療室から一般病棟へ移った。さらに、入院2カ月でふらつきながら歩行可能となり、88日目に自宅へ戻った。

川本は言う。「粘り強く治療を続ければ、高齢者でも呼吸器症状、神経症状ともに改善してくる。コロナは治療しがいのある疾患です」

院内感染

２０２０年３月31日。神戸市立医療センター中央市民病院の９階西病棟（９西）で、新型コロナウイルスに感染した60代男性が落ち着かない様子を見せていた。発熱に伴って意識の混濁や妄想、幻覚を起こす「せん妄」の状態だった。ベッドから起き上がって徘徊しようとしたり、床に排尿したりする男性を、担当の看護師はつきっきりで看護していた。看護師は個人防護具（ＰＰＥ）やサージカルマスクを着けているが、男性はマスクをしていない―。

この看護師は４日後の４月４日、９西で70代の女性患者を担当した。女性はコロナ感染者ではなかったが、せん妄の状態だった。看護師はこの時点では無症状で、看護のために頻繁に女性の病室を訪ねる。女性は８日に発熱したためＰＣＲ検査を受け、翌９日に感染が確認された―。

これらは中央市民病院の報告書で、60代男性から看護師へ、さらに看護師から70代女性へと感染したルートと推測されている。この女性は、入院時は感染の可能性が低かったことから、「院内感染」の疑いが濃厚だった。看護師は、女性を担当した翌日の５日に発熱などの症状が出たが、すぐに無症状となったため７日に仕事へ復帰した。その後、再び発熱して陽

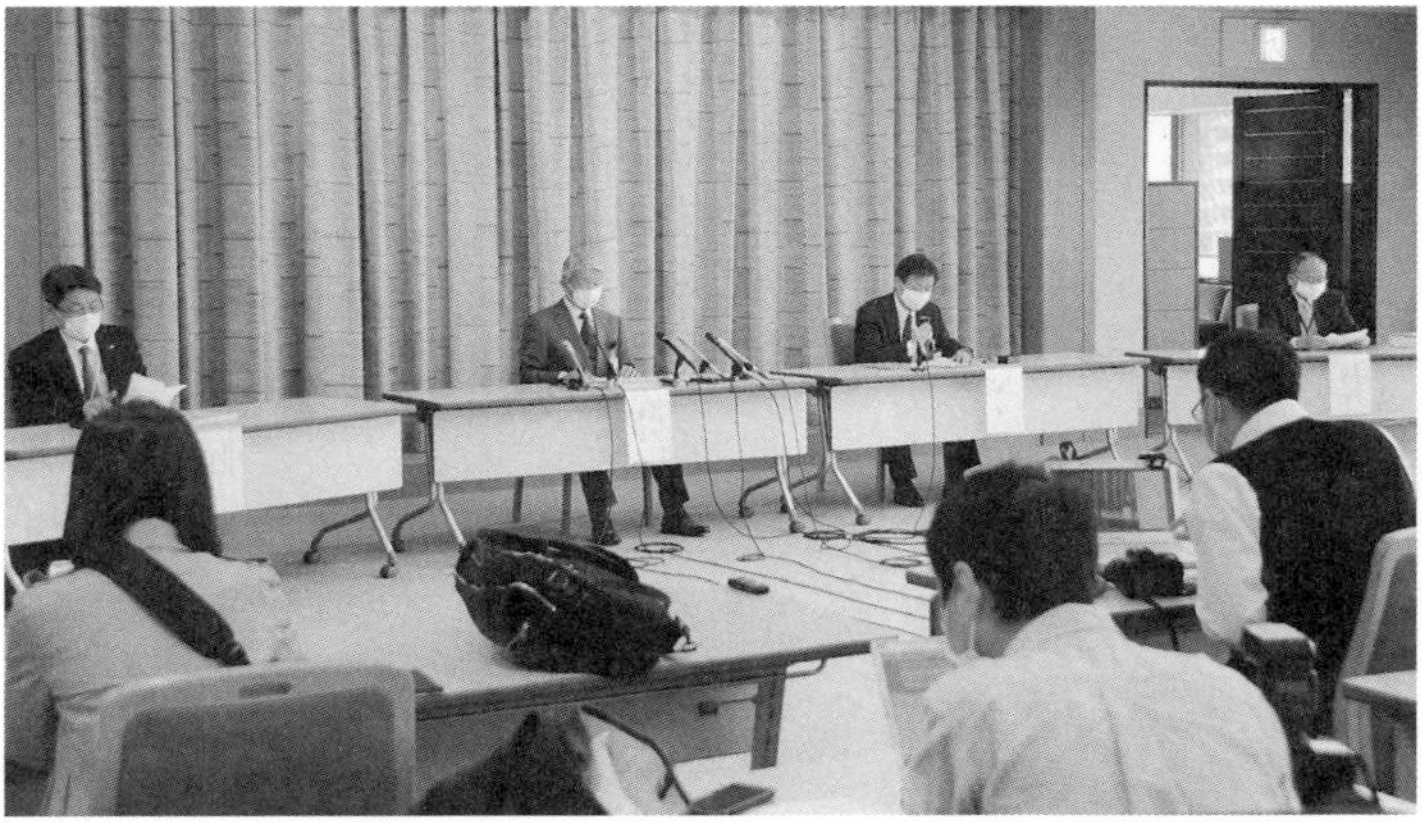
院内感染が拡大し、会見に臨む木原康樹院長（中央）ら＝2020年４月11日、神戸市役所

性が確認された。この看護師が担当した患者は、ほかにも４人が発症した。

衝撃の感染力

感染管理を担当する副院長、富井啓介は９日午後に「院内感染疑い」の一報を受けた。女性以外にも、看護師ら多数の感染が疑われた。ＰＰＥやマスクが不足する中でも、可能な限りの対策を取ってきたという自負があるだけに、喪失感と無力感は大きかった。情報を得て院内の自室に戻った時、悔し涙がほほを伝った。

「無症状の者が会話しただけで感染するなんて、夢にも思わなかった」と富井は振り返る。

感染の広がりは、その後もとどまるところを知らなかった。同じ病棟の看護師や患者の陽性が次々と判明し、さらには他の病棟へと広がっていった。中央市民病院の4月17日の発表では、感染者は23人に膨らんでいた。

9日に院内感染が発覚した当時、コロナの入院患者が急増し、9西のベッドはどんどん埋まっていた。感染者が入院できるスペースを拡大するため、担当者はコロナ以外の患者を別の病棟に移そうとした。その患者から陽性者が出たのも衝撃的だった。当時の9西はコロナと非コロナ両方の患者を受け入れ、部屋ごとに感染対策を徹底する方針だった。

「誰がウイルスを媒介するか、全く分からない」。院内に動揺が走った。さらなる感染を防ぐため、9西に関係する職員らは全員が自宅待機になった。

院内の感染管理室長を務める感染症科医長、土井朝子も「想定を超える感染力だった。こんなにも早く広がるのかと驚いた」と話す。

エアロゾル

コロナは、咳やくしゃみで出る飛沫《ひまつ》だけでなく、空気中を漂う「エアロゾル」という微小粒子を介しても感染し、効果的な対策は換気であることは今では広く知られている。ところが、流行当初は飛沫対策ばかりに注目が集まっていた。

院内感染に伴うPCR検査の件数と陽性者の内訳

	PCR検査数	陽性者数
入院患者	87	7
医師	65	3
看護師	126	19
病院業務員（看護補助）	12	3
コメディカル（理学療法士など）	37	2
事務職員	7	0
協力法人職員（清掃担当者など）	20	2
合計	354	36

院内感染発生初期の経過

2020年４月８日
・患者Ａに発熱の症状、PCR検査を実施
４月９日
・患者Ａの陽性判明
・患者Ａと接触のあった患者や職員ら122人のPCR検査開始
・患者Ｂの陽性判明
・看護師４人、病院業務員２人、臨床工学技士１人、清掃担当者１人の陽性判明
４月10日
・患者Cの陽性判明
・感染源となった９西をコロナ専用病棟化（レッドゾーン化）
・前日にPCR検査を受けた看護師３人の陽性判明
４月11日
・感染リスクのある職員の自宅待機開始（26日まで）
・９西の職員の多くが自宅待機となり、９東を閉鎖して職員を９西へ派遣

（「院内感染に関する報告書」を基に作成）

飛沫は大きさが5マイクロメートル（千分の1ミリ）以上あり水分も含むため重く、1〜2メートルしか飛ばないとされる。一方で、さらに小さい飛沫核はいわゆる「空気感染」を起こし、結核のように10メートル離れていても感染するとされる。エアロゾルは飛沫と飛沫核の中間に当たる存在で、明確な定義はないという。

感染症科の医師、黒田浩一（現医長）は「エアロゾル感染の可能性は当初から指摘されていたが、定義はなく説明が難しかった」と話す。

院内感染の報告書にはこんなケースも報告されている。

ある医師は、複数のコロナ重症患者を診療していた。PPEを着けてから1時間以上がたち、着替えようとしていた矢先に、一人の患者の呼吸状態が急速に悪化したため、人工呼吸器を付けた。それまでゴーグルが曇ることはなかったが、気管挿管の際に何度も曇り、それを手で拭った。その際、エアロゾルとなって噴出したウイルスにさらされた可能性がある―。

感染の原因

院内感染の報告書は、考えられるさまざまな原因を挙げている。

まずは、ゾーニング（空間の区分け）の問題だ。9西は、感染症患者用の病床と一般病床

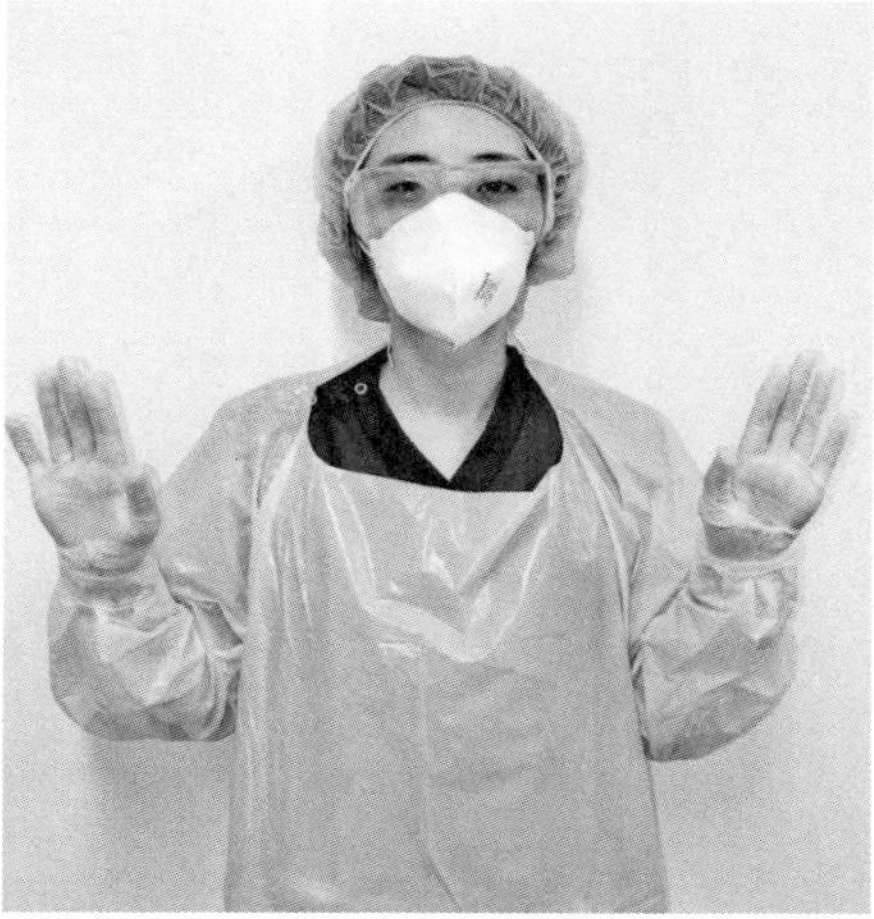
個人防護具（PPE）＝中央市民病院提供

が併存しているため、感染者の看護スタッフと非感染者の看護スタッフが接触する機会があった。そのことが院内感染の原因の一つとされた。

　前院長の細谷亮（現神戸リハビリテーション病院理事長兼院長）は「副院長だった頃に現病院整備の責任者もしており、自責の念がある」と話す。２０１１年に神戸ポートアイランド２期に移転する前の旧中央市民病院は、感染症病床のある６階北病棟は計20床だった。現病院の９西は計45床まで拡張したのが災いしたのではないか。それが細谷の後悔だ。

　ＰＰＥ着脱時のミスや消毒の不徹底が感染を招いた可能性も指摘された。

院内感染が起きた後、看護部は師長や主任など管理者計81人を対象に、ＰＰＥの着脱や手指消毒の手順を確認した。その結果、正確にできた管理者は15％にとどまったという。ミスの中には、汚染した手袋のままマスクを外す、などリスクの高いものもあった。

物資不足も深刻だった。感染「第１波」の頃は、気密性の高いＮ95マスクだけでなく、一般的なサージカルマスクも不足していた。9西の感染病床でも、看護師らは普段はサージカルマスクを節約しながら使い、咳の症状が強い患者を看護する場合のみN95マスクを使っていた。一般病棟では、サージカルマスクもなるべく使わないようにしていたという。

職員に症状が出た場合、いつまで自宅待機するか、などの取り決めが明確でなかったことも挙げられた。最初にウイルスを媒介したとされる看護師は、発症の翌日に症状が治まったため、2日後に出勤している。ある看護師は「以前は多少熱が出ても解熱剤を飲んで出てこい、という雰囲気があった」と打ち明ける。

穴をふさぎ続ける

9西に関連すると推定される院内感染は、看護師16人、患者5人など計28人を数えた。一般病棟や透析室、内視鏡センターも合わせると、最終的には36人に達する。

「何をしても止まらないのではないか」という悲観論も院内にはあったという。コロナ流行時のBCP（事業継続計画）策定に関わった脳神経内科部長、川本未知はそんな頃、かつて同僚だった感染症医から激励のメッセージをもらった。

「絶対に諦めちゃいけない。感染管理は院内感染を最小にしてみせる、ゼロにするという執念がスタートだから。感染したということはどこかに感染のルートが残っている。みんなで穴を探してふさぐ。改善がはっきりするまでふさぎ続けることだ」

川本はこの言葉を、感染対策に奔走する同僚と共有した。

機能停止

新型コロナウイルスによる院内感染発覚から一夜明けた２０２０年４月10日夜、中央市民病院で緊急幹部会が開かれた。この日、看護師３人の陽性が新たに判明し、感染はさらに拡大する様相を見せていた。険しい表情の幹部らと向き合った就任10日目の新院長、木原康樹はある決意を固めていた。

会議前の打ち合わせの際、木原は総務課長の小林謙作（現神戸市企画調整局調整課長）に腹案を打ち明けた。

「病院の機能を止めようと思う」

「止めるというと、どの範囲ですか」。小林が聞き返す。

「全部だ」

「全部というのは、どこまでですか」

「入院も外来も救急もだ」

「えっ」。木原は、小林の驚いた表情を覚えている。

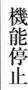

コロナ以外は「全停止」

緊急幹部会で木原は次の方針を示した。

・重篤な患者向けの3次救急は原則停止する。ただし重症のコロナ患者のみ受け入れる。

・入院が必要な患者向けの2次救急も原則停止する。中央市民病院以外で受け入れが難しい患者、通院・加療中の患者の病状悪化に特化して受け入れる。

・救急外来は原則受け入れを停止する。

・ホットラインは小児および周産期のみ受け入れる。

・入院は原則停止する。

・予定手術は原則停止する。

・緊急手術は原則停止する。ただし入院中や通院・加療中の患者の病状悪化には対応する。

・一般外来は新規患者の受け入れを停止する。再来患者の診察・外来化学療法などは実施する。

重症コロナ患者の受け入れと一部のホットライン以外は、病院の機能をほぼ全面的に止める内容だった。それは、コロナ流行後も規模を縮小しながら維持してきた「最後のとり

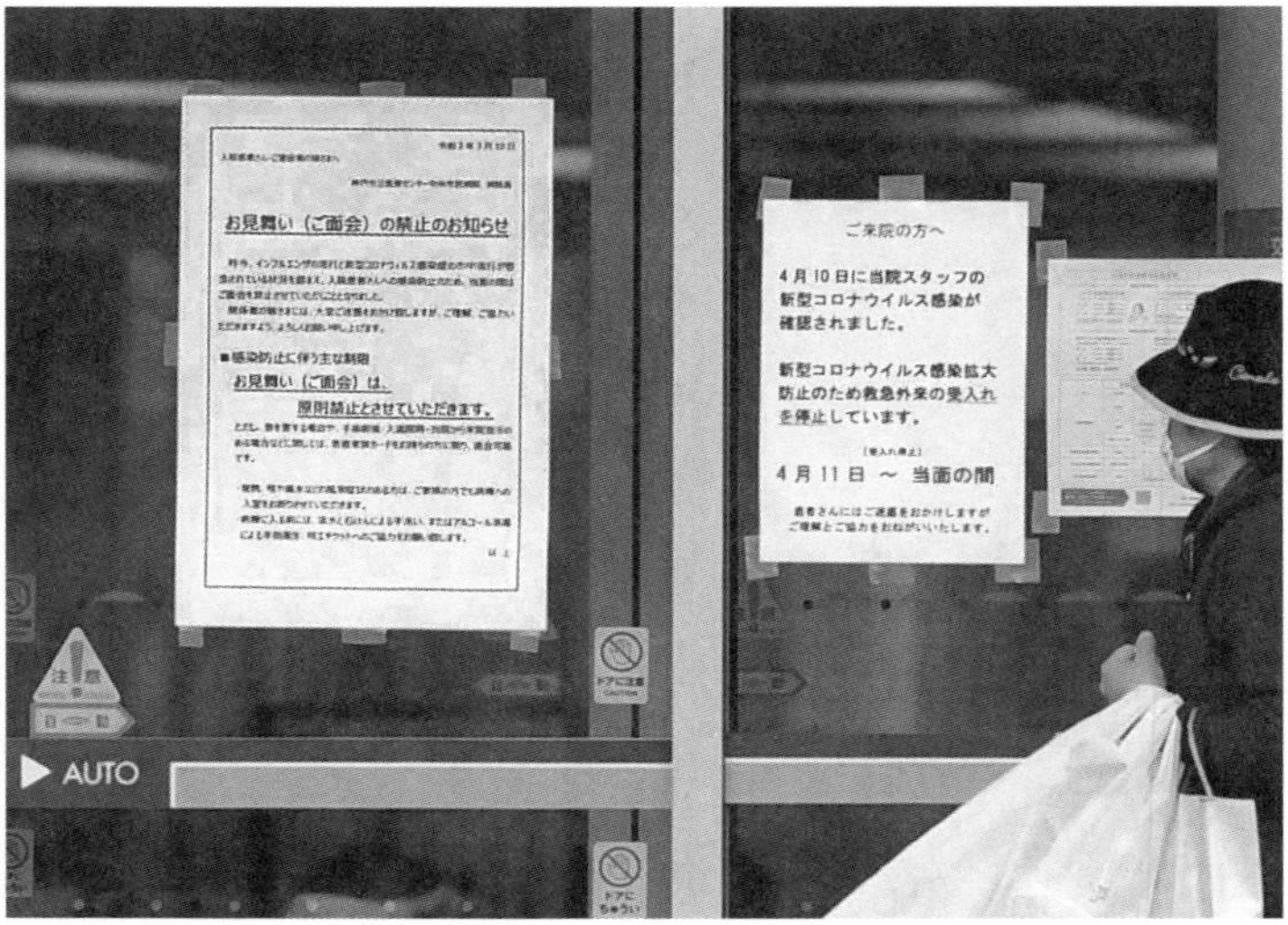

院内感染を受け、救急外来や面会の停止を知らせる張り紙が掲示された＝2020年４月13日

で」の門戸を閉ざすことを意味していた。１９７６年の救命救急センター開設以来、初めての重大事である。

「全部止める判断は今でも間違っていたと思います」。救命救急センター長兼救急科部長の有吉孝一は振り返る。

院内感染が発覚した後も、有吉は軽症の救急患者の受け入れを制限して３次救急を継続しようと考えていた。最後のとりでを閉ざしたら、患者はどうなるのか―。有吉は激しく反論したが、結論は覆らない。「救えたはずの命がないか、検証する必要がある」。有吉は今も自問する。

緊急幹部会の翌日の４月11日には、土曜日にもかかわらず臨時運営協議会が開かれ、診療科の部長、センター長、技師長ら

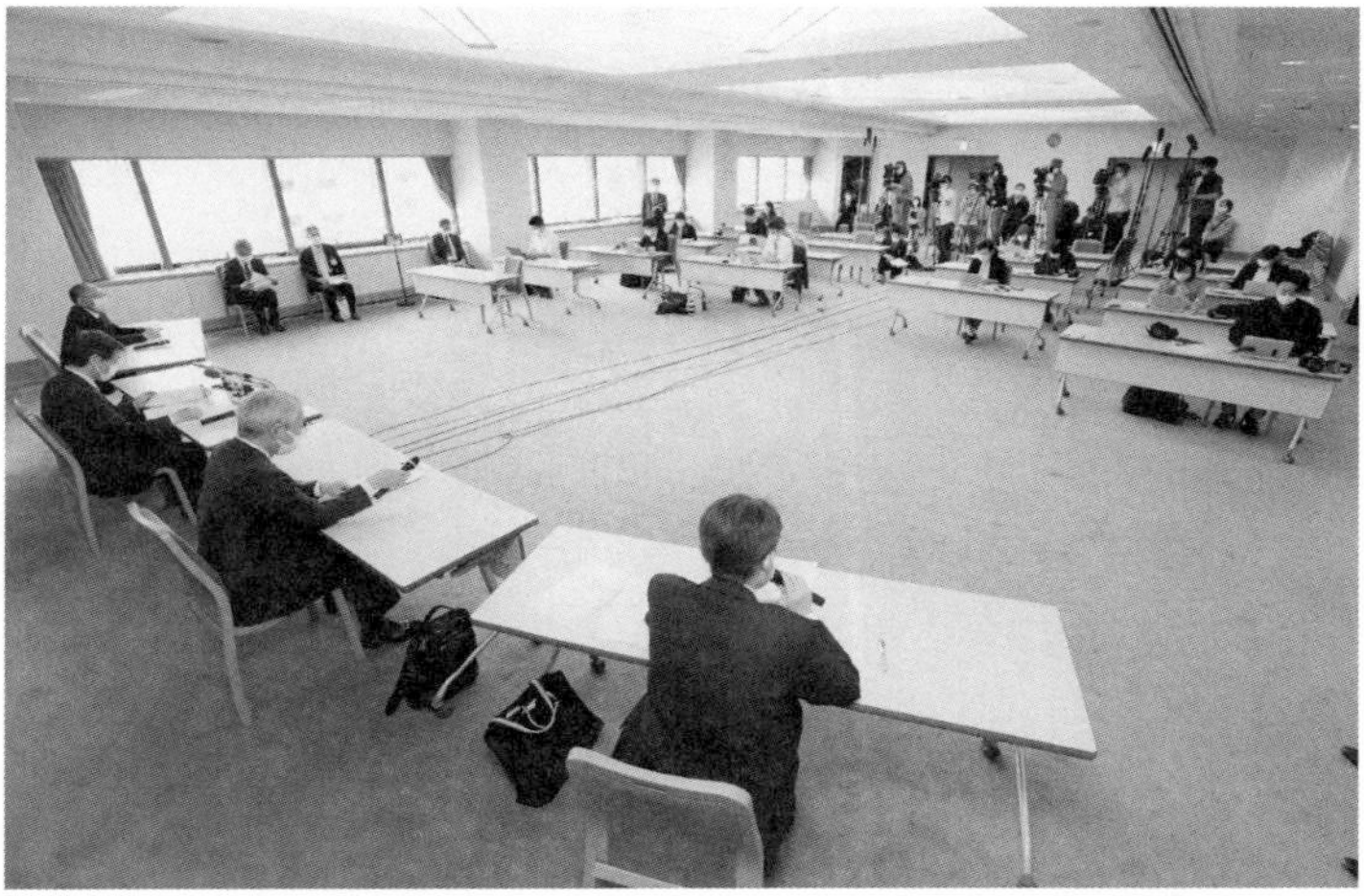

中央市民病院で新たな感染者が分かり、開かれた記者会見。十分な距離を取って行われた＝2020年４月17日、神戸市役所

が顔をそろえた。木原はあらためて病院機能を停止する方針を示した。本意ではないが、院内感染の規模が見通せない以上、診療停止はやむを得ない。「いったん止めて、感染源を根絶してから出直そう」。木原は理解を求めた。

陸に上がった河童

緊急幹部会の時点では、外科系の幹部の一部に楽観論もあった。副院長兼呼吸器外科部長の高橋豊は打ち明ける。「新規患者の手術は受け付けないが、すでに実施を決めている手術は可能と考えていた。すぐに誤解だと分かった」

中央市民病院は、神戸地域の基幹病院とし

て高度・先進医療に力を入れ、血管カテーテル治療やロボット支援手術などを展開してきた。近隣の病院を見渡しても、ここでしかできない手技もある。手術件数は、コロナ前の2019年には1万件を超え、月平均で900件近くに達する。しかし、予定手術が全て停止されれば、いかに高い技術を蓄積していても発揮する機会はない。まさに「陸に上がった河童」だ。外科系の幹部の衝撃は大きかった。

予定手術は、すでに入院中などで変更が難しいもの以外は、4月13日から順次、中止・延期された。18日には入院患者の緊急手術などを除いて全て止まった。各診療科は、患者への連絡や調整に追われた。

高橋は院内感染の前から、手術を延期できる患者、延期できない患者の区別を検討していた。扱う疾患は肺がんが多いが、長期間の延期でなければ影響は少ないと考えていた。手術再開の見込みを伝えられないのはつらかったが、多くの患者が延期を受け入れてくれた。ただ1人、患者が早期の手術を望んだため、兵庫医大に依頼して手術をしてもらった症例があったという。

外科部長の貝原聡（現副院長）は、外部の病院に手術を依頼する必要が生じた場合、神戸、明石市の17病院が参加する「神戸消化器外科ねっと」を頼ることにした。もともとは神戸大の系列病院を中心につくられた枠組みで、京都大系列の中央市民病院にとってなじみのある病院は少なかった。しかし、窮状を知ったメンバーは快く患者を受け入れてくれた。貝原は「30人ほどの患者を紹介した。加盟していたネットワークに助けられた」と振り返る。

救急搬送が多い脳卒中患者の受け入れは、ほぼ全てが停止された。副院長で脳神経外科部長の坂井信幸（現参事・臨床研究推進センター脳血管治療研究部長）は、これまで築き上

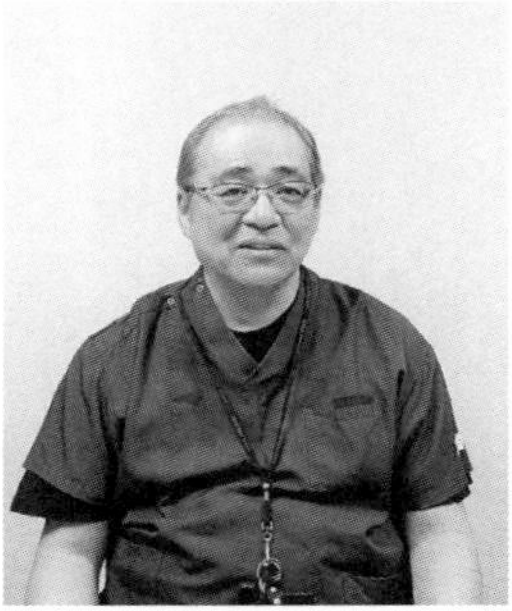

坂井信幸参事

げたネットワークに患者を託した。救急患者を中心に診療する急性期病院から、リハビリテーションを主体とする回復期病院への転院をスムーズに進めるため、坂井が中心となって神戸の脳卒中診療機関の会議体をつくっていた。メンバーは頻繁にオンラインによる会合を開き、情報共有や患者のスムーズな受け入れを図ってきた。

救急隊と直接交渉する「ホットライン」を持つ中央市民病院の脳神経外科は、神戸市内の脳卒中患者の４人に１人から5人に１人を受け入れてきた。診療停止で救急搬送が困難になったり、治療が遅れたりするケースが心配されたが、大きな混乱はなかったという。

「病院の機能を止めた春季は、脳卒中患者が少ないのが幸いした。冬場に診療が止まっていたら大変なことになっていた」と坂井は述懐する。

広がる影響

神戸市立医療センター中央市民病院で2020年4月9日に発覚した院内感染は、思わぬ波紋を広げていた。11日の段階で新型コロナウイルスの感染者は14人に上ったが、看護師や医師、患者に交じって、感染病床の清掃を担当するスタッフ1人も含まれていた。

清掃員が来ない

「清掃スタッフが半分以上来ない」。週明けの13日朝、出勤者の数を確認した神戸メディカルケアパートナーズ（ＫＭＣＰ）の運営第１部長、和田久は頭を抱えた。中央市民病院の清掃業務は、ＫＭＣＰが委託する企業から派遣されてくる約50人が担って

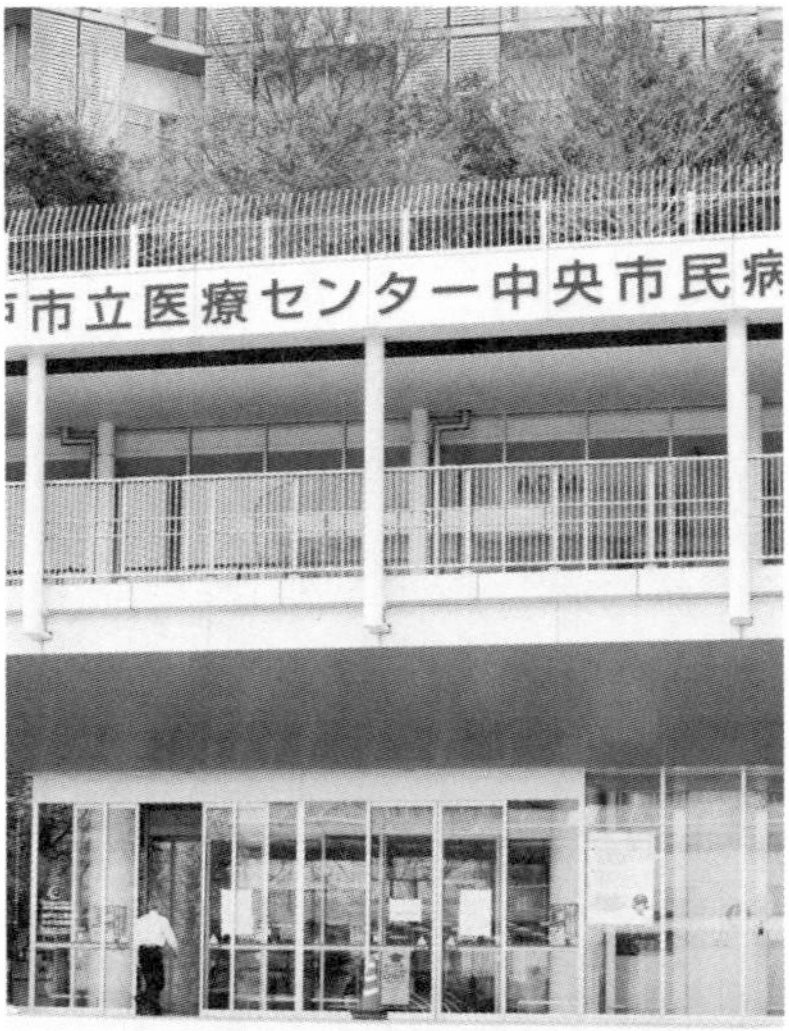

院内感染で機能を停止した神戸市立医療センター中央市民病院

いる。ところが、清掃担当者らの院内感染が報道されると、多くのスタッフは感染を怖がったり、家族に引き留められたりして、姿を見せなかった。多くはパートタイマーだったため、出勤を強いるわけにもいかない。

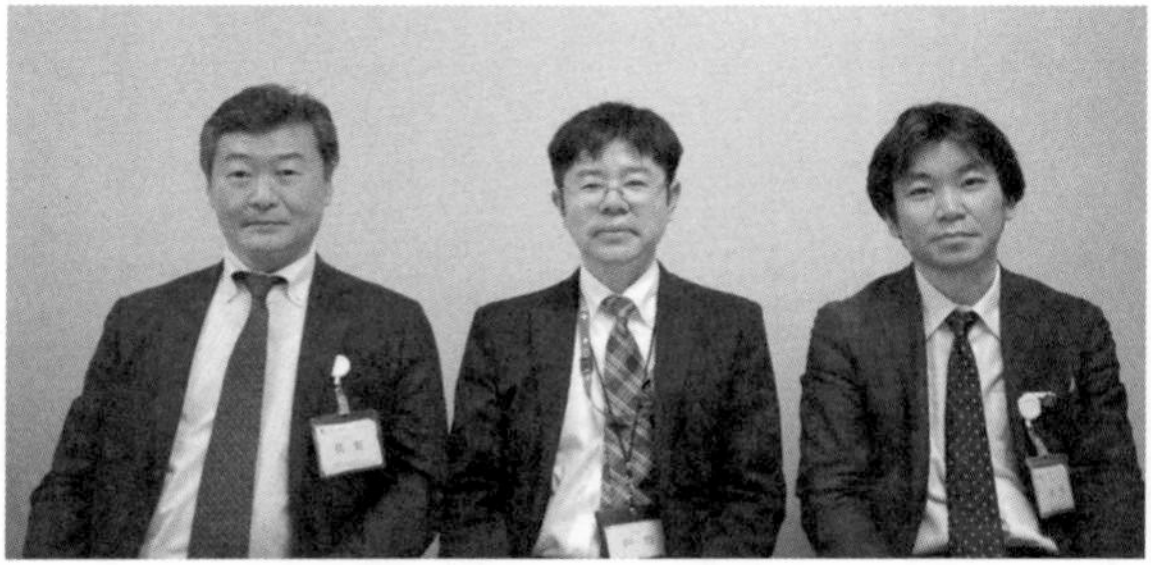
KMCPの（左から）鷹野和宏取締役、戸取英士取締役（当時）、和田久部長

委託企業は、結核などの患者が入院する感染病床の清掃を請け負ってきた。だが、コロナは未知の感染症とあって、恐怖心は比べものにならない。

ＫＭＣＰ取締役統括本部長の戸取英士（当時）は「スタッフの感覚は一般市民と変わらない。不安を抱えながら何とか業務を回してもらっていたが、限界だった」と振り返る。

結局、委託企業はコロナ患者がいないホワイトゾーン（非感染区域）を中心に清掃することになった。代わりにレッドゾーン（感染区域）を清掃したのは、感染病床を担当する看護師たちである。

和田は看護部長の藤原のり子（現副院長）のもとへ、毎日のように謝りに行った。

「すみません。今日はできません」「明日もできません」

「看護師ももう無理やで」と藤原はぼやいた。院内感染の影響で自宅待機になる看護師が増える中、負担増は軽視できなかった。

委託企業は、今後もレッドゾーンは担当できないという結論になった。困惑が広がる中、救世主が現れる。中央市民病院で手術室の清掃に携わっていた清掃会社「つるかめ管財」(神戸市中央区)が「レッドゾーンの清掃もやりましょうか」と手を挙げた。

ありがたい話だったが、感染病床での業務の実績はない。KMCP取締役運営部門長(現取締役統括本部長)の鷹野和宏は、中央市民病院の感染制御チーム(ICT)の協力を得て、レッドゾーンで作業できるスタッフを育てていくことにした。

特に習得に時間がかかるのは、個人防護具(PPE)の着脱だ。「その手は使っちゃだめです」「ガウンは裏返して捨てるんですよ」。完璧にできるまで練習を繰り返した。最初に一人前に育った3人がコアメンバーとして別の3人を教え、スキルを持つスタッフを徐々に増やしていった。

「作業しながらレベルを上げていった。会社を挙げて前向きに取り組んでくれたので助かった」と鷹野は強調する。

鳴りやまぬ電話

ＫＭＣＰは、民間のノウハウを活用して運営の効率化を図る「ＰＦＩ事業者」として、中央市民病院の施設整備から管理業務まで幅広く関わっている。協力企業も含め約７００人のスタッフが担当する業務の一つに、電話対応もある。

院内感染が大々的に報じられた翌日、外線の着信は３千件を超えた。和田も応援に加わって、電話を取り続けた。

「数日前に受診したが大丈夫か」「予約を変更したい」「面会はできるのか」

受話器からも不安が伝わってくる。

心ない罵声も多かった。

「クラスター（感染者集団）なんか起こしてどうするんや」

和田は、人間の心には「慣性の法則」があると考えている。感情は急には止まれない。「ご心配、ご迷惑を掛けました」と応じ粘り強く耳を傾けるが、非難を浴び続けるのはやはりしんどい。

「清掃業務の調整の合間に、気持ちが折れるような状況だった」と振り返る。

発熱したんですけど…

院内感染の発覚後、地域の医療機関との連携などを担当する地域医療推進課のスタッフも電話対応に追われていた。

「予約をキャンセルしたい」

「これまで診てもらったけれど、自宅近くの病院に変えたい」

同課長の米谷久美子（現神戸市地域医療課長・医療介護連携担当）は、リハビリテーションを専門とする病院の担当者から電話を受けた時、自分の顔が青ざめていくのを感じた。

「そちらから来た患者が発熱したんですけど。コロナじゃないですか」。相手の声は明らかに怒気を含んでいた。

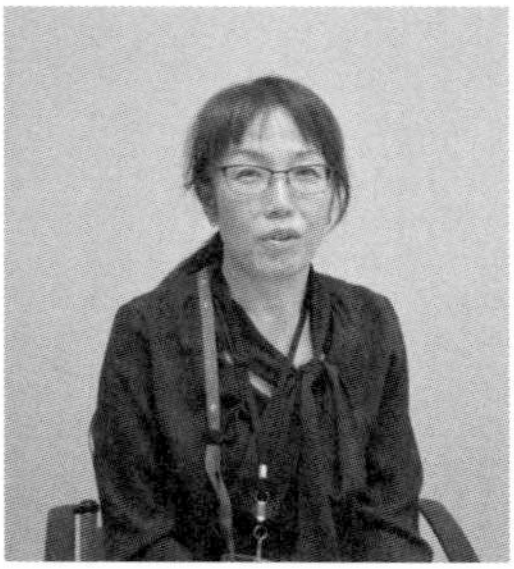

米谷久美子課長

その患者は、感染源となった中央市民病院の9階西病棟から転院したばかりだった。「明日行きますので」。米谷はそう答えるのが精いっぱいだった。検査の結果、患者のコロナ感染が判明した。

米谷は院内感染が起きた直後、患者の転院や退院を止めるべきかどうか悩んだ。感染防御のノウハウを持たない一般病院で感染が発生すると、病院機能がまひしてしまう恐れがある。

米谷は、幹部が顔をそろえる会議で恐る恐る尋ねた。

「患者の転院や退院を止める選択肢はありませんか」

「ない」。誰かのいら立ったような声が響いた。

機能停止という危機に直面して、会議は異様な空気に包まれていた。もう一度発言しようとした米谷は、言葉を飲み込んだ。

転院先の病院は、すぐに診療を止め、濃厚接触者を隔離した。影響は小さくなかったが、幸い患者や職員に感染は広がらなかった。

米谷はこの出来事を深く心に刻んでいる。

「どんな状況下でも、言うべきことは言わなあかんと思いました」

全レッド

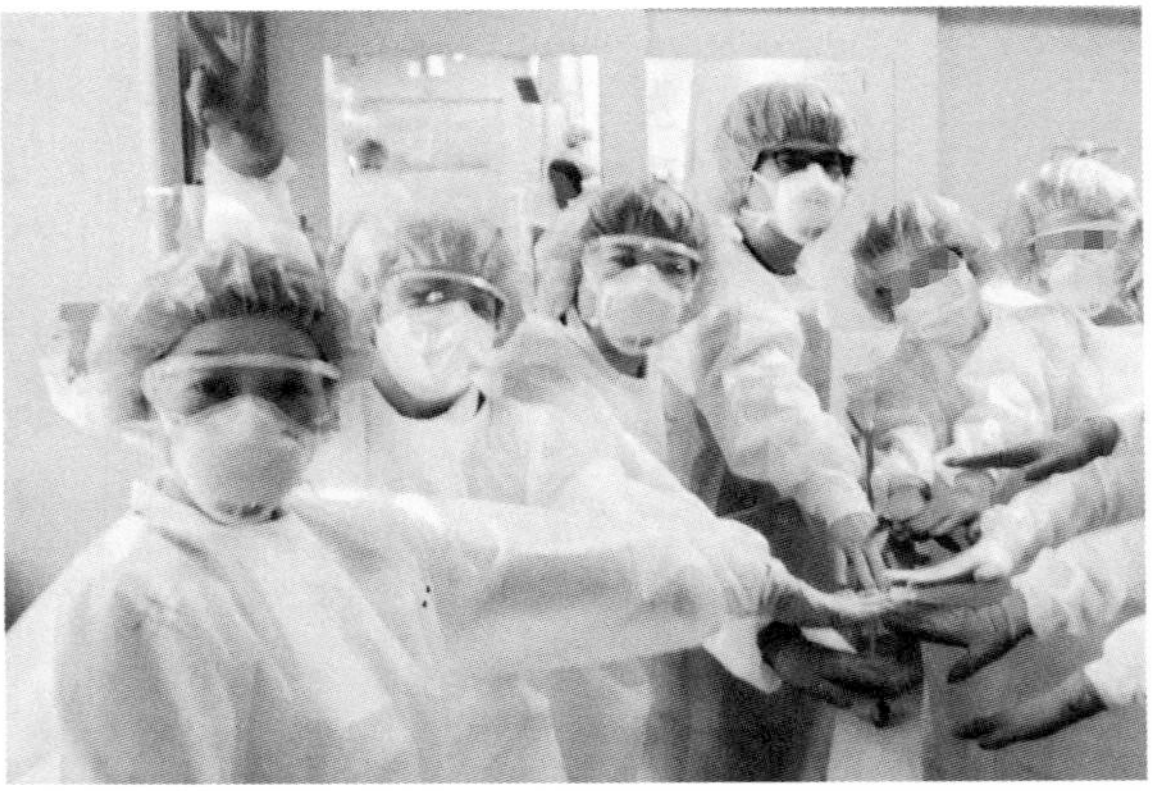

EICU周辺が全てレッドゾーンになった初日、円陣を組んで気合を入れる看護師ら＝2020年４月10日（中央市民病院提供、画像の一部を加工しています）

神戸市立医療センター中央市民病院で院内感染が発覚した翌日の２０２０年４月10日、本館１階の救急集中治療室（ＥＩＣＵ）と心臓疾患集中治療室（ＣＣＵ）はいつもと違う緊張感に包まれていた。この日の午後９時をもって、一帯は全てレッドゾーン（感染区域）となり、全面的に新型コロナウイルス感染症の重症患者を受け入れることになったからだ。方針は３月31日に決まっていたが、患者の移動などの準備に10日を要した。スタッフにとってＥＩＣＵとＣＣＵの間にあるスタッフステーションがレッドゾーンに変わる影響は大きい。

スタッフステーションには「ＩＣＵコロナ日記」

という ノートが置かれ、スタッフが日々の思いをつづっている。この日のページには早速、看護師らが個人防護具（ＰＰＥ）を着けて収まる集合写真が貼られた。円陣を組んで手を合わせる看護師たちの表情は、笑顔に硬さが交じっている。

その日の日記にはこうつづられている。

「とうとうレッド!!　いざ出陣っっ　みんなで頑張るゾー」

逃げ場がない

レッドゾーンで働くスタッフの中に、４年目の看護師、荒木大岳《ひろたか》もいた。

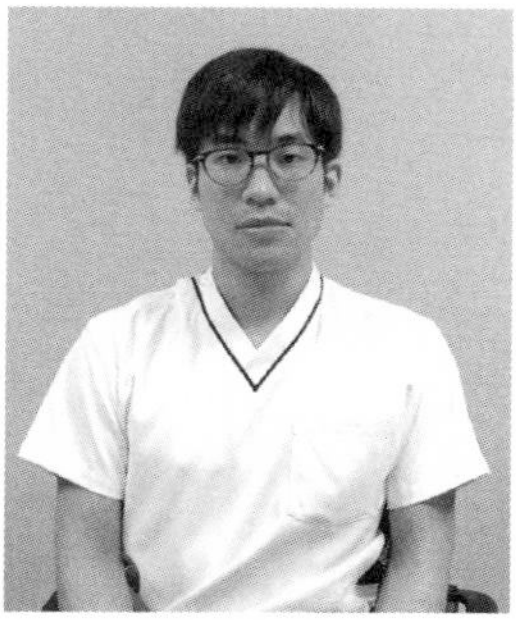
荒木大岳看護師

荒木は３カ月前、妻と婚姻届を出していた。新居を借り、新婚生活をスタートさせようとした矢先に、コロナ病床の担当になる。妻への感染リスクを避けるために同居を延期し、５月に予定していた結婚式も先延ばしした。

見慣れているはずの病棟が、レッドに変わった後は別世界だった。全ての物が汚染されている前提で動かなければならない。逃げ場のないストレスが重くのしかかる。

普段はほっとできるスタッフステーションでも、ＰＰＥを着ける必要があった。職場に一歩足を踏み入れると、フル装備のまま何時間も過ごさなければならない。

「レッドゾーンにいったん入ると、トイレに行くのも水分補給もままならなかった」と荒木は当時の状況を語る。

感染防御に対する不安もあった。最初は全身を守る防護服（商品名タイベック）を着用していたが、物資不足で使い捨てのガウンに代わり、さらにはガウンを使い回しするようになった。

「何が起きるか分からない怖さがあったが、妻の理解と支えのおかげで頑張れた」と荒木は振り返る。

レッドゾーンで働く看護師にとって、身近でかつ深刻な悩みは鼻や耳の痛みだ。感染防止には気密性の高いＮ95マスクが効果的だが、鼻筋を強く圧迫するため、接点が赤く腫れてしまう。目の周囲を保護するゴーグルとマスクの併用による耳の痛みも、看護師らを悩ませた。コロナ日記にも「耳がもげそう」「私の耳はありますか」などの書き込みが相次いだ。全レッドの環境では、いずれも一度着けるとなかなか外せない。

これでは負担が重すぎる。スタッフステーションだけでもホワイトゾーン（非感染区域）にできないかー。看護部長の藤原のり子（現副院長）は、設備課に相談を持ちかけた。

ビニールカーテン

全レッドになってから8日後の4月18日、巨大なビニールシートとポールが救命救急センターに運ばれてきた。スタッフステーションをレッドゾーンから隔てる工事を実施するためだ。作業担当者はステーション全体をビニールの壁で覆い、内部をホワイトゾーンにした。

これ以後、ステーション内は通常のサージカルマスクだけで過ごせるようになったが、看護師たちは当初は半信半疑だった。薄いビニールだけで感染力の強いウイルスを遮断できるのだろうか。

コロナ日記にはこんな書き込みが残る。

「ステーション内にサージカルマスクでいる方が感染してしまうんじゃないかと不安です…」

「このシート… どうか私たちを守ってください」

そんな不安も、日を追うごとに薄れていった。PPEを脱いで過ごす時間は、心身の負担が全く違う。この頃の日記には、身軽になったスタッフが笑顔を見せる写真が貼られている。

一方で、ビニールの壁には診療上の問題があった。入手を急いだため半透明の素材しか確保できず、壁の内と外にいるスタッフはお互い表情すら分からない。感染防御上、大声を出すのは好ましくなく、意思疎通が難しい。スタッフステーションにいると病室内の異変に気付くのが遅れる恐れがあった。

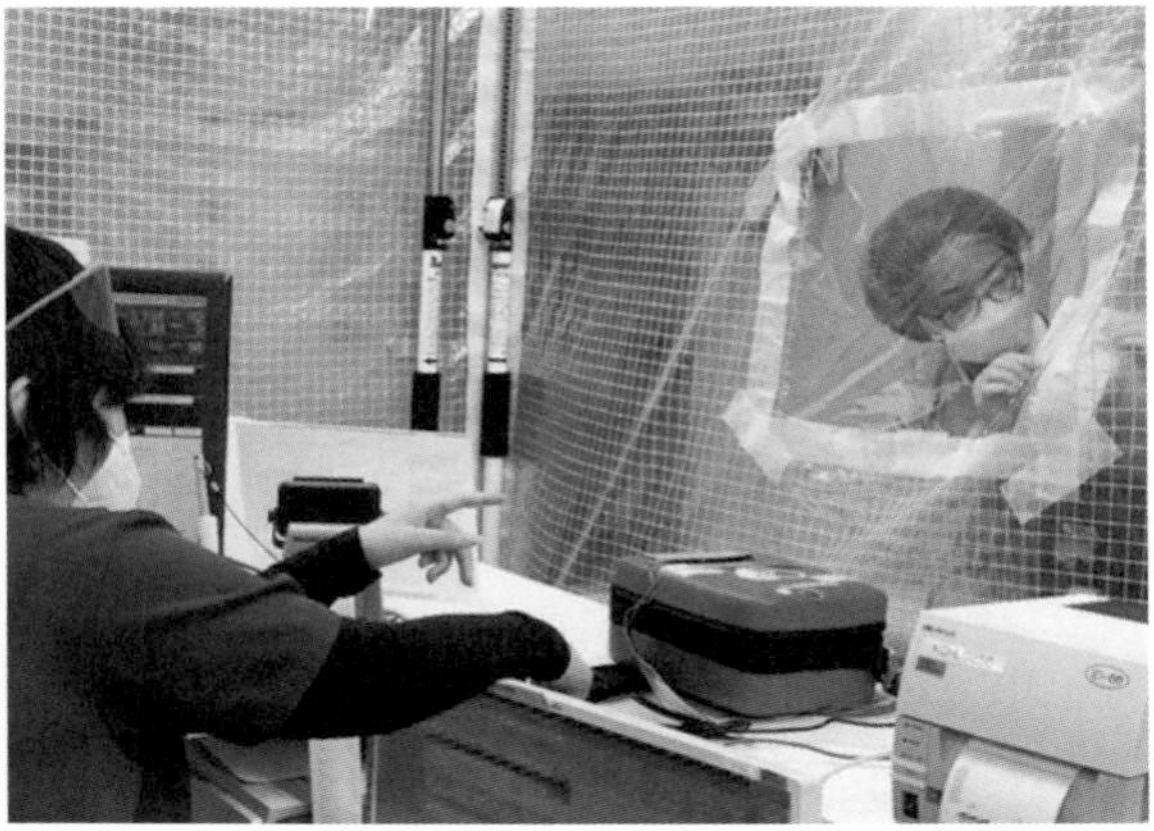

ビニールシートの小窓を通じてやりとりするスタッフ（中央市民病院提供、画像の一部を加工しています）

コロナ日記にもこんな記述がある。

「ステーション内からＰｔ（患者）さんが全く見えない。ある意味怖い…」

ここでまた設備課が活躍する。ビニールの壁の一部を切り取って窓をつくり、その上に透明のビニールを張った。この窓を通じて、内と外にいるスタッフ同士が顔をはっきり認識できるようになった。声は出せなくても、筆談したり、身ぶり手ぶりで合図したりできる。

改良を担当した同課建築担当係長、長谷川貴美江は「閉塞感のある空間を少しでも良くできないかと思った」と話す。

日記には、ビニールの窓越しに意思疎通するスタッフの写真が早速貼られた。どことなくうれしそうな表情をしている。

ケアの見直し

看護師たちがレッドゾーンの環境に慣れ始めた頃、看護方針に大きな変化が起きる。実施できるケアが、極端に制限されるようになったのだ。

荒木は「それまでは無制限にレッドゾーンに入れていたのが、1時間で外に出る運用に変わった」と話す。時間を短縮するには、ケアの省力化が避けられない。

看護部長の藤原は「院内感染の後、外部の有識者を交えて感染対策を検証した結果、レッドゾーンの滞在時間を大幅に減らす必要があると指摘された」と背景を説明する。

「患者との接触を6割減らすのが目安になった」と荒木。歯磨き、体の清拭、着替え…。削れるだけ回数を削るうちに、「従来の看護は不要だったのか」という思いにとらわれたという。

荒木は院内感染の前、床ずれを防ぐための体位変換を減らす試みを担当したことがある。その結果、患者に床ずれができ、やはり必要という判断になった。だが、歯磨きや清拭は正解が見えづらく、看護師の間で意見の相違もあったという。

看護師は必要か

ケアの制限は、経験20年以上のベテラン看護師、池田理沙の自負心も揺さぶっていた。池田は、触診や聴診などの情報を必要なケアに生かす「フィジカルアセスメント」に力を入れてきた。しかし、コロナ禍では聴診の中止など接触を避ける方針が徹底された。「モニターを通じて安全を見守るだけだったら、看護師はいらないんじゃないか」

コロナの重症患者を、鎮静剤や筋弛緩剤で「なるべく眠らせる」対応にもジレンマを感じていた。最近の集中治療では、人工呼吸器を付けた患者も積極的に起床させ、リハビリを施して身体機能の回復や合併症の予防を図るのが望ましいとされる。鎮静剤などを多用する目的は、患者が深く呼吸して肺を傷めないようにするためと理解していても、眠っていてくれた方が医療者側のリスクを避けられるという側面を受け入れがたかった。

池田は述懐する。「コロナ下の制限の中で、口の中のケアや清拭などをまとめられないか考える良い機会にはなった。ただ、今まで正しいと思っていた看護をどう実現すればいいのか、悩みは尽きませんでした」

流行初期は感染防止のエビデンス（科学的根拠）が乏しく、「こうすれば大丈夫」という定見を持てないことも悩ましかった。池田は自宅では過剰なほどの対策を講じた。受験期を迎えた子どもへの感染を避けるため、着替えは車の中や玄関で済ませ、洗濯も別々にした。それでも、もやもやした気持ちは晴れなかった。

池田は一時、レッドゾーンを離れ、総合集中治療室（ＧＩＣＵ）の担当になる。そこで、自分の目指す看護は間違いではないと思い直した。

再起

神戸市立医療センター中央市民病院は院内感染の発覚後、段階的に手術を停止し、2020年4月18日をもって全ての予定手術を止める。これで救急、外来、入院を含め、ほぼ全ての病院機能がストップした。唯一、新型コロナウイルス感染症の重症患者だけは受け入れを続ける。

コロナ病院になるなら…

機能停止の方針が病院内に伝わると、外科系の診療科は強く反発した。手術ができない外科医は、することがなくなってしまう。高度な技術を身に付けようと修業に来ている若い医師や研修医が、病院から去っていく恐れもあった。

外科系の幹部らは次々と院長の木原康樹を訪ね、方針撤回を求める。

ある幹部は「早く病院機能を復活させないと、人がいなくなってしまう」と訴えた。診療に燃える若手の存在抜きに、この病院は成り立たない。「コロナの専門病院になってしまうのは受け入れがたい」と述べ、辞意をほのめかす者もいた。

「仕事が休みになって喜ぶような外科医は、一人もいなかった」と木原は苦笑する。木原は4月1日に広島大から院長に就任したばかりだったが、2005年から3年間、循環器内科部長として中央市民病院に勤務した経験がある。内部のことはよく分かっているつもりだったが、この病院が持つ役割の重さや各診療科の自負の大きさは、従前の理解をはるかに超えていた。

「ほとんど全ての機能を止める判断は、恐れ知らずの新米院長だからこそできた。今の私なら、考えあぐねたのではないか」と木原は振り返る。「だが、止めた判断は間違いとは言えない。再起のために必要な時間を手に入れられた」

どうすれば正解なのか。木原は苦慮した挙句、一つの結論を出す。

軌道修正

機能停止から10日あまりたった4月24日、コロナ対策本部全体会が開かれた。この席上、木原は5月11日から病院機能を一部再開する方針を示す。救急や外来に加え、外科医たちが待ち望む予定手術もその日から可能になる。

出席していた幹部は、矢継ぎ早に質問した。

「脳卒中ホットラインの再開はいつになりますか」

「めどは立っていない。診療科内で対応できる範囲ではオーケーではないか」

「検査の制限はいつまでになりますか」

「院内感染が収束したらオーケーとする」

4月24日時点で院内感染は収束しつつあったが、まだ火が消えたわけではない。この日も看護師1人の陽性が新たに確認された。コロナの入院患者も、重症の17人も含め35人いた。

一方で、感染対策は急ピッチで再構築されつつあった。感染源となった「9階西病棟」全体のレッドゾーン（感染区域）化▽感染疑いの患者がいる空間の区分け（ゾーニング）▽確認要員（チェッカー）による感染防護の手技の確認▽患者と全医療者のマスク着用と診療時のアイシールド着用▽体調不良者の休務の徹底—などの対応を、感染管理室が次々と打ち出していた。

「機能再開は、事実上の軌道修正だった」と木原は打ち明ける。この時を境に、重症コロナ患者の診療に特化する方針から、コロナの診療と従来の診療との両立を目指す方針へと移行していく。そのためには、コロナと非コロナの診療体制を分離する必要があり、後の臨時病棟整備へとつながっていくが、その経緯は後述する。

手術再開

もう、陸に上った河童になるのはご免だ。再び手術を止める事態は何としても避けたい――。外科系の部長たちは、コロナの拡大期も手術を続けられる仕組みをつくろうと協議を重ねた。対策の柱は、陽性患者にも対応できるマニュアル作成と、手術前日の全患者へのＰＣＲ検査の二つだ。副院長で呼吸器外科部長の高橋豊は「部長らがゴールデンウイーク返上でメールを大量にやりとりし、ルールや手順を決めた。何とか手術を再開したいという思いが強かった」と振り返る。

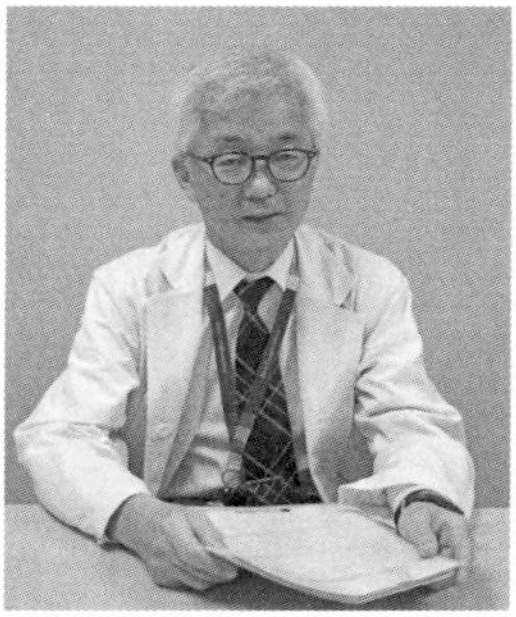

高橋豊副院長

全例ＰＣＲ検査には当初、感染症科が反対した。無症状の感染者への有効性を示すエビデンス（科学的根拠）がないとの理由だった。しかし、外科系の部長らは「外科の総意としてやりたい」と押し切った。手術を受ける患者は、入院前日にＰＣＲとＣＴの検査を受けることに決まった。

ＰＣＲ検査は、患者の鼻の奥に細い綿棒のような物を入れ、検体を採取する必要がある。「慣れているのでやりましょうか」と提案した耳鼻科が週のうち2～3日、残りの平日は他の外科系診療科が人員に応じて分担することになった。

診療の手順確立

マニュアルは、外科部長の貝原聡（現副院長）が中堅や若手のアイデアを基にまとめ上げた。コロナ感染者に対する緊急手術なども想定し、コロナ陽性▽感染疑い▽濃厚接触▽ＰＣＲ検査結果待ち▽陰性－といったあらゆる患者に対応できるようにした。

マニュアルは「職員の安全を守る」ことを第一とし、手術前の診察と家族説明▽手術室での準備▽病棟から手術室への患者搬入▽搬入終了から麻酔導入前▽麻酔導入から手術開始▽手術中▽手術終了から抜管、退室－の場面に応じて、リスクを避ける手術方法や感染対策を事細かに決めている。感染症科や病棟の看護師のチェックも受け、万全を期した。

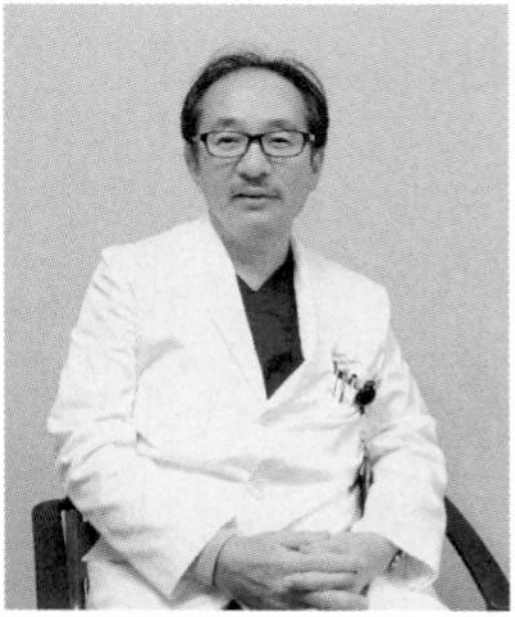
貝原聡副院長

手術前の検査から手術実施までの間に、ＰＣＲ検査の要不要や手術の可否▽使用する手術室▽感染対策の程度－などの判断を一律に行えるよう、フローチャートも作成した。これ

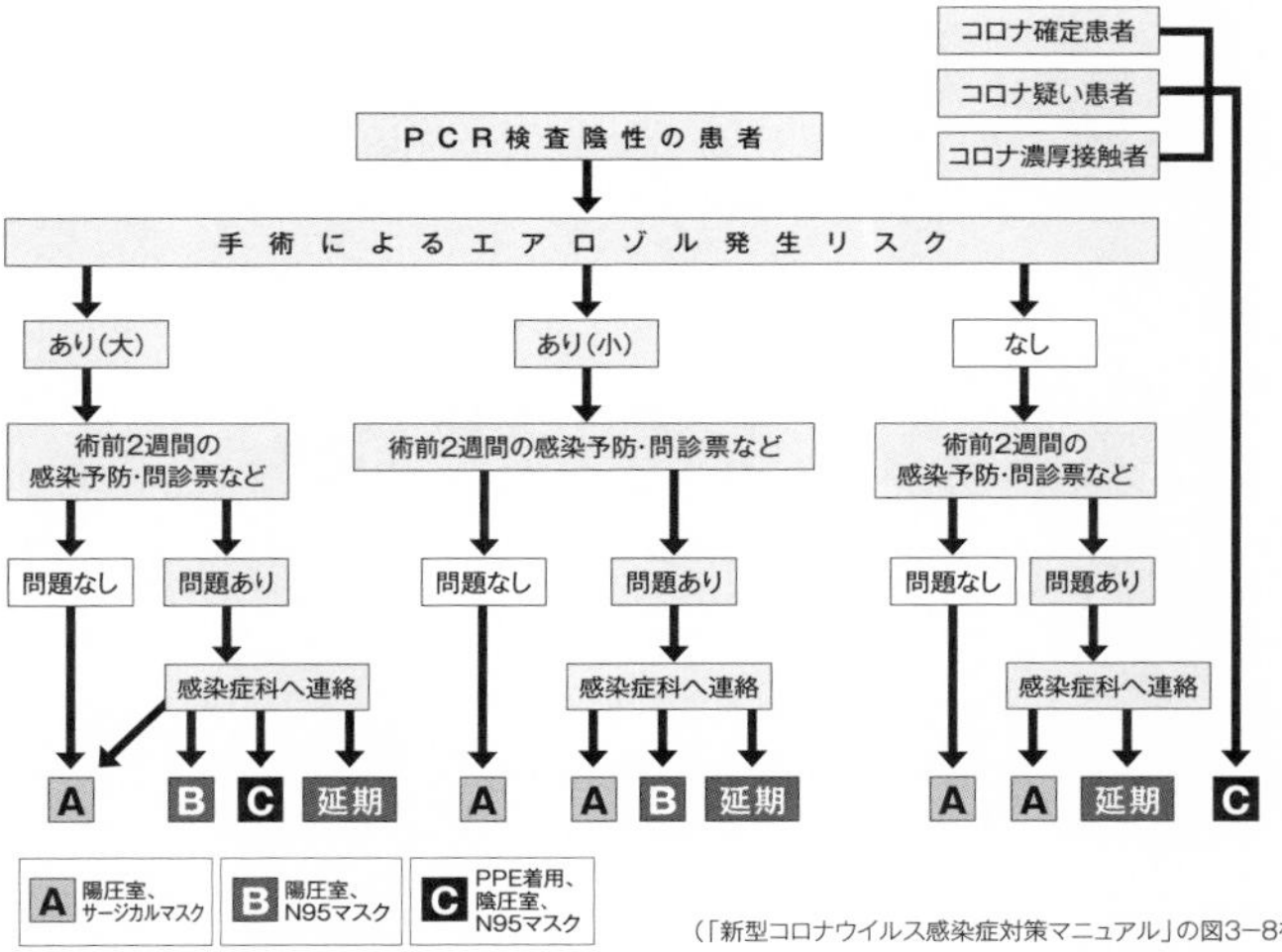

（「新型コロナウイルス感染症対策マニュアル」の図3−8を基に作成）

手術前の検査から手術実施までの判断基準を示したフローチャート

さえ見れば「どんな患者が来ても正しい手順を踏める」という優れものだ。

入院前のチェックリストも作った。まず病棟の看護師が記入し、さらに担当医師が確認して入院の可否を判断する。手術を受ける患者には術前の2週間、隔離に準じた生活を送るように求め、守らない人は有無を言わさず手術を延期する。貝原は「厳しいようだが、線引きをきちんとしないと感染対策が緩んでしまう」と強調する。

一方、副院長で脳血管外科部長の坂井信幸（現参事・臨床研究推進センター脳血管治療研究部長）も20年4月、脳卒中救急の診療マニュアルをまとめた。まだ他施設のコロナ対応方針が出ていない時期とあって、坂井らの案は日本脳卒中学会が後にまとめた全国版の原型となった。院内感染で脳卒中のホットラインが停止し、部内の士気を保つのが難しい時期だったが、坂井はコロナ下の脳卒中治療のトップランナーとなることで若手医師らを鼓舞しようとした。

悩ましいスケジュール調整

5月11日の手術再開に向け、マニュアルや検査の体制は整った。しかし、まだ大きな問題が残っている。手術の予定をどう調整するかだ。

コロナの感染拡大で重症患者が増えると、大きな手術後の患者を収容する総合集中治療室（GICU）で救急患者も受け入れなければならず、GICUが必要な予定手術は大幅に制限せざるを得ない。その調整が一苦労だった。病床が逼迫《ひっぱく》した時期には、一つのベッドを複数の診療科で取り合う状況も生じた。

高橋は「各科に手術の制限をお願いしたが、最初は全然言うことを聞いてくれない診療科もあり、説得に苦労した」と苦笑する。

GICUを使う必要性は各科によって異なる。特に心臓血管外科の重症患者はGICUでの経過観察が欠かせず、また手術の延期も難しい症例が多い。当初はそれぞれ希望を主張し合っていたが、だんだん事情を理解し合い、進んで調整するようになったという。

貝原は、電子カルテのページに手術予定を書き込むフォルダーをつくり、2週間前までに申告してもらう仕組みを始めた。書き込みがない場合は2次募集して枠を埋めた。「貴重な病床を有効活用し、なるべく手術数を減らさないよう心がけた」と話す。

救急科との調整が必要になることも多かった。夜間に救急搬送された患者の手術が必要になり、外科が翌日の手術のために確保している病床を使っていいか、という照会が病床調整役の看護師からしばしば来た。貝原らは「キープベッド制度」というルールをつくる。外科が確保している病床を緊急手術に使うのは構わないが、その場合、明朝までに必ず1床を空けるというルールだ。

受診してくれる患者を治したい、精一杯のことをしてあげたい、という思いは各診療科とも共通している。コロナ禍の中で、相互理解が進んだと貝原は感じている。

高橋は手術制限の調整に苦労した頃のことをこう振り返る。

「時には鬼となって決定せざるを得ない時もある。ただ、自分がしんどい時は相手もしんどいということは忘れないようにしたい」

コア会議

新型コロナウイルス感染症の流行初期から、神戸市立医療センター中央市民病院のコロナ診療体制をつくり上げてきたのは、脳神経内科の川本未知ら内科連絡会のメンバーが中心だった。感染拡大に備え、100人規模の重症者を受け入れる事態も想定していた。

張り切る中堅医師

感染が拡大し始めた2020年3月中旬、川本らは体制づくりを本格化させるため実務者による検討組織を発足させた。病院を挙げて未知の感染症に立ち向かうため、内科系だけでなく外科系の医師にも参加を呼び掛けた。現場の責任者を務める中堅が多く、メンバーの一人は「機動力と柔軟性、実行力が持ち味」と自負する。

しかし、この検討組織には大きな課題があった。20年4月に脳神経内科部長に昇任した川本を除き、メンバーに診療科トップの部長を巻き込まなかったことだ。診療チームの人繰りなどを決めた後、上司に当たる部長に指示する必要があった。

検討組織の取りまとめ役を務めた呼吸器内科医長、立川良は「世界的な大流行の中、コロナ診療を優先させるのは当然だと考えていた」と話す。しかし、精力的に準備を進める中堅医師に対し、各診療科の部長らの反応はさまざまだった。理解を示す人もいれば、冷ややかな視線を投げかける人もいたという。

この病院はどこへ向かおうとしているのか―。立川らは疑問を抱いた。「特に感染初期の混乱期は、指揮系統や責任が明確化されていなかった」と強調する。

初期の院内体制にはもう一つ、大きな問題があった。情報共有の不十分さだ。院内感染が拡大していた頃、患者や医療者の感染状況を共有する仕組みが確立されておらず、不安や憶測を呼んだ。ある看護師長は「院内の状況は報道で把握するしかなかった」と打ち明ける。

立川らも情報不足にいら立っていた。感染状況が分からなければ、診療体制の検討もおぼつかない。立川は、感染管理担当の副院長であり直属の上司でもある富井にメールを送った。院内全体で危機意識と情報の共有を図ること、そして病院としての方針や見通しを示すよう求める内容だった。

コアメンバー会議の発足

院内に渦巻く疑念や不満を解消するためには、意思決定や情報共有を速やかに行う体制づくりが急務だった。院長の木原康樹らは20年4月中旬、従来のコロナ対策本部を再編し、機能強化を目指す。

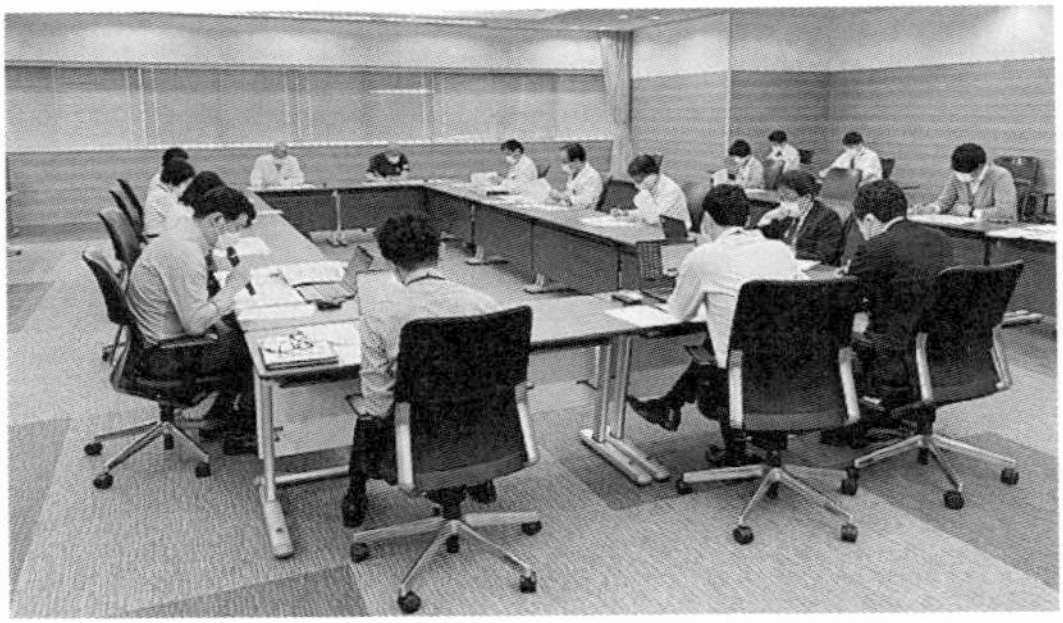
コアメンバー会議の議論の様子＝2023年３月29日（中央市民病院提供）

新たな対策本部は、感染管理▽病棟▽診療▽外来▽手術▽救急▽広報▽物品―の各部門の代表者が出席し、現場の責任者と連携して課題を解決したり、アイデアを提案したりする。さらに、提案に対する議論を深め、意思決定を行う「目玉」の組織として「コアメンバー会議」（以下コア会議）を設置した。

コア会議は、院長をトップに感染管理、診療、手術、病棟、救急の代表者からなるスリムな会議体だ。現場の発案などを「ボトムアップ」（下意上達）の形で吸い上げ、迅速な意思決定を目指す。感染が拡大している時期は平日に毎日開催し、下火になっているときは週1回開く。必要に応じて担当者も招いて議論を尽くす。

コア会議には、事務局の課長や担当者がオブザーバーを含めて多数参加しているのも特徴だ。決まったことを速やかに実現する機能性を重視している。決定事項は対策本部全体会に周知し、必要があればさらに議論する。事務局総務課長の権代慶一（現神戸市行財政局業務改革課長）は「これでボトムアップから決定、実行までの指揮系統が明確になった」と強調する。

難産の合同診療チーム

20年4月20日のコア会議では、実務者の検討組織が作成したコロナ診療体制案が審議された。レッドゾーン（感染区域）で診療する医師を各科持ち回りで選ぶ内容で、川本らが数日で練り上げた労作だ。

体制案は、内科系と外科系の混成メンバーからなる「合同診療チーム」が、コロナ患者の病棟で2週間診療し、その後は別のチームと交代して2週間休むという内容。診療の負担や感染リスクを特定の診療科に集中させない仕組みだが、各科の反応には温度差があったという。

診療チームの人員配置や運用を担当した立川は「流行初期はコロナを怖がる医師も一定数

いた。うちは出せないかもしれないと言われた」と話す。川本も「人を出すよう説得する必要があり、ものすごく大変だった」と打ち明ける。

体制案はコア会議や全体会を経て微修正された後、24日から運用が始まった。合同診療チームの発足は、検討開始から10日あまりという速さだ。ある診療科の部長は「コア会議の決定事項であれば、業務命令として従わざるを得ない」と強調した。

川本らはその後も、コロナの感染状況に応じて診療体制案を作成し、コア会議の後押しを受ける。意思決定は格段にスムーズになった。

ただ、中堅医師の間には、病院としてコロナ診療への特化を宣言してほしいという思いもあった。

集約化は、診療の強化や効率化を図る上で有力な手段の一つとされる。コロナと従来の診療の両立を図る方針は、時代遅れと受け取る中堅や若手の医師も存在した。

若手のメモを共有

コア会議や全体会での報告や決定事項を共有する仕組みも整えられた。その日のうちに「対策本部通信」としてメモにまとめ、幹部らにメールで送る重要な役目を、事務局長の一安

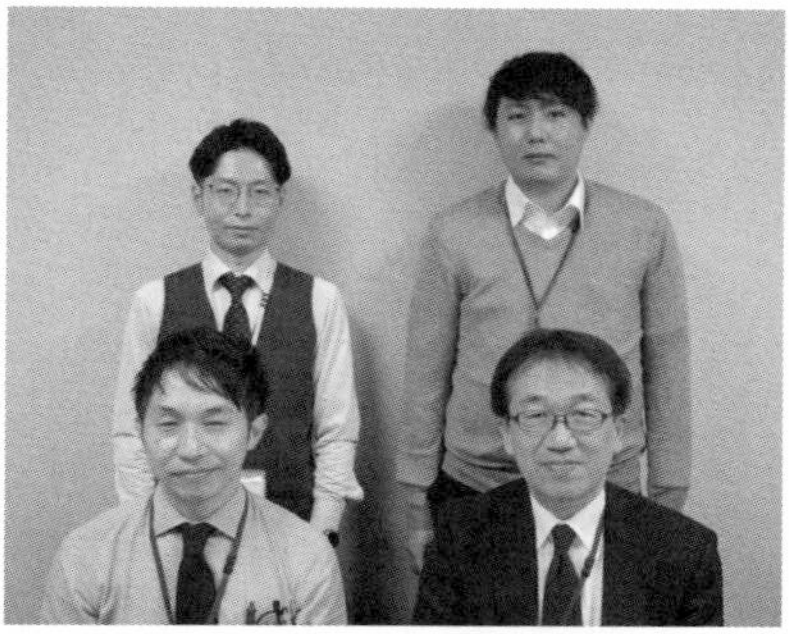

事務局総務課のメンバー。（右前から時計回りに）一安顕昭事務局長（当時）、権代慶一課長（当時）、東山将己課員、西川大介課員

顕昭（現こうべ未来都市機構常務取締役）は若手職員に任せた。

通信の内容は、コロナの入院患者数▽職員の感染状況や自宅待機数▽現在の診療体制と当面の方針▽コア会議の内容▽新たな決定事項―など。これまで把握が難しかった情報も、即座に共有できる。

対策本部通信を担当した総務課の東山将己は「病院のさまざまな情報が集まり、重要な課題が解決される場に関われたことはすごくやりがいがあった」と振り返る。20年4月に入職したばかりだった同課の西川大介も「病院として意思決定し、それに従うというプロセスが分かりやすくて、すごいと感じた」と話す。

コロナに関する最新の知見や感染対策などを共有する仕組みもできた。電子カルテのトップページに掲示板を設け、勤務前の職員が閲覧する。感染症科の黒田浩一（現医長）が中心となってエビデンス（科学的根拠）を更新し、コロナを正しく恐れ、必要な診療を積極的に進める機運を高めていった。

さまざまな曲折を経ながら、コロナと闘う病院全体の体制がようやく整う。

激論

新型コロナウイルス感染症への対応力を強化するため、神戸市立医療センター中央市民病院はコロナの対策本部を再編し、コアメンバー会議（以下コア会議）を置いた。速やかな意思決定のための議論の場はしばしば、現場の各分野の「正義」がぶつかり合う激論の舞台となった。

「日本一」の誇り

コア会議で大きな論点となったのは、「日本一」の評価を受ける3次（重篤患者向け）救急の縮小だ。感染拡大で重症コロナ患者の入院が増えると、集中治療の経験がある人材を多数、コロナの診療に投入する。そのため3次救急は制限され、「最後のとりで」が揺らぐことになる。

救急制限の方針が打ち出されると、一貫して異議を唱えたのは救命救急センター長で救急科部長の有吉孝一だ。有吉は約30年にわたって中央市民病院の救急医療を支えてきた。病院

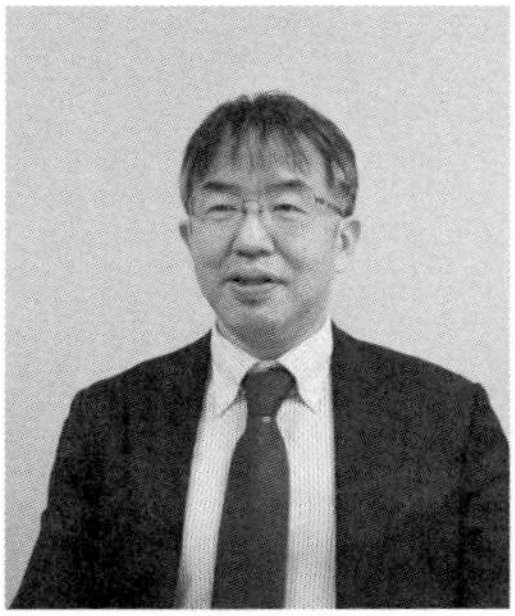
有吉孝一部長

が掲げる「断わらない救急」という理念は、有吉自身が長年実践してきた信条でもある。かつては「救急を取りすぎる」と名指しで批判され、院内で検証チームが結成されたこともあったという。

コロナの感染が拡大する中でも、有吉は3次救急の維持を訴えてきた。「その方がより多くの命を救えるのではないか」という思いが常に胸にあった。

「3次救急の制限は悪手と言えます」

「コロナ以外の患者は死んでもいいんですか」

流行初期には「たかがコロナじゃないか」と発言したこともあったという。その後、コロナ患者の重症化が進み、3次救急と重なるようになったが、コロナ以外の患者の受け入れは有吉の念頭を離れなかった。

病床の制限

救急医療の維持を訴える有吉の発言を、看護部長の藤原のり子（現副院長）は複雑な思いで聞いていた。救急の受け入れ制限には、看護師の体制が大きく関わっていたからだ。

コロナの感染「第４波」まで、人工呼吸器を付けたコロナ患者には、患者１人に看護師１人の「１対１看護」を実施してきた。通常の集中治療室での「２対１看護」に比べ、さらに濃密な体制だ。

コロナの重症患者は肺の状態が極めて悪い人が多く、呼吸器管理には熟練の技術が必要だった。そのため、重症者が増えると救急集中治療室（ＥＩＣＵ）の看護師に加え、大きな手術後の患者をみる総合集中治療室（ＧＩＣＵ）のスタッフも駆り出されることになる。その分、３次救急の受け入れや予定手術は減らさざるを得ない。大幅に縮小した体制でスタッフに無理をさせると、感染や事故のリスクを高める懸念がある。

藤原は、病棟調整を担当する消化器内科部長、猪熊哲朗（現副院長）と協議した上で、病床の制限をコア会議に提案する。流行状況を四つの段階に分け、それに応じて病床や人員の運用を決める基準を作成していたが、決定前にはいつも思い悩んだ。

藤原自身も「断らない救急」の理念をたたき込まれている。「救急を断ることにつながるのに、本当に病床を制限していいのか、このタイミングでいいのか、と自問した」と打ち明ける。

外科の反撃

救急の維持を訴える有吉がコア会議で存在感を示す中、外科系のメンバーが巻き返しを図るシーンもあった。

外科系の診療科は、患者の病状を見極め、日程を調整して実施する予定手術が仕事のメインだ。高度な手技を蓄積し、中央市民病院でしかできない治療の実績も積んでいる。

ところが、コロナの重症患者が増えると、GICUで3次救急の患者も受け入れざるを得なくなる。その結果、可能な限り病床を確保しようとする救急科と外科系診療科の間で綱引きが始まる。

当初、コア会議に出席する外科系メンバーは、副院長兼呼吸器外科部長の高橋豊だけだった。しかしコロナ診療か救急かの議論が白熱する中、外科系も必要な主張をするべきだと高橋は考え、外科部長の貝原聡（現副院長）を援軍として引き入れた。

貝原は、外科系診療科へのアンケート結果などを基に、手術制限による影響を訴えた。大きな手術後の患者を、集中治療室だけでなく一般病棟に回すことで手術の数を維持しようと考え、一般病棟の看護師らへの支援策をアンケートを基にまとめたこともあった。

貝原は、コア会議や全体会で決定した病床や手術の制限を、外科系の各診療科に周知する「憎まれ役」も担っていた。

貝原は言う。「外科の立場をコア会議などで主張していたからこそ、病床や手術の制限にも協力してもらえたのだと思う」

医事課の憂い

コア会議の初期の議論で、医事課と看護部の意見対立が表面化することもあった。

医事課は、患者へのさまざまなサービスに加え、病院の運営に必要な統計をまとめ、常に経営状況を気に掛けている。当時、医事課長の原隆男(現相談役)は強い危機感を持っていた。

2020年4月9日の院内感染発覚後、病院の機能は約1カ月にわたって止まった。診療再開後も風評被害などで患者の足は遠のき、かつて9割を超えていた病床使用率は3割未満まで落ち込んだ。収益への打撃も大きかった。20年5月の医業収益は例年の5割に満たず、4～6月期は前年度比で35億円もの減益が発生することになる。

「周辺の病院を見回しても、ここまで収益が悪化していると

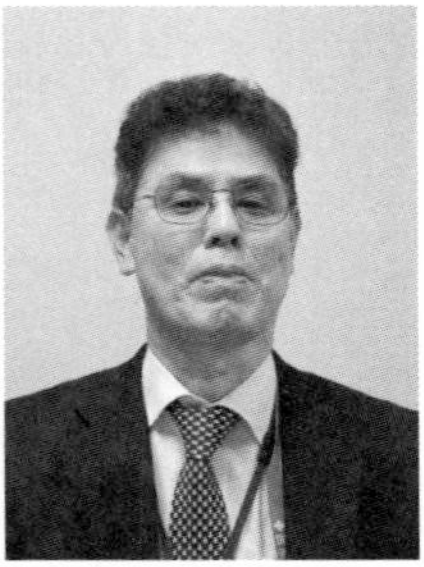
原隆男相談役

ころはない。このままでは病院が破綻するのではないかという懸念があった」と原は振り返る。当時は、コロナを診療する病院に対する診療報酬の優遇や補助金のメニューも乏しかった。

原の焦燥は、看護師の人繰りに向けられた。コロナの重症患者に対して手厚い「1対1看護」を実施する一方、人材不足を理由に一時は四つの病棟を閉鎖した。

原は藤原に対し、人員配置の根拠を示すよう何度も求めた。藤原は机をたたいて感情を露わにすることもあったという。院内感染の経験を経て、スタッフの安全を優先しなければならないという強い思いを藤原は持っていた。

コロナ診療か、従来重んじてきた診療か。はたまたスタッフの安全か。時に対立を精鋭化させたこれらの課題は、すべて病院の目指すべき方向性でもあった。

コア会議に参加していた事務局長、一安顕昭（現こうべ未来都市機構常務取締役）は述懐する。「コア会議で激しく意見がぶつかっても、決定してしまえば実現に向かって全力を尽くす。その過程がこの病院の強みだと感じた」

院長謝罪せず

２０２０年6月下旬、神戸市立医療センター中央市民病院の副院長富井啓介と看護部長藤原のり子（現副院長）は、９階西病棟（９西）の看護師を対象にした説明会で厳しい視線を浴びていた。

９西は、新型コロナウイルス感染症の軽症患者らを受け入れ、院内感染の発生源となった病棟だ。勤務する看護師12人が感染し、他のスタッフも一時は全員が自宅待機となった。この説明会は看護部が感染管理担当副院長の富井に要望し、院内感染の調査報告書が公表される前に開かれた。

自分たちが悪いのか

９西の看護師たちの心にはわだかまりがあった。

未知のウイルスの恐怖と闘いながら、「患者にできるだけのことをしてあげたい」との思いからなるべく普段通りの看護に努めていた。しかし、院内感染の調査や感染対策の見直しが進む中で、自分たちの看護が「感染リスクを高めた」と批判されているように感じた。院内感染の要因の一つとして、看護師の感染対策の不備を指摘する報道にも深く心を傷つけられていた。

看護師たちは、次々と立ち上がって発言した。

「レッド（感染）の患者とホワイト（非感染）の患者を同じ部署でみていたことが、院内感染の原因ではないのか」

「同僚が次々と感染して不安だった」

「自宅待機中、情報が全く入ってこなくて困った」

こらえていた感情がせきを切ってあふれ出た。

富井も、当時の報道を「犯人探し」と感じて憤っていた。ウイルスの振る舞いが分からず、防護具も不足する中で、個人を責めてどうなるのか―。

「誰かが悪くて院内感染が起きたのではない。不安な気持ちにさせて申し訳なかった」。富井は繰り返した。

9西の看護師長、高尾佳美（現救急病棟看護師長）は「自分たちの看護を否定されたという感覚と、『もしそうなら早く言ってほしかった』という気持ちが入り交じっていた」と看護師たちの心情を代弁する。

「自分たちは守られていない、という思いがあったように思います」

謝るのは間違いだ

20年8月7日。院内感染に関する報告書がまとまり、院長の木原康樹らは内容を説明する記者会見を開いた。その様子を見守った複数の中央市民病院関係者が、強い印象を受けたことがある。

「院長は謝らなかった」というのだ。

8月8日付神戸新聞には、背筋をそり返した木原が、ぶぜんとした表情でマイクを握る写真が掲載されている。

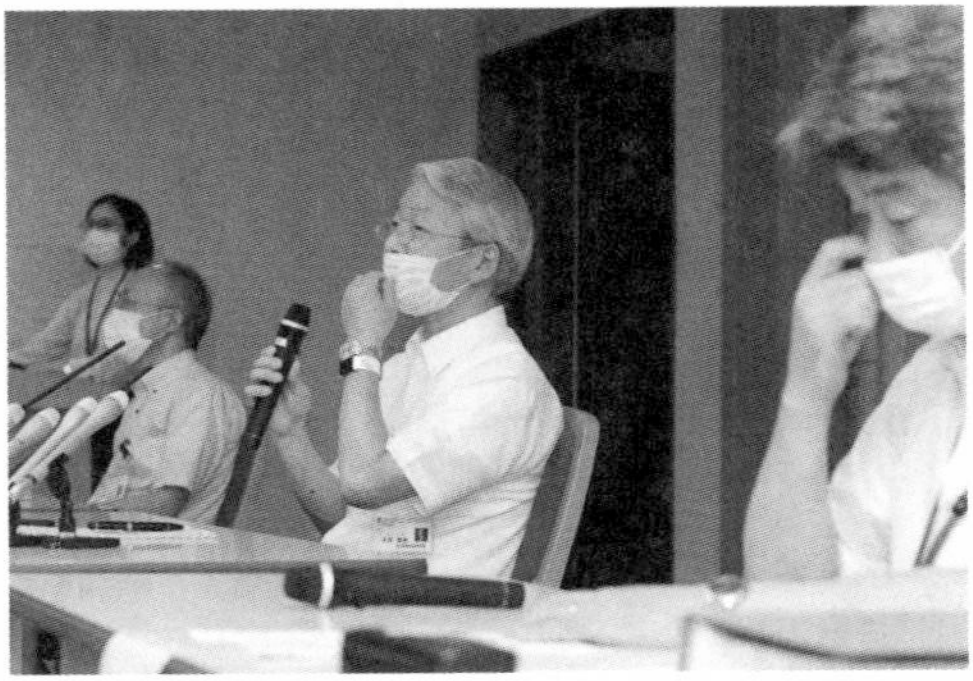

院内感染の調査報告書を公表し、会見に応じる木原康樹院長＝2020年８月７日、神戸市役所

木原は、病院の機能が停止し、患者に迷惑や心配をかけたことについては詫びた。

しかし、院内感染については「コロナ患者の容体悪化で看護の必要度が高くなり、防護に破綻が生じた可能性がある」と説明し、感染した患者3人が亡くなったことも明らかにしたが、決して頭は下げなかった。

「当時の知識ではエアロゾル（微小粒子）の危険性も十分に把握されていなかった」とクラスター（感染者集団）発生の背景を説明し、病院として大きな過失はなかったと強調した。食い下がる記者には、色をなして食ってかかった。幹部の一人は「院長は切れていましたね」と振り返る。

木原は言う。「流行初期には感染防止の明確な基準がなく、防護具も不足していた。外部の専門家に院内感染の検証に入ってもらったが、感染対策の方向性としては間違っていないという判断だった。誰かが何かを怠ったわけではない。謝るのは科学者として間違っていると感じた」

院内感染に関するこれまでの会見で、記者は個人の過失や体制の不備に原因を求めていると木原は受け止めた。病院トップに謝罪を求めているようにも感じた。だが、頑として応じなかった。

心ない誹謗中傷

木原はその時、未知の病に立ち向かった医療従事者たちを思い浮かべていた。

最も患者の身近にいて、リスクを背負ってでも普段通りのケアをしようとした看護師たちは、心ない誹謗中傷や差別にさいなまれていた。

中央市民病院で働いているというだけで医療機関の受診を断られたり、出産を拒まれてやむなく自院で産んだりしたケースもある。

「通勤時にポートライナーに乗らないでほしい」という苦情が近隣の企業から総務課に寄せられたこともあった。「同じバスに乗らないでほしい」と言われた看護師もいる。

中傷や差別は家族にも及んだ。中央市民病院に勤める看護師の夫は、夫婦のどちらかが勤めをやめてほしいと言われた。

極限の重圧に押しつぶされるスタッフもいた。

ある看護師は、コロナ病棟の担当になったことを家族の誰にも言えず、感染が小休止するとともに辞めていった。気丈に振る舞っていたのに、突然出勤できなくなる看護師もいた。

木原は、寝食を惜しんでコロナの診療体制をつくった中堅医師の面々も思い浮かべる。家族への感染を防ぐため、自家用車で寝泊まりする若手もいた。

「コロナに立ち向かう医療従事者を守る意思を明確にしなければ、病院の機能は崩壊してしまう。世間の批判を浴びようが、守らなければならない」。院内感染を経て、危機感はさらに強まっていた。

木原は、会見場に並ぶ記者たちを再びにらみつけた。

普段の看護が復活

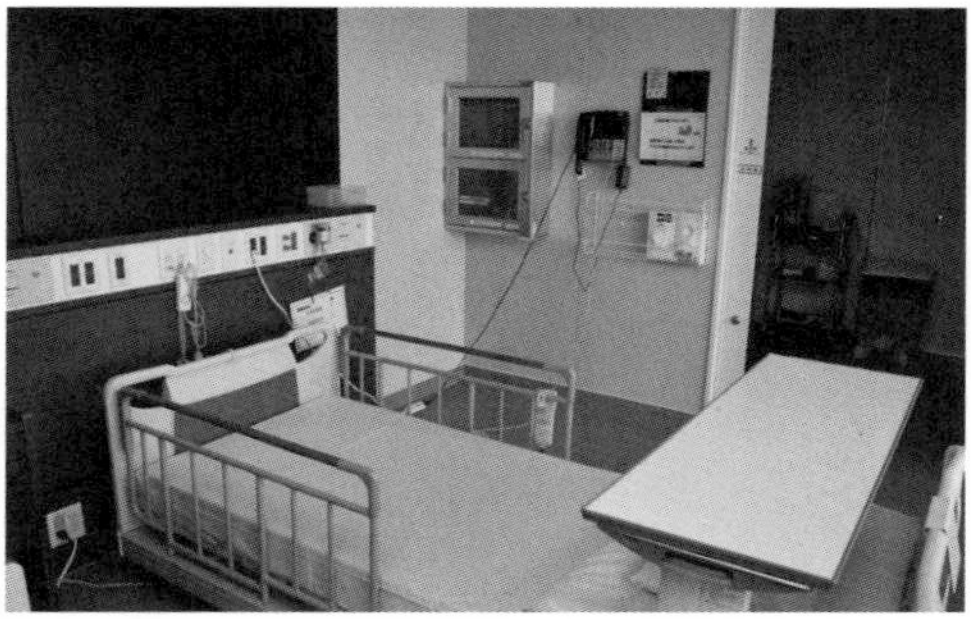
9階西病棟の病室

説明会で思いの一端を吐き出した9西の看護師たちは、その後も感染状況に応じてコロナ患者を担当した。病棟にレッド（感染）とホワイト（非感染）の患者が混在しないよう、9西全体をレッドかホワイトのどちらかにする運用に変わり、一人一人が感染対策の手技を磨き直した。看護師長の高尾は、スタッフの長所を認めて感謝するように心がけ、表情や言動で気になる点があれば面接を実施した。

院内感染で全員が自宅待機になった時も、高尾は感染したスタッフを精神的に支えるため、電話やLINE（ライン）でやりとりをしてきた。感染しなかったスタッフに対しても、定期的に健康を確認し、質問に答えた。病院全体が混乱していたので回答に悩むことが多かったが、「自分しか窓口はいない」と根気よく対応を続けた。

20年11月にコロナ患者専用の臨時病棟が開所すると、9西の看護師たちは一部の休職者を除いて全員が臨時病棟に移り、主に中等症の患者をケアした。

高尾は「説明会をはじめ話し合いの機会を設けていただいたことで、スタッフの思いが救われたと感じます」と話す。

一方、院内感染後はコロナ患者への接触を大幅に減らすよう求められた看護師たちは、次々と従来の看護を復活させていった。9西に限らず、「正しいと信じてきた看護が否定された」と受け止めたスタッフの不満は大きかった。

個人防護具(PPE)などの対策が十分であれば、感染を過度に恐れる必要はないというエビデンス(科学的根拠)を、感染症科が示したことも大きかった。同科の医師黒田浩一(現医長)は「こちらが指示したわけではなく、いつの間にか元通りになっていましたね」と話す。

藤原は感慨を込めて振り返る。「コロナ下でも、看護師が大切にしているところは変わらなかったということです」

指定病院ではないか

感染管理担当の副院長、富井にはもう一つ大きな仕事があった。院内感染で亡くなった患者3人の家族への対応だ。

看護師から感染したと考えられるケースもあったが、弁護士に相談したところ、明確な過失はないと言われた。

富井らは家族に対し、感染対策が確立されていない中で最善を尽くしたと説明し、理解を求めた。だが、納得せずに病院を訪ねる家族もいた。

「中央市民病院は感染症指定病院だ。他の病院とは訳が違う。責任は避けられないのではないか」

富井は改めて、できる限りの対応をしてきたことを説明し、「病院として大きな誤りはなかった」と力を込めた。その後、患者側からの接触はない。

全例ＰＣＲ検査

大規模な院内感染に伴って、神戸市立医療センター中央市民病院は２０２０年４月18日から全ての手術を止めた。５月11日に一部再開するが、二度とクラスター（感染者集団）を起こさない対策が必要だった。外科系の幹部らは、手術を予定する全ての患者にＰＣＲ検査を実施することを決める。当時は画期的だった全例検査を可能にしたのは、中央市民病院が早期に整えていた「自前」の検査体制だ。

「唯一」の検査

ＰＣＲ検査は、目的とする遺伝子の配列を増幅させる手法で、新型コロナウイルスの量が多いほど短時間で基準値を超える。国内でコロナ感染者が初確認された頃は「唯一」といえる検査法だったが、当時は「行政検査」しか方法がなかった。神戸市内では、保健所経由で市環境保健研究所（現市健康科学研究所）に検体を送り、結果が出るのは翌日以降になる。それまでは被検者が感染している前提で対応せざるを得ず、医療者らの負担は大きかった。

中央市民病院が自前の検査に向けて動きだしたのは、神戸市内で初めて患者が確認された3月初旬ごろ。臨床検査技術部は数社の試薬を取り寄せ、国立感染症研究所が公表したマニュアルを基に試行を重ねた。保健所にコロナのPCR検査を依頼する際、検体を余分に採取して院内でも検査し、環境保健研究所の結果と照らし合わせて信頼性を確かめた。病院で検査するための許認可の手続きを経て、3月23日に開始した。

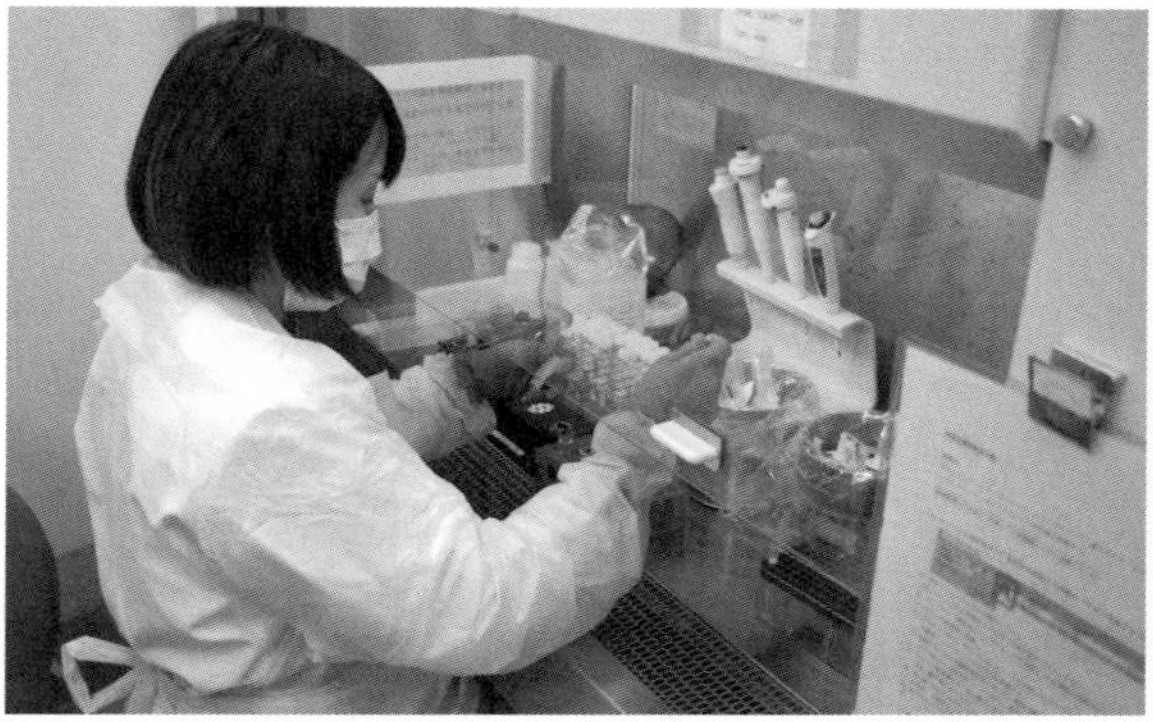

鼻の奥などから採取した検体を前処理するスタッフ

その約2週間後の4月9日、院内感染が発覚する。その日は濃厚接触者らのPCR検査を128件実施した。その後も感染は拡大し、検査の総数は354件に上った。手術の一部再開を前に、5月7日には術前のPCR検査も開始。8月1日以降は入院する全ての患者に実施することになった。臨床検査技術部のスタッフは「病院の生命線はわれわれの仕事にかかっている」と意気込み、検査に打ち込んだ。

煩雑な作業

臨床検査技術部は総勢約60人が在籍するが、当時はＰＣＲ検査に対応できる人員は限られていた。鼻の奥などから採取された検体を、前処理して装置にかける作業は煩雑だった。試薬を吸い上げる「ピペット」の繊細な操作も必要なことから、別の目的でＰＣＲ検査を実施してきた３人が担当することになった。そのうちの１人、奈須聖子は「自前で検査できるようになってすぐに、大量にこなさなければならなかった。少人数で対応したので大変だった」と振り返る。

当時、実施していた手法はＲＴ（リアルタイム）－ＰＣＲ法だ。前処理の時間を含め、最低でも３時間はかかる。検査の数が増えれば、それだけピペット操作などの手間も増え、いっそう時間を要する。

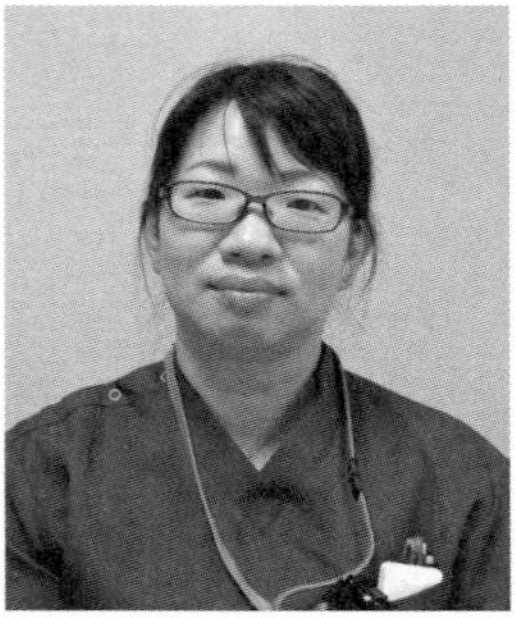
奈須聖子主査

検査機器は２台あり、１台につき50人分を調べられる。それぞれ１日３回動かし、多い時は計１６０件を検査した。土、日曜も３人のうち１人が交代で出勤した。

院内からは24時間実施してほしいとの要望もあった。病院の再起は、ＰＣＲ検査の安定的な実施にかかっている。しかし、不慣れな人間が対応して検査の精度が落ちれば、重大なミスにつながりかねない。当面は当初の体制を維持し、徐々に人材を育てていくことにした。

重い役割

コロナ下の診療方針や人員配置は、患者が陽性か陰性かで大きく変わってくる。各診療科が作成する診療フローチャートも、検査結果を前提としている。それゆえ、現場のスタッフは早く結果を知りたがり、「まだ出ないのか」といらだった。奈須らは「病院のことを考えて動いてほしい」と苦言を呈されることもあった。「それだけ重い役割を担っているのだ」と自分に言い聞かせたという。

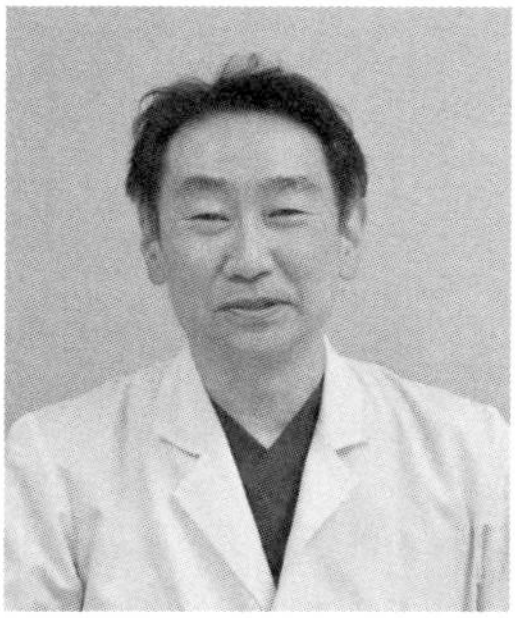
川井順一技師長

22年４月に神戸市立西神戸医療センターから中央市民病院の臨床検査技術部技師長に赴任した川井順一は振り返る。「院内感染が発覚する前に、自前の検査ができる体制をつくってくれたのは本当に大きかった。もし外部に検査を依頼する状況が続いていたら、クラスターの収束も病院機能の再開ももっと時間がかかったかもしれない」

早期に検査体制を確立したメリットは、ほかにもある。

ＰＣＲ検査を自前で実施する医療機関の増加に伴って、滅菌スポイトなどの機器や試薬が不足した。しかし、中央市民病院は早くから業者と交渉して在庫や代替品を確保していたため、安定して検査を継続できた。安価な実施方法を追求し、コスト削減にもつなげた。

フィルムアレイ登場

少ない人数で対応する奈須らの負担は、20年10月に大幅に緩和される。きっかけは多項目ＰＣＲ機器（フィルムアレイ）２台の導入だ。処理能力は１回につき４検体、２台で最大８検体だが、所要時間は45分とＲＴ－ＰＣＲの４分の１で済む。

当時、中央市民病院では検査結果待ちの患者を「イエロー」に分類し、病室などで待機させていた。検査の迅速化は、医療者の負担軽減や病床の有効活用につながる。

他にも大きな利点があった。検体の前処理を機械で自動的にできるようになったのだ。習熟したスタッフでなくても、一定の研修を積めば誰でも操作できる。ＰＣＲの検査体制は当初の３人から十数人に増え、要望の多かった24時間検査も実現できた。インフルエンザなど

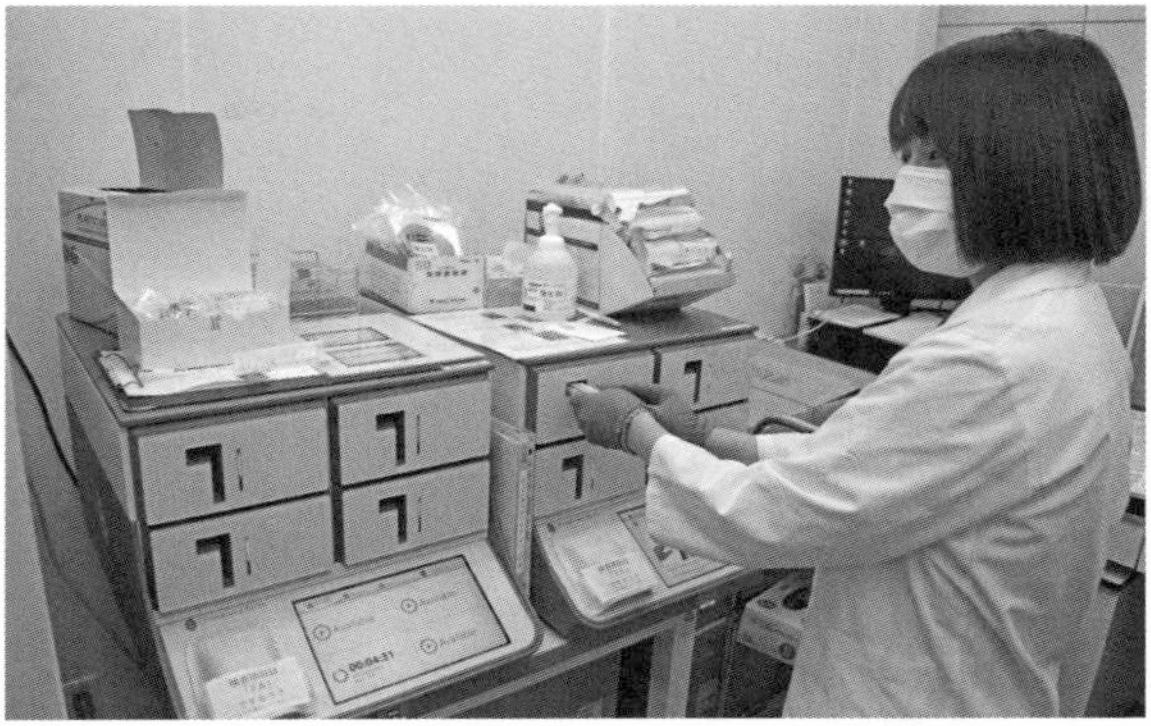

検査の効率化に貢献した多項目PCR機器（フィルムアレイ）。鍵穴のような部分に検体を差し込んで検査する

コロナ以外のウイルスも合わせて調べられるため、同時流行にも備えられる。

その後、救急患者など検査を急ぐ場合はフィルムアレイか抗原検査を使い、術前検査など数は多いけれども急ぐ必要のない検査はＲＴ－ＰＣＲを使用するなど、運用の効率化に努めた。

22年夏の感染「第７波」では、感染者の爆発的な増加でＰＣＲ検査の数も大幅に増えた。技師長の川井は「職場内でも感染したり濃厚接触者になったりする職員が増え、勤務シフトを組むのが大変だったが、スタッフが一丸になって乗り切れた。コロナ禍の経験で得た財産だ」と強調する。

理学療法士の葛藤

日常生活動作（ADL）を回復させ、生活の質（QOL）を高めるリハビリテーションは近年、診療現場で重要さを増している。重症の救急患者を数多く受け入れる神戸市立医療センター中央市民病院では、リハビリテーション技術部の理学療法士（PT）らが中心になって、集中治療室（ICU）にいる患者を、人工呼吸器を付けたまま起こしたり歩かせたりし、機能回復を早める試みを先駆的に実施してきた。早期に介入すればするほど社会復帰の可能性が高くなるのは、新型コロナウイルス禍以前から常識になりつつあった。

誰がレッドに入るか

中央市民病院では2020年3月初旬から、コロナ患者の受け入れが始まった。重症患者は入院が長期化しがちで、リハビリの必要性は高かったが、流行初期はウイルスの性質が分からず、個人防護具（PPE）の不足もあって、リハビリは当面、実施しない方針が決まった。ところが、すぐに問題が起きる。ICUに入ったコロナ患者は、命の危機を脱した後も寝

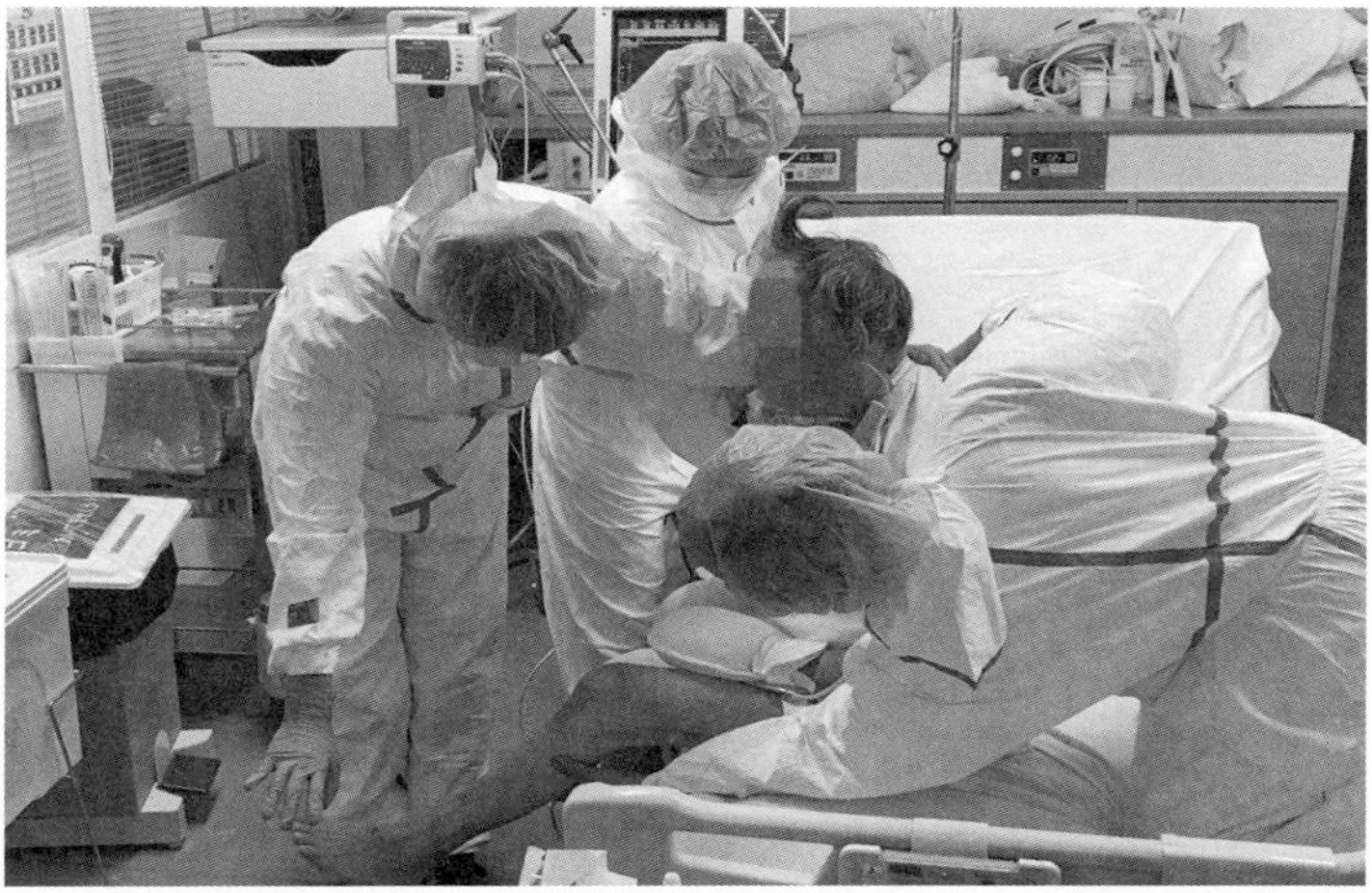

コロナの重症患者にリハビリを施すスタッフ（中央市民病院提供、画像の一部を加工しています）

たきりの状態が続き、ＡＤＬが回復しないケースが目立った。人工呼吸器の装着が長期化し、関連肺炎や筋力低下を起こす患者も相次いだ。

「リハビリをした方がいいんじゃないか」。救急科の医師らからそんな声が上がり始める。要望を受け、まずは重症患者に限ってリハビリを実施することになった。問題は、誰がレッドゾーン（感染区域）に入るかだ。

どの程度の防御をすれば安全かも分からなかった。患者に触れて呼吸を確認し、手足を動かすなど接触が多いＰＴは当然、感染リスクも高いと推測された。誰もが尻込みするような状況の中、現場のリーダー格の岩田健太郎ら３人が入ることになった。「どうすれば安全か言えない段階で、若手に行かせるわけにはいかなかった」と岩田は述懐する。

岩田らは20年3月26日、初めてレッドゾーンでリハビリを実施する。全国的に見ても実施機関は極めて少なかった。早期退院や社会復帰の「切り札」と期待され、やりがいを感じる一方、感染の不安はぬぐい切れなかった。

岩田には妻と3歳になる男の子がいた。「やっと授かった息子にうつすわけにはいかない」と思い定め、当分は家に帰らないことにした。宿泊先はもっぱら、病院の駐車場に止めた自家用車。たまに子どもの顔を見に自宅へ帰っても決して中には入らず、庭から窓越しに手を振った。そうした生活が、約2カ月続いた。

緊張の施術

レッドゾーンでのリハビリは、普段の施術とは違った緊張を強いられる。人工呼吸器を付けた患者を起こす場合、管がずれてウイルスを含んだエアロゾル（微小粒子）が飛散する恐れがある。そのため、リハビリには複数のスタッフが関わり、注意すべき点を復唱し合うなどして感染防御を徹底した。

4月9日に院内感染が発覚した後は、スタッフのストレスはさらに増した。岩田は日々変わる情報を丁寧に伝えることで不安を鎮めようとした。

リハビリの効果は大きかった。EICU（救急集中治療室）・CCU（心臓疾患集中治療室）の看護師長、飯塚瑞恵（現看護部副部長）は「人工呼吸器を付けた重症患者でも、起き上がって手足を動かしたり、歩いたりすることができる。こんなに動けるのかと驚いた」と話す。その後、PPE不足の緩和に伴って、重症度にかかわらず全てのコロナ患者にリハビリを実施できるようになった。コロナ対応のチームをつくり、施術を本格化させていった。

使命感を鼓舞

レッドゾーンに入るPTが奮闘する中、一般病棟を担当するPTは不満を募らせていた。感染対策を手探りする中、「病院は自分たちを守ってくれない」などの思いが高じて、仕事への意欲を失いかけているスタッフもいた。リハビリテーション技術部には職員が80人強いるが、20代の若手が大半を占め、職場内に不安や不満が広がりやすかった。

技師長の本田明広（当時）は、職員の使命感を鼓舞しようとした。

「コロナ禍の中でこの病院が機能を果たすには、君たちの役割が欠かせない」。繰り返しそう訴えた。

実際、一般病棟を担当するPTの仕事は重要だった。コロナの波が高くなると、多くの医療者が重症者に対応し、一般病棟はどうしても手薄になる。リハビリで患者の回復を早められれば、病床の回転率が上がり、医療者の負担も減る。また、隔離期間が過ぎたコロナ患者を一般病棟で受け入れることもあるため、退院が早まればコロナ患者の受け入れもスムーズになる。

本田は、朝礼の時間などを利用してPTの使命を説き続けた。そうするうちに、若手らの不満は収まっていったという。

他のリハ職も

リハビリテーション技術部には、ほかにもリハビリ職として作業療法士（OT）や言語聴覚士（ST）も所属している。いずれも施術は制限され、特にSTは患者の口まわりをケアするためエアロゾルにさらされる恐れがあり、本格的な実施には時間を要した。

コロナの患者には、食べ物や飲み物をうまく飲み込めない「嚥下《えんげ》障害」や、唾液などが気管に入って起きる「誤嚥性《ごえんせい》肺炎」も見られ、対処方法は課題として残された。

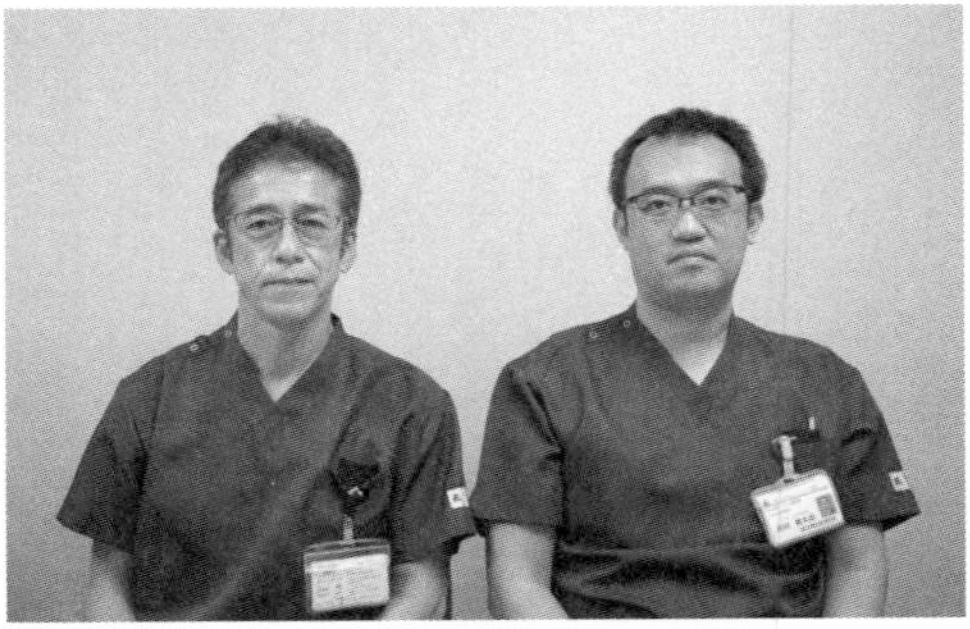

本田明広前技師長（左）と岩田健太郎技師長代行

パンデミック（世界的大流行）の発生時、患者と密に接するリハビリ職は「感染の原因となり得る職種」ととらえられがちだ。しかし、密だからこそできるケアがあると、コロナ下の施術を支えた担当者たちは信じている。

感染症医走る

新型コロナウイルス禍の3年余り、神戸市立医療センター中央市民病院の感染症科は、感染対策や診療体制の構築、患者の診療など、さまざまな局面で存在感を発揮した。総勢4人（時期によっては3人）の小所帯は、全員でコロナ禍を駆け抜けた。

いきなりの試練

流行の初期、感染症科はいきなり試練に直面する。2020年4月に発生した院内感染だ。いまだウイルスの性質が分からない中、感染対策のルール作りやさまざまな相談対応に忙殺された。クラスター（感染者集団）が起きた部署から、怒りや不信感を向けられることもあったという。

そんな中、感染症科が重視したのはエビデンス（科学的根拠）の収集と活用だ。院内の感染管理室長を務める医長の土井朝子が中心になり、最新の成果を基に戦略を練った。流行初期は感染対策が確立せず、アドバイスを求められても明確に返答できないもどかしさがあっ

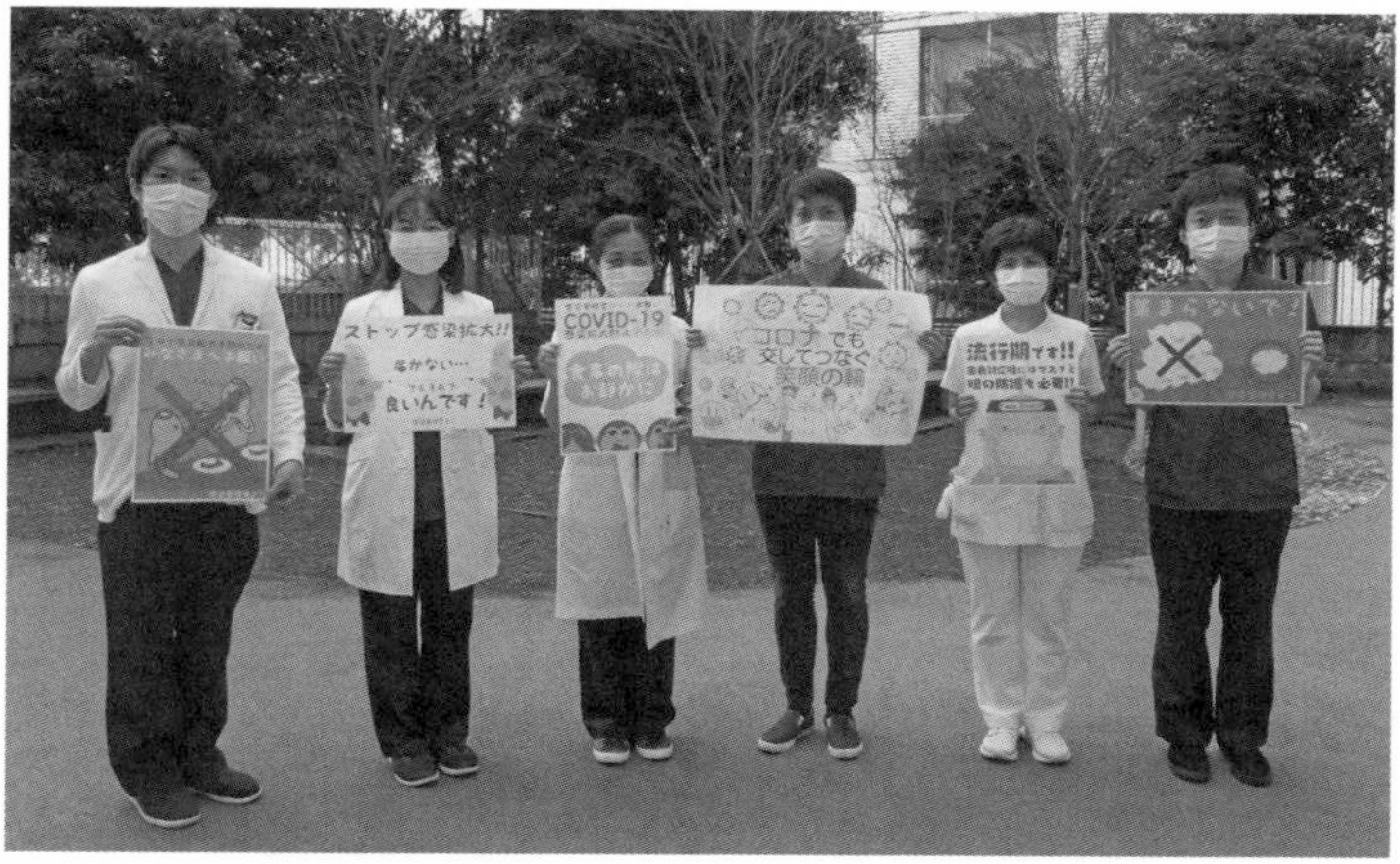

感染対策の徹底を呼び掛ける感染症科のメンバーら（中央市民病院提供）

たが、次第に国内外の知見を積み重ねていった。

対策で重視したのは、まずはゾーニング（感染、非感染の区分け）の徹底だ。コロナ患者とその診療に当たる医療従事者▽感染疑いの患者と対応する医療従事者▽非感染の患者と担当の医療従事者ーを明確に区分し、それぞれが交わらないようにした。

一人一人の感染対策を徹底するため、個人防護具（ＰＰＥ）の着脱や消毒などの訓練も繰り返した。看護部ではまず管理者が完璧にできるように練習してから、部下を指導した。

さらに、職員の自宅待機の基準を明確にした。院内感染は、体調不良の職員の出勤が一因とされた反省から、感染症を疑う症状が出た場合は、軽微であっても必ず自宅待機とした。コロナ患者の診療に携わった医師や看護師が非感染患者の診療に戻る場合は、14日間の自宅待機期間を取ることも決めた（後に無症状の場合は7日間に短縮）。

患者の申し送りなどの業務でも「密」にならないよう注意喚起し、医療従事者だけでなく患者にもマスクを装着してもらう「ユニバーサルマスキング」に切り替えた。

土井らはさまざまな対策を重ね、全ての職員が必要な感染対策を等しく行える体制をつくり上げていった。

読破論文2千本以上

最新のエビデンスを収集する役割は、感染症科の黒田浩一（現医長）が主に担った。多忙な業務の合間を縫って国内外の論文を読み、有益なものは院内で共有した。22年秋までに、2千本以上に目を通したという。情報共有により、コロナを「正しく恐れる」意識が高まり、院内感染の混乱から診療の積極展開へと院内の空気が変わっていった。

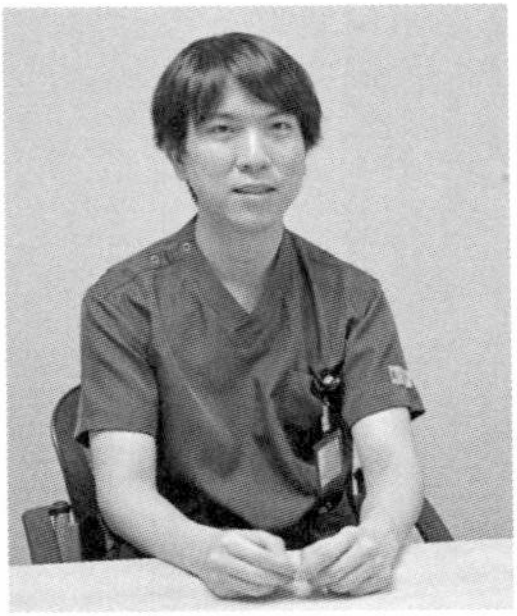
黒田浩一医長

黒田は、感染対策の問題点や職員の思い、不満、苦労を知るために、病棟にたびたび足を運んだ。20年夏の感染「第2波」以降、黒田はコロナ患者の主治医も担う。毎日、患者を回診し、直接診療した。現場の看護師の間に「自分たちばかりが患者に対応して、医師は寄り付かない」との負の感情があるのを知っていた。看護師の声に耳を傾け、可能な限り解決を目指すことで、感情的な溝は徐々に解消されたという。

エビデンス重視

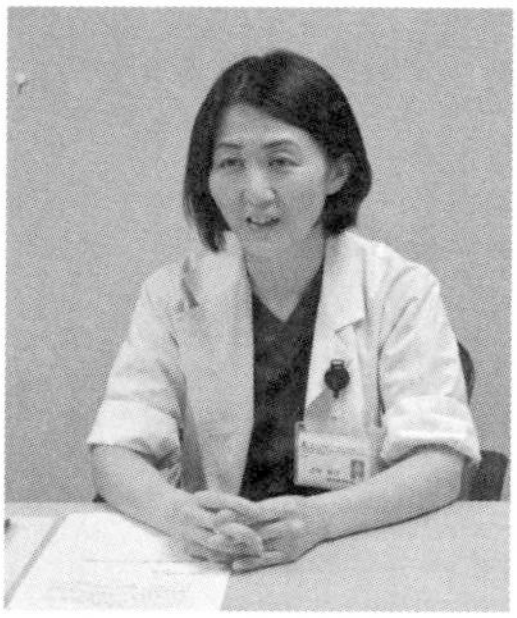
土井朝子医長

土井は、感染症科の実質的なトップとして病院内外の感染症対策本部に名を連ねる。院内では、一次情報を基にコロナ流行のフェーズ（段階）を分類する重要な役割を務めた。病院の方針を議論するコアメンバー会議などでは、土井が提示する情報に基づいて議論の口火が切られた。

対外的には、兵庫県や神戸市の対策会議にも出席して感染の動向を伝え、方針決定の一端を担った。また、神戸市との方針すり合わせや保健所との交渉、医師会との情報共有、医療者や一般向けの講演などもこなした。

土井は、エビデンスに基づかない議論には臆せず疑義を呈

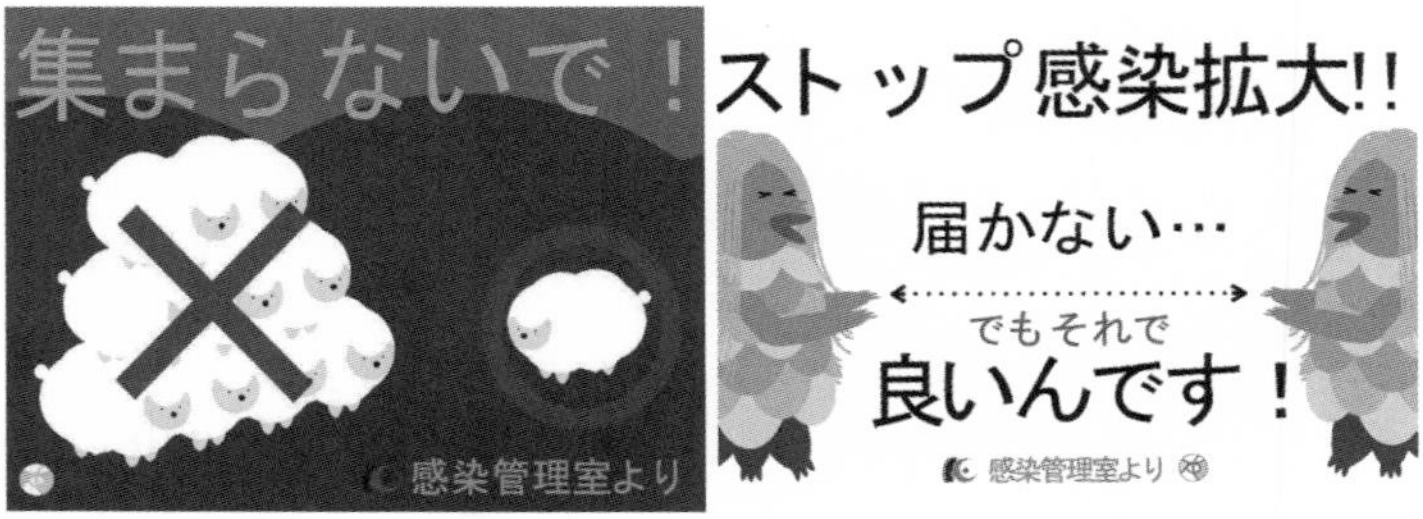
集まらないで！
感染管理室より
ストップ感染拡大!!
届かない…
でもそれで
良いんです！
感染管理室より
中央市民病院が作成した感染防止の啓発ポスター

した。21年4月、会食中の感染リスクを下げようと、兵庫県の井戸敏三知事（当時）が「うちわ会食」を提唱した際も、土井は科学者の立場から反対した。口元を覆って飛沫《ひまつ》を防ぐ狙いだったが、県民からも疑問の声が相次ぎ、井戸知事は「行き過ぎだった」として撤回した。土井は院内の対策も必ずデータを取って再検討し、不要なものは廃止したり、より現状に即した内容に変更したりした。

黒田は、エビデンスの蓄積を基に、さまざまなガイドラインやマニュアルを整備した。終末期のコロナ患者と家族の直接面会のマニュアルは、実績を踏まえて20年12月に作成。コロナの薬物治療ガイドラインの作成と更新▽コロナに感染した妊婦の診療ガイドライン▽院内の隔離解除基準の作成と更新―なども担当した。これらの成果は中央市民病院が21年10月に刊行した「新型コロナウイルス感染症対策マニュアル」の中で紹介され、他の医療機関に多くの知見を提供した。

医師の担当医

感染症医は「ドクターズ・ドクター」ともいわれる。「医師の担当医」という意味だ。感染対策などでほかの医師を指導する機会が多いからだ。

一方で、病院の経営者からは、収益に貢献しないという理由で軽視されがちだ。普段は診療する患者が限られ、主な業務であるコンサルテーション（相談）は診療報酬の対象にならない。

日本では感染症医の数は特に少ない。日本感染症学会が認定する「感染症専門医」は23年4月10日時点で１７７０人、兵庫県内では56人にとどまる。医師全体の１％以下だ。

中央市民病院は神戸エリアで唯一の「第一種・第二種感染症指定病院」とあって、感染症専門医は神戸大と並ぶ６人を数える。感染症科は３～４人態勢を維持するが、それでも米国などに比べれば少数という。

「日本の病院では『ごくつぶし』と言われがちですね」と黒田は言う。重症を含むコロナ患者の主治医を担うのは、感染症医の認知度を高めたいとの思いもある。

土井自身も、直接患者と接するさまざまな業務に関わった。

21年4～5月にピークを迎えた感染「第4波」で中央市民病院のコロナ病床が逼迫《ひっぱく》した際は、在宅で入院を待つ患者への往診に自ら赴いた。また、重症化防止に効果があった「抗体カクテル療法」や、感染「第6波」以降の発熱外来では、計画策定や態勢づくりを担った。

土井は「感染症科は小さな組織だが、情報の共有とともにそれぞれの責任範囲と自由度を大きくし、コロナの診療に貢献できたと思う。全員が必要不可欠なピースとなって乗り切れた」と強調する。

多いときは15人程度の重症コロナ患者の主治医業務をこなし、1日40件以上の相談に応じた黒田は、体力の限界も感じつつ疾走した3年余りを振り返る。

「百年に一度のパンデミック（世界的大流行）の中で、社会や病院に貢献できることへのやりがいや喜び、好奇心が、過重な業務や批判にさらされることの負担や苦痛より大きく勝った」

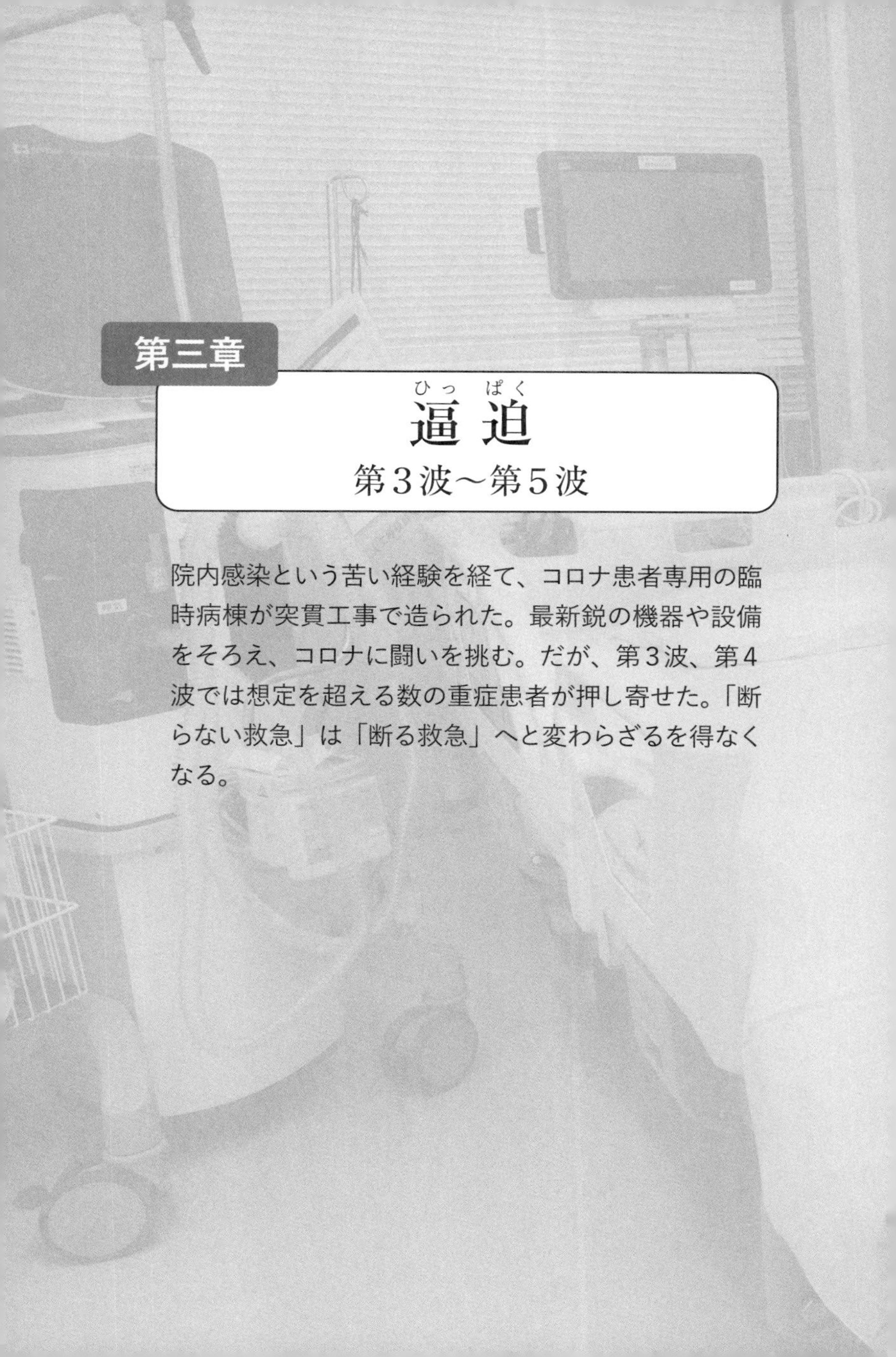

第三章

逼《ひっ》迫《ぱく》

第3波〜第5波

院内感染という苦い経験を経て、コロナ患者専用の臨時病棟が突貫工事で造られた。最新鋭の機器や設備をそろえ、コロナに闘いを挑む。だが、第3波、第4波では想定を超える数の重症患者が押し寄せた。「断らない救急」は「断る救急」へと変わらざるを得なくなる。

臨時病棟

新型コロナウイルス流行初期の２０２０年４月、神戸市立医療センター中央市民病院で発生した院内感染は、感染者と非感染者をどう分離するかという課題を残した。両者が混在する中で治療を行ったことが、クラスター（感染者集団）発生の要因と考えられたからだ。その反省から、病院機能再開に向けたワーキングチームの中で、コロナ専用の臨時病棟の検討が始まった。感染症病棟を本館の外へ切り離すことによって、救急医療や高度医療との並立を図る狙いもあった。

即決で整備決定

計画のとりまとめ役は、副院長兼脳神経外科部長、坂井信幸（現参事・臨床研究推進センター脳血管治療研究部長）が担当した。早期の整備を実現するには、脳卒中治療の世界的権威として知られる坂井の剛腕が必要だった。坂井自身も、脳卒中の診療を再び軌道に乗せたいという思いがある。

院内感染の苦い経験を踏まえれば、臨時病棟は本館から離れた場所が望ましい。当初は、中央市民病院のはずれにあり、かつては先端医療センター病院の施設だった南館に整備する案を検討した。だが、本館から距離があり過ぎても診療に差し支えるとの異論が続出し、坂井は数日で廃案にした。

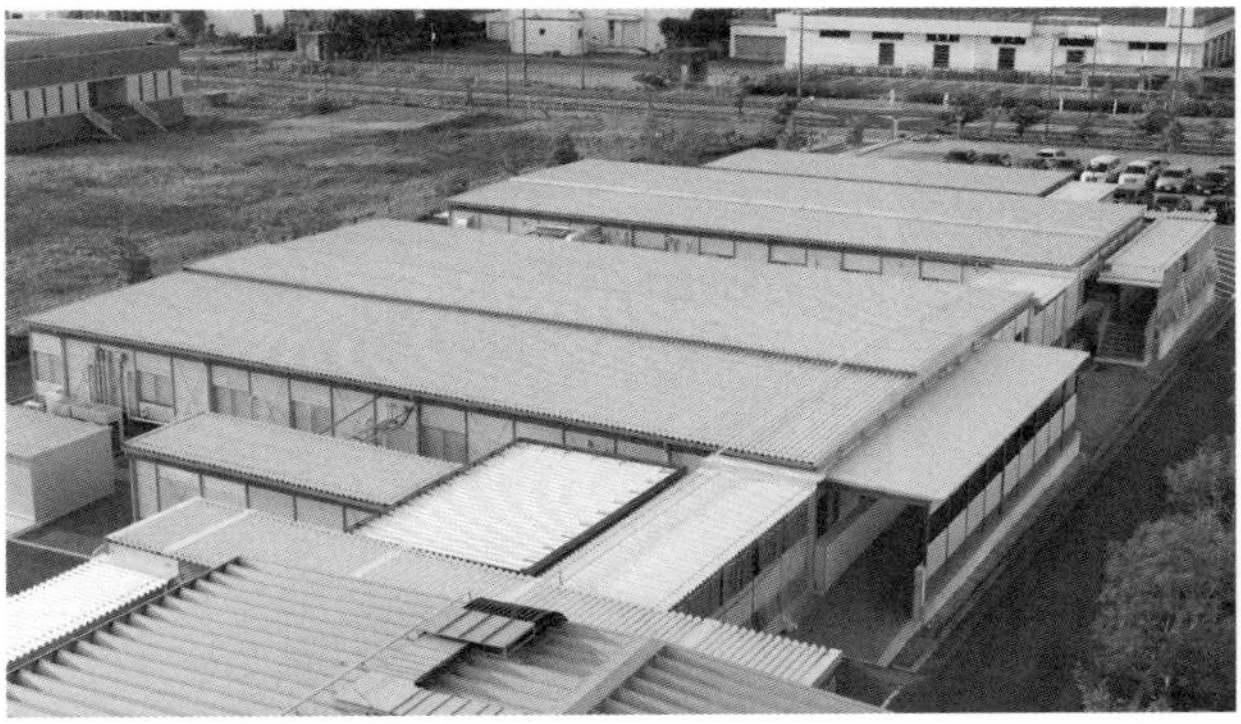
コロナ専用の臨時病棟の外観

代わりに最有力候補として浮上したのは、本館西側の職員駐車場にプレハブの臨時病棟を建てる案だ。本館との連携などの課題をクリアしつつ完成を急ぐには、この案が最適のように思えた。坂井は現病院の設計を担った大手設計会社に相談を持ち掛ける。コロナ病棟に不可欠な空気清浄機（ヘパフィルター）や陰圧装置は、世界的に品薄状態にあり、早急に手配する必要がある。設計会社側は「急いで備品を押さえるので、整備方針だけでも決定してほしい」と求めた。

院長の木原康樹も異存はない。坂井らが取りまとめた整備案は早速、市長の久元喜造に説明されることになった。コロナ対策の必要性を強く感じていた久元は、即決で応じた。

坂井によれば、臨時病棟の「1階西病棟」（1西）は24床を想定していたが、神戸市側が増床を望んだため36床に増やした。1西A病棟（14床）と1西B病棟（22床）の2棟があり、1西Aは全ての病床が集中治療室（ICU）の機能を備える。緊急対応のため、前出の大手設計会社と随意契約を結び、基本設計を発注した。

整備費は当初、5億円を見込んでいたが、最終的には11億円まで増額した。内訳は、病棟建設費6・2億円、医療機器購入費4・1億円などで、兵庫県のコロナ緊急包括支援事業費から全額充当された。

現場の希望を反映

臨時病棟計画は、何よりも早期の完成が命題だ。感染の大波が来る前に整備を間に合わせるため、詳細設計と施工を一括して発注する「デザインビルド方式」を採用した。プレハブの建材は、納期を最優先してリユース品を調達。病棟の床にはコンクリート

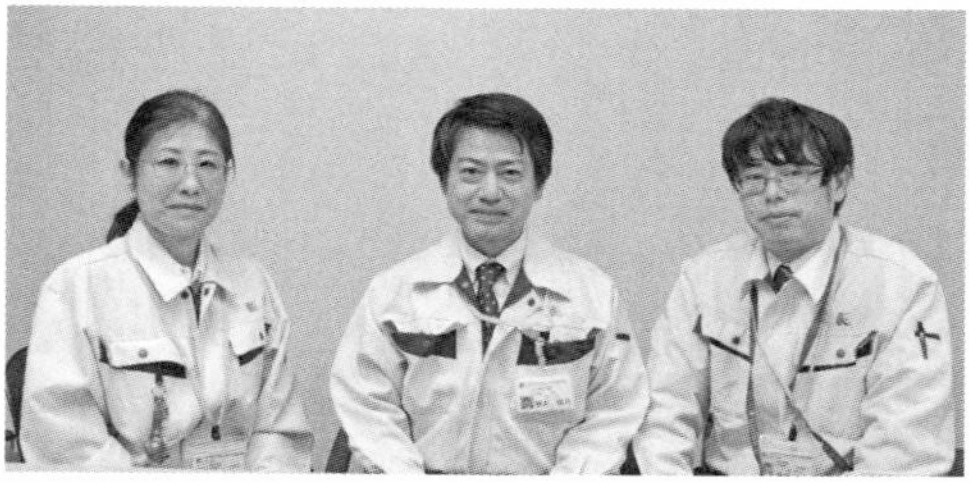

事務局設備課のメンバー。（左から）長谷川貴美江係長、桝井信司課長、寺田和功係長（当時）

の代わりに、木の板を張り合わせた合材を使用した。強度に優れ、木の柔らかい感覚が足裏に伝わってくる。

現場の医療者らの声も、可能な限り施設や設備に反映させた。坂井が音頭を取り、設備課の担当者が丁寧に希望を聞き取る。特に重視したのは、患者と接する機会の多い看護師の働きやすさだ。

コロナの重症患者用の電動ベッドは、サイズが大きく重い。スムーズに移動できるよう、看護部は病室の扉や廊下の幅に余裕を持たせるよう要望した。設備課の建築担当係長、長谷川貴美江らは、本館の会議室の床にビニールテープを張って廊下や出入り口のレイアウトを示し、実際にベッドを動かして使い勝手を確認した。その結果、病室の扉は幅1・2メートルから1・5メートルへ変更し、ドアの位置をずらした。個人防護具（PPE）を着脱するスペースも、要望を基に脱ぐ所と着る所を別々にした。長谷川は「プレハブの規格の制約でできないこともあったが、なるべく希望に応えたかった」と話す。

同課の設備担当係長、寺田和功（当時）は設備の準備に奔走する。

病棟のベッドのうち計9床で人工透析を可能にしたが、数や位置などは看護部の意向を尊重し、なるべく動きやすいように工夫した。各病室には遠隔モニタリングシステムを設置し、患者の呼吸のみならず瞳孔の状態までもが鮮明な画像で確認できるようになった。

設備課長の桝井信司は「限られた時間の中、部内外で協力し合って病棟整備の使命に応えられたことを誇らしく思う」と話す。

施工業者らとの折衝や設計図の微調整などは、中央市民病院の協力法人「神戸メディカルケアパートナーズ（ＫＭＣＰ）」が助力した。同社取締役運営部門長（現取締役統括本部長）の鷹野和宏は、同社に出資する伊藤忠商事の出身だ。「民間で培ったノウハウを臨時病棟の建設に生かすことができた」と話す。

３カ月足らずで完成

臨時病棟は、８月５日の着工から３カ月足らずの10月23日に完成する。全病床でコロナ重症患者を受け入れられる臨時病棟の整備は、全国で初めてだった。

運用開始２日前の11月７日、来賓やマスコミ関係者を招いた内覧会が開かれた。リユースの建材を組み立てた外観は安普請に見えても、内部は最新の設備や機器をそろえるＩＣＵそのものだ。参加者はそのギャップに驚いていた。病棟の中央にあるスタッフステーションや各病室には大きな窓があり、患者の異変にも気付きやすい。

院内感染から得た教訓を各所に生かした臨時病棟は、コロナに闘いを挑むための要塞だっ

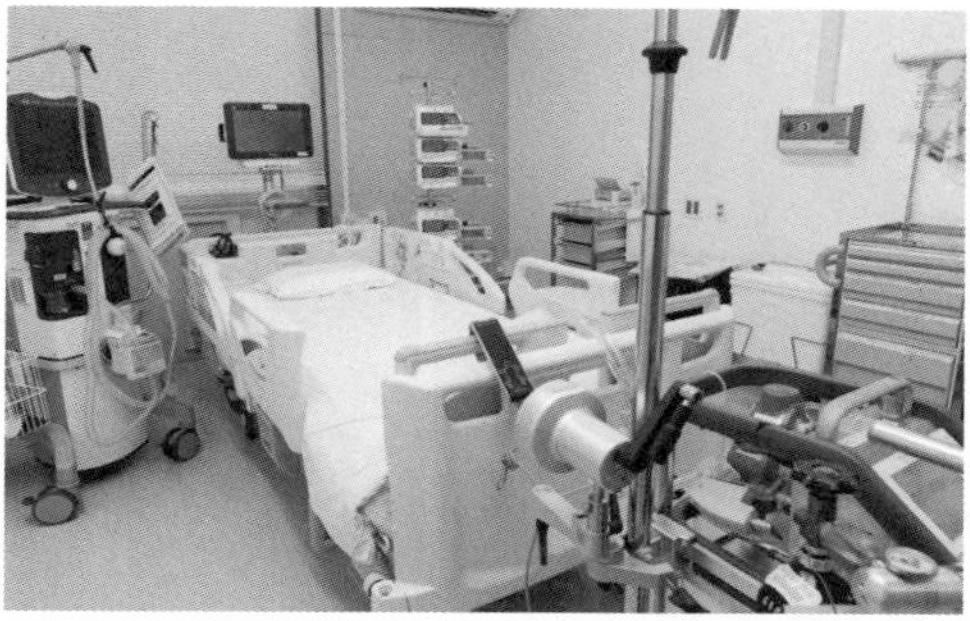

臨時病棟の内部には最新の医療機器がそろっている

た。感染の波が高まれば、多職種のスタッフが詰める。臨時病棟の36床に加え、後には本館の9階西病棟（9西）の10床もコロナ病床に加わる。本館でのコロナ対応はできれば避けたいが、計46床は流行初期に公言した数字である。1西と9西。ここを拠点に、感染の大波との苦闘が幕を開ける。

突貫工事

新型コロナウイルス患者専用の臨時病棟の運用が始まった2020年11月9日、感染「第3波」のうねりはまだ低かった。副院長で呼吸器内科部長の富井啓介には、波が高まる前にやっておくべきことがあった。「ハイフローセラピー」（高流量鼻カニュラ酸素療法、HFNC）の本格導入である。呼吸不全患者の血液に十分な酸素を補給しつつ、人工呼吸器の使用を減らす狙いがある。

人工呼吸器を減らす

HFNCは、密度の高い酸素を送り込む機器「ネーザルハイフロー」（商品名）を鼻に装着する治療法だ。着脱が簡単で、人工呼吸器のように使用が長期化したり、関連肺炎を起こしたりするリスクは低い。HFNCにより人工呼吸器を付けた患者を減らせれば、病床の逼《ひっ》迫《ぱく》も緩和できる。

富井は、HFNCの導入を流行初期から思い描いていた。だが、エアロゾル（微小粒子）

が発生してウイルスが飛散するリスクが懸念され、当時のガイドラインではコロナ患者への使用は推奨されていなかった。

風向きを変えたのは、国内外のエビデンス（科学的根拠）の積み重ねだ。ＨＦＮＣによる感染リスクは、人工呼吸器など他の酸素投与法に比べて高くないことが分かってきた。「これで行ける」と富井は意気込む。

現場の抵抗感

しかし、もう一つクリアすべきハードルがあった。現場の看護師の理解を得なければならない。患者のベッドサイドでネーザルハイフローを管理するのは、看護師の役目である。院内感染の経験もあり、機器が発する「シュー」という音に不安を感じるのは当然だ。富井

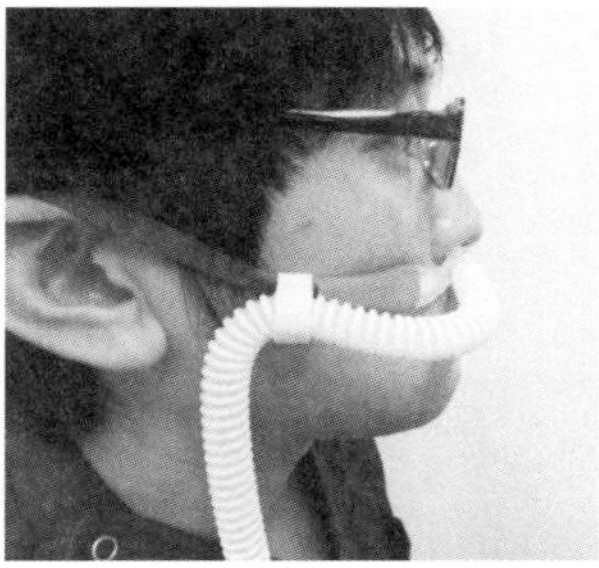

（1）ネーザルハイフローを鼻の中にしっかりと挿入する

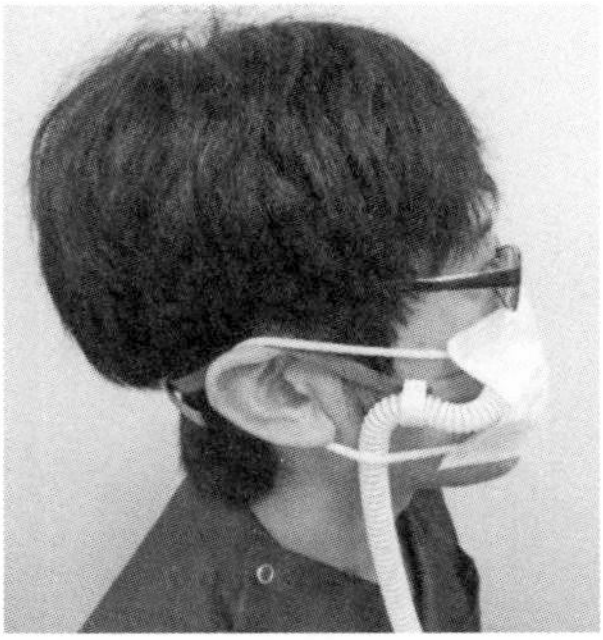

（2）その上にサージカルマスクを着ける（いずれも中央市民病院提供）

は機が熟するのを待つことにした。

看護師たちは、ＨＦＮＣに対する抵抗感をぬぐうために勉強会を開く。エアロゾルの飛散状況を検証する動画を確認し、他の酸素療法と比較した。患者にもマスクをしてもらえば、感染の恐れはほとんどないことが分かった。

さらに、スタッフの気持ちを前向きにさせたのは、臨時病棟の完成だ。感染防御の設備が充実し、しかも院内感染の発生時と比べて職員の対策スキルも向上している。人工呼吸器を減らせれば、看護師にとってもケアの負担を軽減できるメリットがある。

２０２０年12月以降、第３波の高まりとともにＨＦＮＣの適用は増えていった。

酸素不足の恐れ

ここで一つ、大きな問題が持ち上がる。ＨＦＮＣを数多く実施した場合、酸素が足りなくなる恐れがあるのだ。臨時病棟で使う酸素は、建物近くに設置された４本１組の大容量ボンベから引き込み、少なくなれば別の４本と入れ替える仕組みだが、消費量が多いと２日ほどしか持たない。そもそも臨時病棟の計画段階では、ＨＦＮＣによる酸素の大量消費は想定されていなかった。

治療に使う酸素は通常、薄めることが多いが、重症患者へのＨＦＮＣには１００％に近い濃度を使用している。そのためボンベの減りが速い。重症患者への酸素が途絶えれば、命に関わりかねない。

何とか酸素を安定供給できないか―。富井らの意向を受け、設備課の設備担当係長、寺田和功（当時）らは対策を思案する。第３波はかろうじて乗り越えたが、21年３月以降の感染「第４波」で重症患者が急増したため、寺田らは検討を加速させた。

２６０メートルの配管

候補はいくつかあった。まずはボンベを増やす案を考えたが、患者の急増で酸素が足りなくなる不安は解消するわけではない。費用はかかるが、本館に酸素を供給している「液化酸素タンク」から新たに配管を引き、臨時病棟内の配管につなげる方法が、安定供給のためには最善との結論に至った。

さらに検討した結果、臨時病棟の２棟のうち、中等症と重症のコロナ患者を収容する１階西Ｂ（22床）に新たな配管をつなぐことに決めた。重症患者向けの１階西Ａ（14床）は従来のガスボンベを使う。これで臨時病棟の全ての病床でＨＦＮＣが可能になる計算だった。

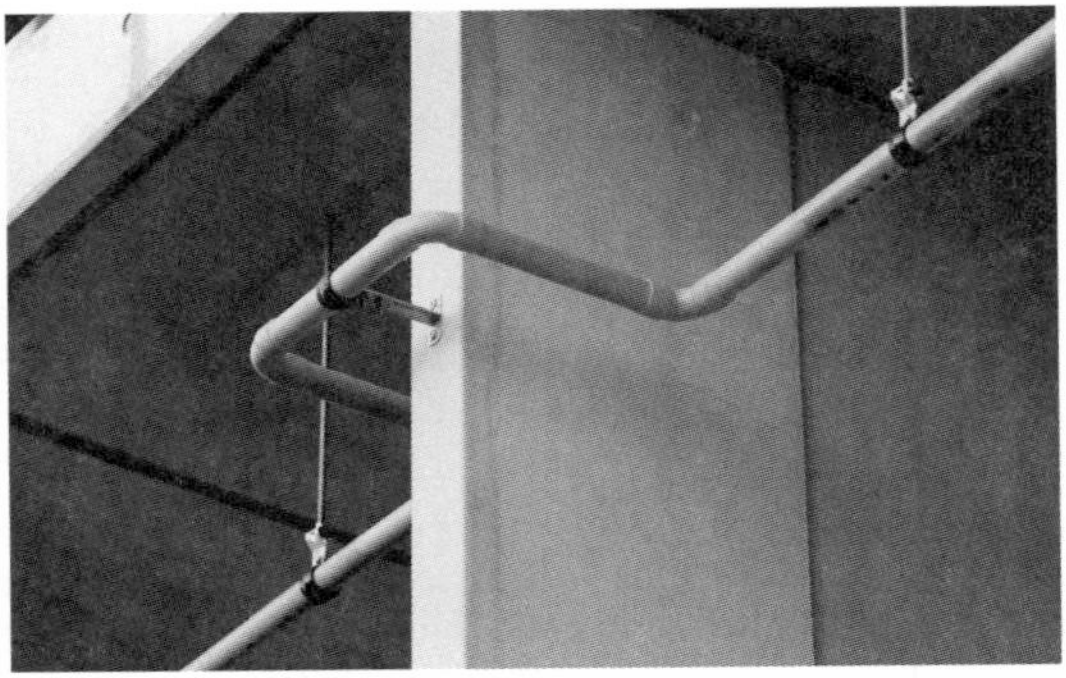

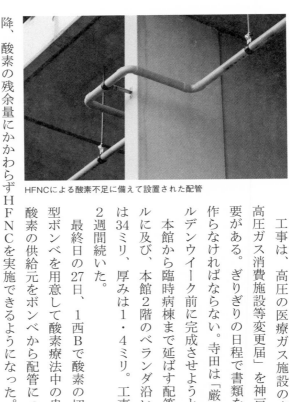

HFNCによる酸素不足に備えて設置された配管

工事は、高圧の医療ガス施設の変更を伴うため、「特定高圧ガス消費施設等変更届」を神戸市消防局に提出する必要がある。ぎりぎりの日程で書類を作成しつつ、設計図も作らなければならない。寺田は「厳しい工程だったが、ゴールデンウイーク前に完成させようと必死だった」と話す。

本館から臨時病棟まで延ばす配管は長さ約２６０メートルに及び、本館２階のベランダ沿いにはわせる。管の外径は34ミリ、厚みは１・４ミリ。工事は４月14日に始まり、２週間続いた。

最終日の27日、１西Ｂで酸素の切り替えが行われた。小型ボンベを用意して酸素療法中の患者につなぎ、その間に酸素の供給元をボンベから配管につなぎ変える。この日以降、酸素の残余量にかかわらずＨＦＮＣを実施できるようになった。

この頃、第４波はピークを迎えていた。コロナ病床46床は満床が続き、連日のように患者が亡くなっていった。自宅での待機期間が長期化し、入院する段階で肺炎が悪化している患者が多く、当初から人工呼吸器を使わざるを得ない重症患者であふれた。

ＨＦＮＣを適用できる患者の治療成績は、期待にたがわず良好だった。しかし、第４波の高波は、富井らが用意した防波堤をはるかに超えていく。

直接面会

新型コロナウイルスの流行初期、コロナの入院患者との直接面会は家族といえども禁止された。そのため患者は、家族と会えないことによる動揺や不安、ストレスを抱え、家族も「そばにいてあげたい」という思いを果たせず、つらい日々を過ごすことになる。また、医療者にとっても面会禁止は、家族から必要な情報を得る機会が失われることを意味した。

もしもしシート

看護師がケアの方針を立てる上で、患者の人となりや治療方針の希望を家族から聞いておくことは重要だ。さらに、病院での患者の様子を家族に伝え、精神面の支援を行うことも望ましい。しかし、コロナ禍ではそれらが難しい状況がしばしば生じた。

コロナの軽症患者を主に収容する9階西病棟（9西）の看

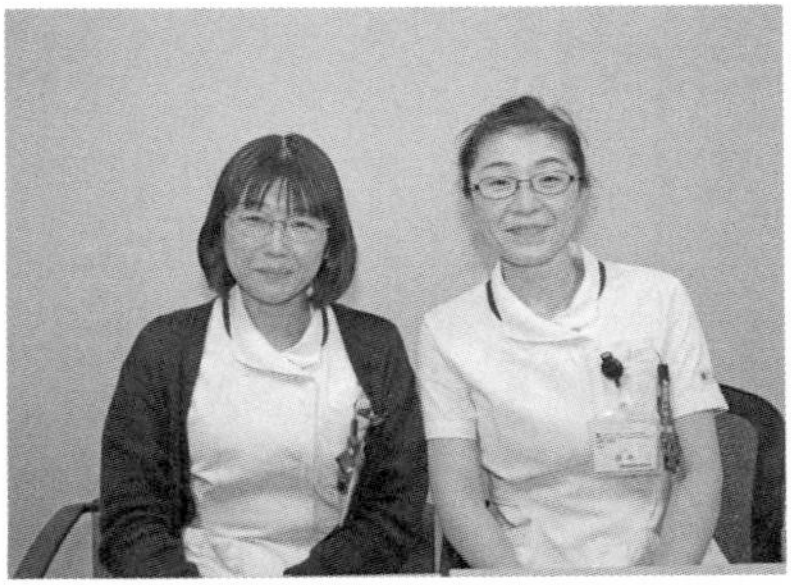

コロナ患者の病棟を担当した田中優子副部長（右）と高尾佳美師長

護師長、高尾佳美（現救急病棟看護師長）も、家族への接触の必要性を痛感していた。患者とのオンライン面会のために来院する家族とは意思疎通を図れるが、家族間の感染や遠方に住んでいるなどの理由で来られないケースもある。その場合、必要に応じて担当者が病棟の電話で連絡するが、大規模病院の看護師は案外、家族に電話をする機会は少なく、戸惑うスタッフも多い。緊張して聞くべきことを忘れてしまう看護師もいた。

そこで、高尾は家族に電話をかける際のマニュアルを2種類考案した。

「家族支援マニュアル」では、連絡方法や目的を明確にした。

家族に連絡する時期は、入院・転棟してきた翌日から1週間後▽本人や家族へのインフォームドコンセント（説明と同意）があった日▽患者の状態変化のあった日―と定めた。さらに、確認すべき内容として、家族の状態▽不安や思い▽医師の説明を理解できているかどうか―などを挙げた。

具体的なやりとりの例を記した「もしもしシート」も作成した。電話した際の名乗り方▽家族の体調などの尋ね方▽患者の状態の伝え方―などを1枚のシートにまとめ、担当者が見ながら電話できるようにした。転院や退院後の社会生活をサポートするための「バージョン2」も作成した。

高尾の工夫は現場で重宝されたが、やはり直接会った方が得られる情報ははるかに多かった。

医師側の事情

患者と家族の面会は、さらに切実な課題だった。担当の看護師らは、ｉＰａｄ（アイパッド）などによるオンライン面会だけでなく、何とか直接会わせてあげられないかと考えていた。直接面会の必要性は、感染症科の医師、黒田浩一（現医長）も診療上の理由から強く感じていた。

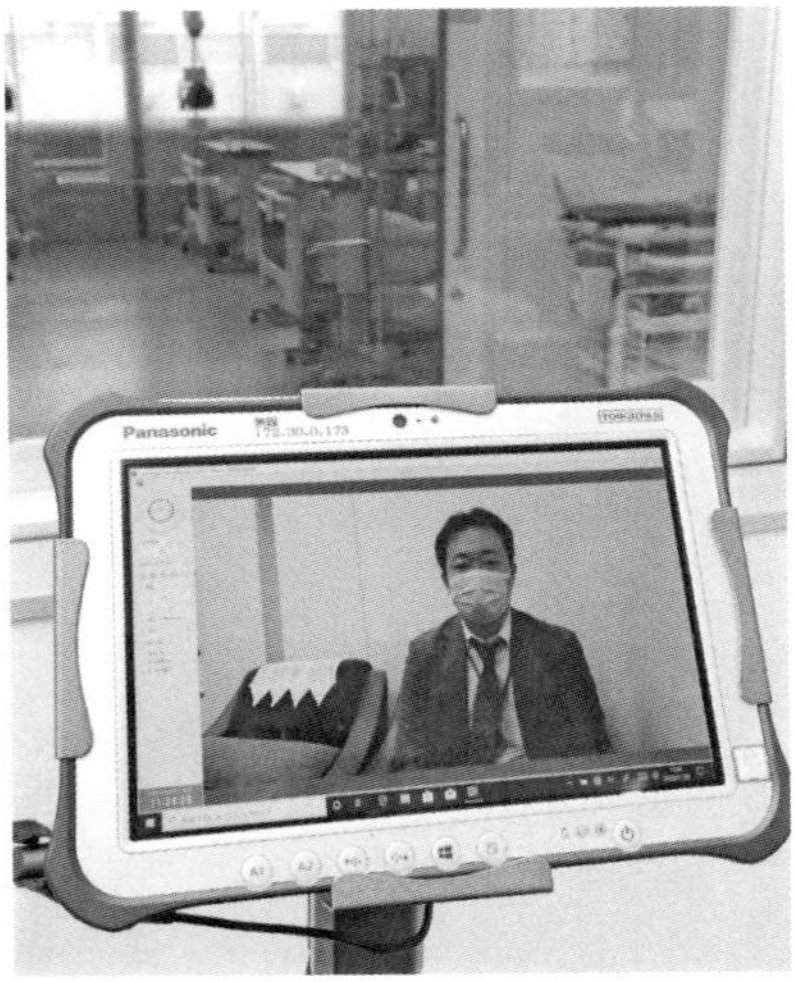

ｉＰａｄ（アイパッド）などによるオンライン面会では患者の病状を正確に把握するのは難しい

人工呼吸器の装着が長期化し、全身状態が悪化すると、患者には外見上のさまざまな変化が表れる。家族はその様子を目の当たりにして、積極的な治療を続けるかどうか、考慮し始める。

ところが、オンライン面会の場合、顔色など状態の悪さは伝わりにくい。直接会えないと判断は難しく、家族の多くは「今は生かしておいてほしい」と望む。コロナの流行拡大で重症患者が増えると、結果的に病床逼《ひっ》迫《ぱく》の一因になる恐れもある。

看護師たちの思いと感染症チームの治療方針、それに家族や患者の願いが一致し、中央市民病院は2020年8月、最期が近づいたコロナ患者と家族の直接面会に踏み切る。感染「第2波」が高まっていた頃だった。全国的に見ても、レッドゾーン（感染区域）での面会を認める病院はほとんどなかった。

黒田はその年の12月に直接面会のマニュアルを作成する。当初はケアの負担や感染リスクを懸念する看護師もいたが、面会の手順や感染対策が確立すると不安は和らぎ、欠かせないプロセスとして定着していった。

面会条件と手順

レッドゾーンでの患者と家族の直接面会について、マニュアルは条件を次のように定める。
・病状の急変時と終末期に限定して許可する。
・家族が感染していたり、濃厚接触していたりしないことを確認する。
・面会者は、病棟スタッフの指導の下、手指衛生と個人防護具（ＰＰＥ）の着脱を行う。

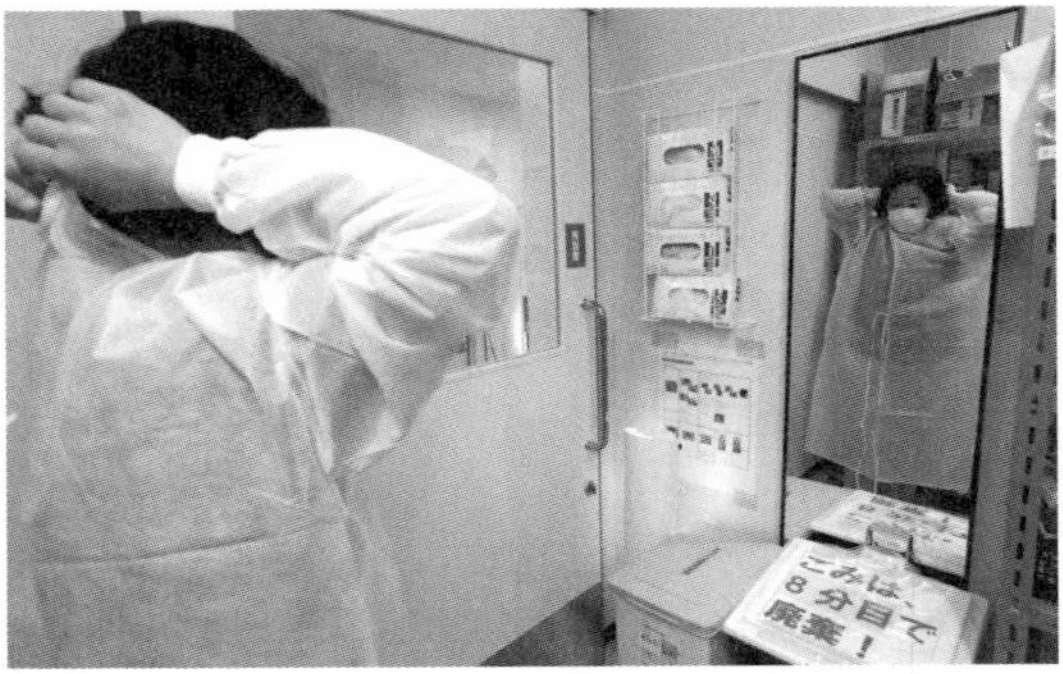

直接面会の際は個人防護具を正しく着用する必要がある

・面会は、1家族1回につき2人までとし、原則は計2回までとする。また、各病棟で1日2組までとする。
・面会時に感染のリスクを家族に説明する。

死期が近い患者との面会は、感染防御が破綻しやすい側面がある。コロナの重症患者を収容する「1階西A病棟」（1西A）の看護師長を務めた田中優子（現看護部副部長）は「家族が泣き崩れて、涙をぬぐう場合などにリスクは高まる。心情に配慮しつつ、感染防止には気を遣った」と話す。家族が十分に思いを伝え、感染リスクも抑えるぎりぎりのラインとして、面会時間は15分を目安にした。

ただ、感染症チームには自信があった。

「終末期に近づいた患者は、感染から相当の日数を経過していることが多いため、ウイルスの量が減り、他人を感染させるリスクは低い。直接面会を早期に取り入れたのは、エビデンス（科学的根拠）に基づいています」と黒田は振り返る。

直接面会までの流れは次の通りだ。

まず看護師が家族の年齢や体調を尋ね、患者の発症日を確認する。発症から日が浅く、危険性が高い場合は感染症科に相談する。

次に、感染対策に関する注意事項を伝える。患者に触れてもいいが、その手で自分の顔やマスクを触らないようにする。時計やアクセサリーは事前に外す。

看護師が介助してＰＰＥを正しく着用させ、患者のベッドサイドまで案内する。面会後は安全に脱げるように指導する。

心の揺れ

愛する人が死に瀕した時、家族は大きな葛藤を抱える。「死なせたくない」「患者のそばにいて何とかしてあげたい」と思うのは当然だ。しかし、患者との面会を重ね、表情や息遣い、顔色、身体のむくみ、皮膚の色、挿入されているカテーテルの数などを直視することで、徐々に患者の置かれている状況を理解する。心理的に行きつ戻りつを繰り返しながら、愛する人の死を受け入れる準備を進める。

90代の女性コロナ患者の娘は、直接面会を通じて病状の急変を受け入れた。その過程を看護記録からたどる。

〈入院3日目〉病状は改善傾向にあると主治医から電話で説明を受ける。

〈入院5日目〉母親の意識レベルが低下。酸素需要も増大。

〈入院6日目〉全身状態の悪化で死期が近いことを主治医から説明される。「良くなっていると思っていました」と涙を流し、言葉を失う。

〈入院7日目〉主治医から病状説明を受けた後、PPEを着けて直接面会。「本当にしんどそうですね」「楽にしてあげたい」と話す。看護師から「そばに付き添って触ってもいいですよ」と声を掛けられ、しっかりと向き合って体に触れる。

〈入院9日目〉呼吸状態が悪化した母親の最期を見守る。手を握り、感謝の言葉を述べた。


70代の男性コロナ患者の妻は長い間、対面をためらっていた。感染への懸念もあり、家族が患者と直接会うまでにはさまざまな心の揺れがある。

〈発症5日目〉夫は呼吸状態の悪化で転送され、人工呼吸器を装着する。

〈入院18日目〉タブレット端末を通じて面会。夫に声を掛けながら涙を流す。「夫はあきらめていない、生きようとしている」

〈入院20日目〉気管切開後の夫とオンライン面会。「先生から手の施しようがないと言われたら覚悟しようと思っています。今の様子なら何とか頑張って元気になってほしい」

〈入院25日目〉オンライン面会。「前に見た時より苦しそうでした。もうこれ以上頑張らせず楽にしてやりたいと思います」。対面を勧められると「顔を見たら頑張れと思ってしまうかもしれないのでやめておきます」。

その3日後、妻は直接面会を決意する。

〈入院28日目〉夫の手に触れ、頭をなでる。「ありがとう」と声を掛け、涙を流す。「実際に会ってみると、モニターで見るより苦しそうでした。こんなに苦しそうなのに頑張らせるのはかわいそうだと思って、もう楽になっていいよと声を掛けました」

〈入院42日目〉夫が永眠。顔に触れ、別れを告げた。

いずれの症例も、直接面会によって家族が病状を深く理解し、感謝の言葉をかけることができた。「愛する人の死を受け入れる一つのきっかけになった」と高尾は話す。家族で共有する最後の時間の貴さは、コロナ下では一層増す。

生と死

「イチ、ニ、サン…」

新型コロナウイルス感染症の重症患者を収容する臨時病棟「1階西A病棟」（1西A）で「腹《ふく》臥《が》位《い》療法」が始まっていた。医師と看護師、理学療法士が5人がかりで体格の良い患者をうつ伏せにする。呼吸状態の改善などを図る、確立された治療法だ。実施時間は16時間を基本とし、開始後8時間を目安に頭の位置を変える。

　コロナの重症化リスクの一つに「肥満」がある。そのためか、1西Aには体重が100キロを超える患者がしばしば入院してきた。人工呼吸器やさまざまなチューブを付けた状態で安全に裏返すのは、熟練の技がいる。掛け声に合わせて、タイミングよく力を込めなければならない。

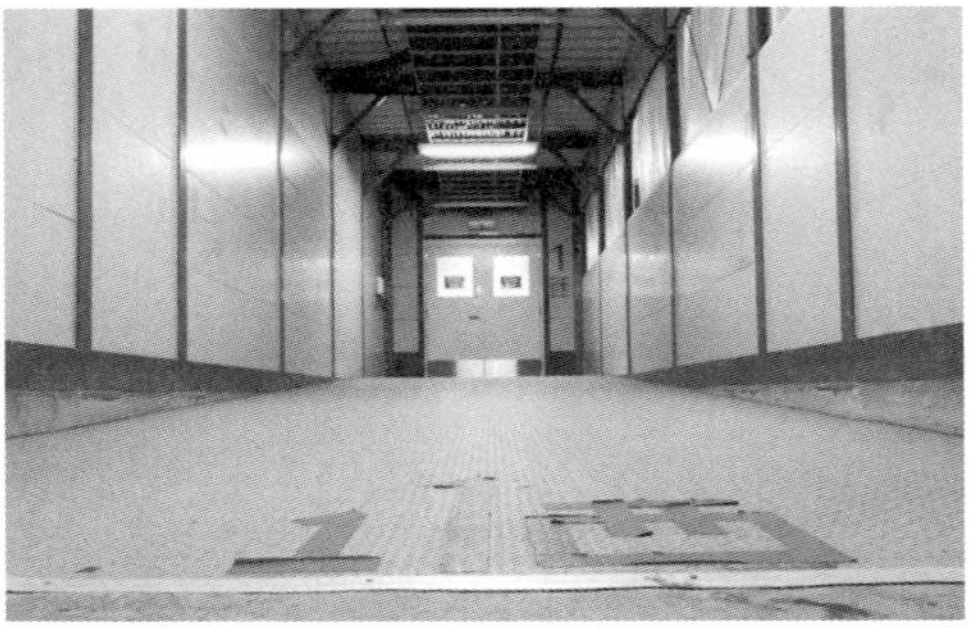

1階西病棟へ通じる通路。生きて出られなかった患者も多い

　腹臥位療法は、医療者らの体力消耗や感染リスクを高める恐れがあるため、実施基準を決めて患者を厳選していた。

病室は静寂に包まれ、医療者らの掛け声と医療機器の電子音しかしない。

感染「第3波」は2020年の年末に急拡大し、1西Aや「1階西B病棟」（1西B）では多くの人が亡くなった。21年3月以降の感染「第4波」では、死者はさらに増えていった。

初めての産声

そんな頃、1西全体の静寂を打ち破るように産声が響き渡った。

21年3月、コロナに感染した母親が1西で赤ちゃんを産んだ。コロナの臨時病棟が経験する初めての出産だ。これまで感染者が子を産む場合は、痛みによる悲鳴などでウイルスが拡散しないように、手術室で帝王切開を実施した。コロナ病棟での経腟《けいちつ》（自然）分娩は今回が初めてだった。

30代の母親は、出産間際になって感染が判明し、他の病院から転送されてきた。膣から赤ちゃんの頭がのぞいているような状態だったため、1西の初療室でそのまま分娩することになった。

赤ちゃんは元気な男の子だった。1西のスタッフは沸き立つ。多くの人が亡くなる病棟で、新しい命が誕生するのは格別の喜びがあった。赤ちゃんは感染の恐れがあるため48時間の隔離が必要で、「クベース」という保育器に入れられ、すぐに新生児集中治療室（ＮＩＣＵ）へ運ばれる。担当の看護師は、母親の許可を得て赤ちゃんの顔写真のデータを共有し、プリントして病棟内に掲示した。

写真は、隣接する救急集中治療室（ＥＩＣＵ）のコロナ日記にも早速張られ、看護師たちがコメントを寄せた。

「なんと！　１西で出産がありました　１西baby１号です♡　母子共に元気」

「貴重な経験をさせてもらいました。感動しましたヨ」

１西Ｂには、１歳に満たない乳児が、高齢の患者と並んで入院していたこともある。乳児の親は他の子どもの世話をしなければならないため、自宅にとどまった。中央市民病院では原則として、子どもだけの入院は断っているが、だれも世話をする人がいないとあっては仕方ない。70歳、80歳の年齢差のある患者が隣り合うのも、コロナの現実だった。

ぬいぐるみと共に

子どもでなくとも、元気な様子で病棟を巣立っていく患者の存在は医療者にとって励みになる。１西Ａの看護師長、田中優子（現看護部副部長）は、ある女性患者とのエピソードを鮮明に覚えている。

女性はクマのぬいぐるみをとても可愛がっていた。ぬいぐるみは女性の精神状態を落ち着かせる「キーマン」でもあった。

女性は重症化の恐れがあったため1西Aに入院したが、経過は順調で、隔離期間が明けると同時にホワイト（非感染）の一般病棟へ移ることになった。しかし、ここで困った問題が生じる。

レッドゾーン（感染区域）の1西Aにある物品は、感染源となる恐れがあるため一定期間隔離してからホワイトの病棟に移す必要があった。毛に覆われたぬいぐるみは、洗うわけにもいかない。だが、ぬいぐるみを女性から引き離すと、精神状態が不安定になる恐れがあった。

そこで田中は一計を案じる。女性が1西Aにいる間にぬいぐるみを透明の袋に入れ、病棟を移ると同時に取り出す作戦だ。田中は「次の病棟で開けましょうね」と女性を説得し、かわいいリボンで袋を飾った。

ホワイト病棟に移った女性は、最愛のパートナーを思い切り抱きしめた。

こころスケール

第4波になると、肺の状態が悪化してから入院する患者が増え、21年4～5月には毎日のように患者が亡くなった。20代や40代の若い患者も命を落とした。

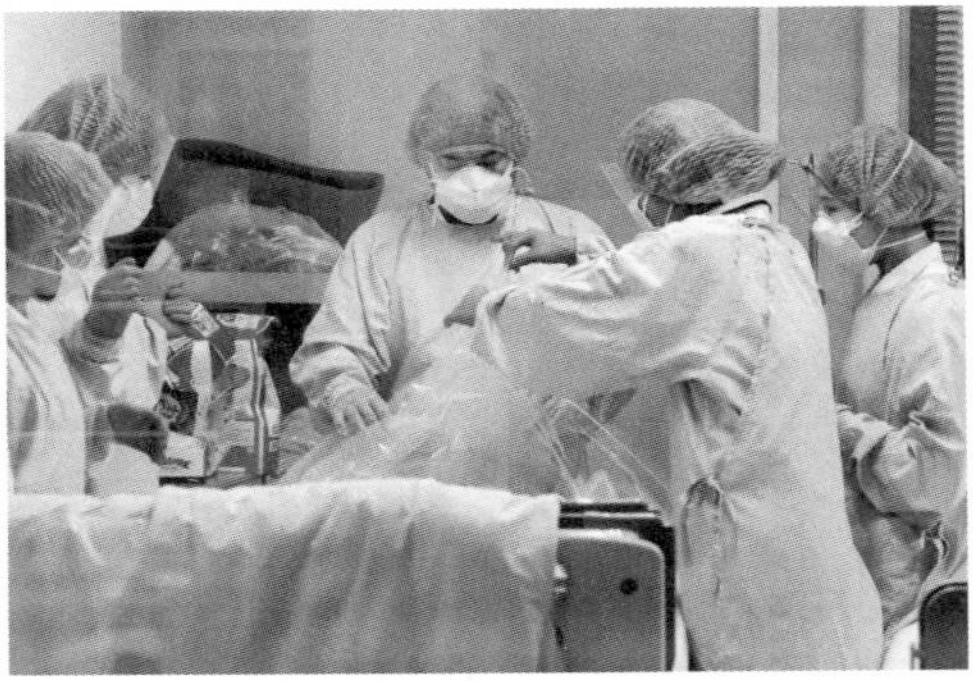

透明の納体袋に遺体を納める看護師ら＝2020年12月25日

「臨時病棟の看護師の『こころスケール』が悪化しています」。4月16日のコアメンバー会議では、1西の看護師のストレスが報告された。

こころスケールは自身の心理状態を客観視し、「燃え尽き」などを防ぐ取り組みだ。

「からだ」「こころ」「やる気」などの8項目について、「元気！」から「調子悪い」までの5段階で自身の状態をチェックする。20年11月の臨時病棟開設に合わせて、定期的に実施してきた。

21年3月10日前後から月末にかけての調査で、重症患者をみる1西Aの看護師はほぼ全ての項目で点数が悪化し、特に「やる気」にマイナスのチェックをした人が前回の17％から34％に倍増した。主に中等症の患者に対応する1西Bの看護師も、多くの項目で点数が悪化し、特に「あたま」と「やる気」がマイナスに転じた。軽症患者を中心に収容する9階西病棟（9西）の看護師も、「からだ」「あたま」「こころ」のマイナスが増えた。こころスケールの悪化を受け、小グループごとに集団精神療法が実施されることになった。

患者の「生」を糧に「死」と対峙《たいじ》してきた医療者の心理状態は、限界に近づいていた。

限界宣言

新型コロナウイルスの2回目の緊急事態宣言を翌日に控えた2021年1月13日の夕刻、神戸市立医療センター中央市民病院長の木原康樹は、神戸市健康局長の花田裕之を訪ねた。

自宅で亡くなることも…

感染「第3波」が拡大したこの日、神戸市内での感染確認は初の3桁となる103人を記録し、中央市民病院に入院するコロナ患者は45人に膨らんでいた。人工呼吸器を付けた患者も急増し、多くの医療者をコロナ患者の臨時病棟に投入する必要が生じていた。

木原は単刀直入に切り出す。

「当院はコロナの患者を46人までしか受けられない。他の病院での受け入れが増えなければ、自宅で（入院を待つ）患者が亡くなることも受け入れてもらうしかない」

重苦しい沈黙が流れた。

「市として中央市民病院の状況は十分分かっています」と花田は応じた。「これ以上増やしてもらうことは考えていない。他院でもう少し増やすように交渉している」

「断わらない救急」を掲げる基幹病院が、限界を宣言した瞬間だった。

追い返す「鬼」に

中央市民病院は、重篤な患者を受け入れる「救命救急センター」（3次救急）の中でも、受け入れ率の高さと高度医療につなぐ機能性で6年連続日本一（現在は9年連続）の評価を得ていた。自他ともに認める「最後のとりで」は、コロナ禍で追い詰められていた。

市役所への訪問を前に、木原は院内に一斉メールを送った。

〈押し寄せる患者を追い返す「鬼」が今（残念ながら）必要です。平時ではなく戦時としての対処です。院長代行（夜間）にその役をお願いします。埒《らち》が明かない場合は院長が直接執行します〉

〈断わらない救急が、追い返す救急になることは、誠に断腸の思いです。しかし、しなければならないことはしなければならない、今はそれに尽きます〉

職員29人が感染するクラスター（感染者集団）を経験し、医療崩壊を防ぐには職員を守る意思を明確にする必要があると木原は判断した。それはコロナ以外の多くの患者を救うことにもつながる。

〈最後のとりでが崩壊すれば、他の患者の命も犠牲になる〉。木原は全職員に対し、中央市民病院が担うべき役割への理解を求めた。

終わりのない闘い

最初の感染者受け入れから約1カ月後の20年4月、中央市民病院の機能は院内感染でまひした。約1カ月間、外来や入院、手術を中止し、3次救急も止めた。

そんな中でも、重症のコロナ患者の診療は続ける。中央市民病院に代わる受け入れ先は少なかった。未知の感染症とあって看護師と患者の接触を6割減らす目標を掲げたが、「普段通りの看護をしたい」との不満が噴出した。院内感染に対する厳しい批判を浴びながらも、現場の士気は失われなかった。

しかし、コロナ禍が1年に近づくと、「終わりのない闘い」という閉塞感が現場を覆うようになる。コロナの病棟で働くスタッフの疲弊は、次第に積み重なっていった。

「限界宣言」翌日の1月14日、中央市民病院の予定手術が2割削減された。人繰りで無理をすれば、感染防御が破綻するリスクが高まるのはクラスターから得た教訓の一つだ。

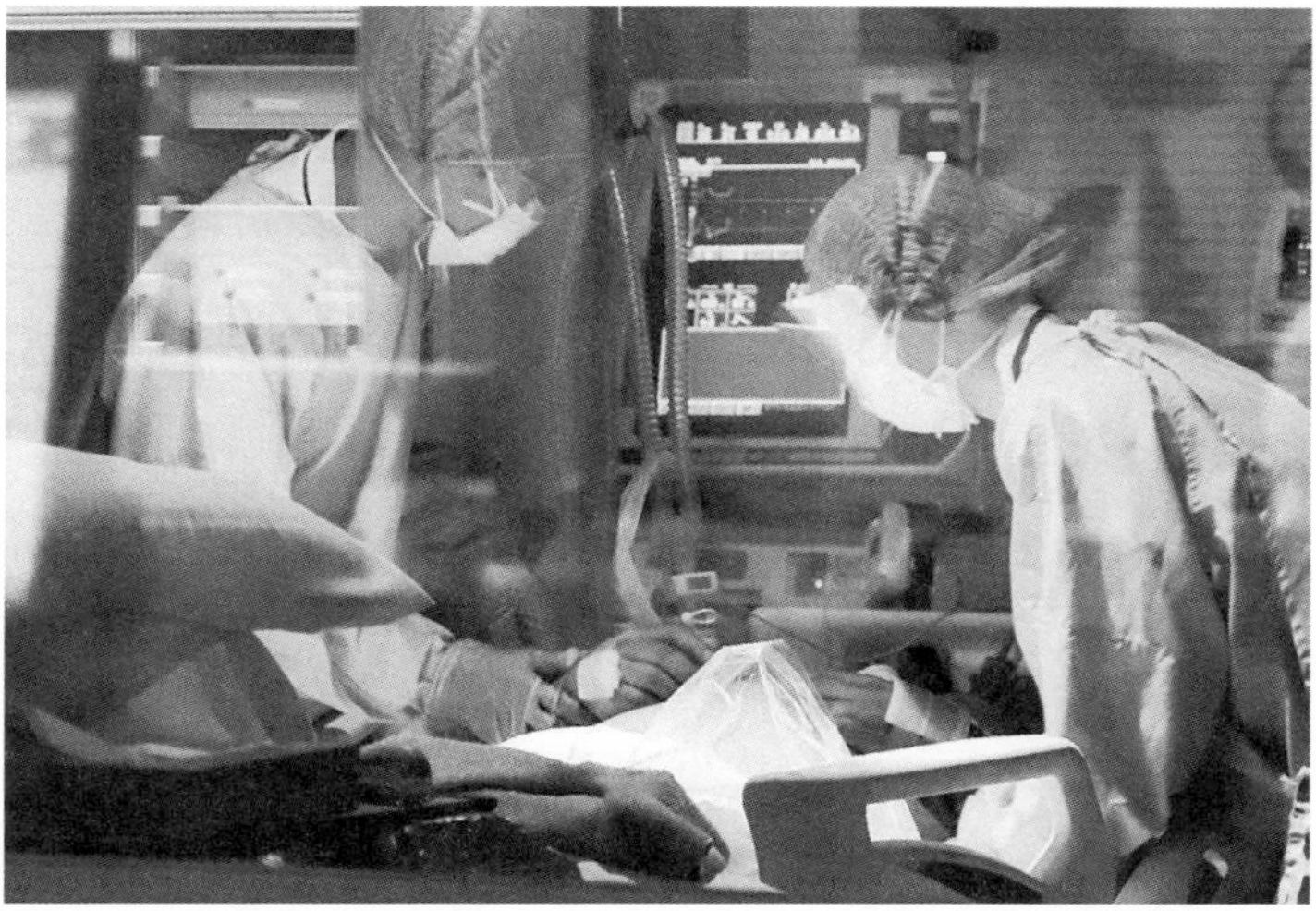

未明の臨時病棟で重症患者のケアに当たる職員＝2020年12月26日（画像は一部加工しています）

通常の集中治療室は、患者２人に看護師１人を配置する「２対１看護」だが、コロナの重症患者には「１対１」で対応していた。人工呼吸器の管理が難しい上、眠っている患者を腹ばいにする「腹臥位《ふくがい》療法」などの負担も重かった。

「１対１」で24時間看護するには、患者１人当たり８人の看護師が必要になる。重症患者が増えれば、手術を減らして集中治療の経験者を集めるしかない。

だが、第３波の逼迫《ひっぱく》は、さらに大きな危機の前触れに過ぎなかった。

最後の別れすら…

中央市民病院がコロナ患者受け入れの

「限界」を宣言してから2カ月。従来株から変異株「アルファ株」に置き換わった感染「第4波」では、重症者はさらに増えた。神戸市保健所はピーク時には1日200人以上の入院調整に当たったが、収容できる患者は神戸市内の全ての病院を合わせても1割に届かない。職員の焦燥は「最後のとりで」に向けられた。

「中央市民が受けなければ患者は死ぬ」。4月19日のコアメンバー会議の議事録には、満床にもかかわらず受け入れを迫る保健所職員の言葉が記されている。危機的な要請に応えられないのは、医療者にとっても耐えがたかった。

4～5月には、入院患者が毎日のように亡くなった。心肺停止状態の患者も相次いで運ばれてくる。自宅などで待機中に容体が悪化した人たちだ。

その頃、50代の女性患者がコロナの臨時病棟で息を引き取った。個人防護具（PPE）を着けた娘が傍らで泣き崩れている。自身が感染させたという負い目を一身に背負っていた。

「いつ病床は空きますか」。家族を見守っていた看護師長の田中優子（現看護部副部長）が

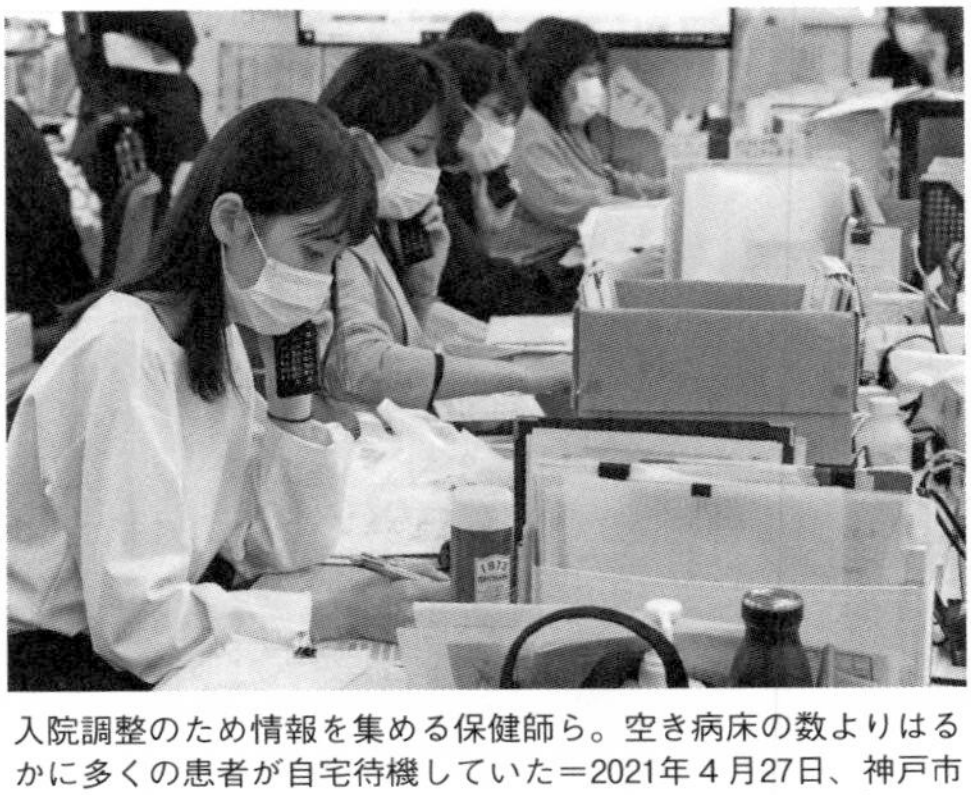

入院調整のため情報を集める保健師ら。空き病床の数よりはるかに多くの患者が自宅待機していた＝2021年4月27日、神戸市役所

医師に呼ばれる。重篤な待機患者を一刻も早く収容してほしいと保健所から頼まれたところだという。「まだご家族がいるのに」。田中の胸中は穏やかではなかった。

多くの病院でコロナ患者の直接面会が禁じられる中、中央市民病院は終末期などの面会を20年8月から実現した。家族の「そばにいて何とかしてあげたい」との思いに応えるためだ。患者が亡くなると、看護師はＰＰＥを何度も着替えながら「お見送り」の準備をする。約2時間を要するが、欠かせない儀式だ。

病床を増やせない以上、回転を速くして多くの重症患者を受け入れる必要があることは田中も十分理解している。非常時には「心を鬼にした」対応が必要なことも。だが、最後の別れをせかされるのは、やはりつらかった。医療はそれほどまで危機に瀕していた。

命の選別

２０２１年3月以降の新型コロナウイルス感染「第4波」では、神戸市立医療センター中央市民病院の病床逼迫《ひっぱく》がますます顕著になった。入院の必要な患者が自宅で待つ期間が長くなり、重症になってから搬送される。治療で命を取り留めても、多くは人工呼吸器を継続しなければならず、新規患者の受け入れができない―という悪循環に陥っていた。

あふれる挿管患者

第4波のピーク時は、コロナ重症患者を収容する臨時病棟「1階西A病棟」（1西A）14床の満床が続き、主に中等症の患者を収容する「1階西B病棟」（1西B）にも、人工呼吸器を付けた重症患者が押し出された。挿管患者が計20人に達したこともあった。

20人の重症患者に対し、これまでのように患者1人に看護師1人を配置する「1対1看護」を24時間実施しようとすると、集中治療の経験がある看護師を１６０人投入する必要が生じる。コロナの重症患者を担当する救急集中治療室（ＥＩＣＵ）の看護師は定員50人余り。4

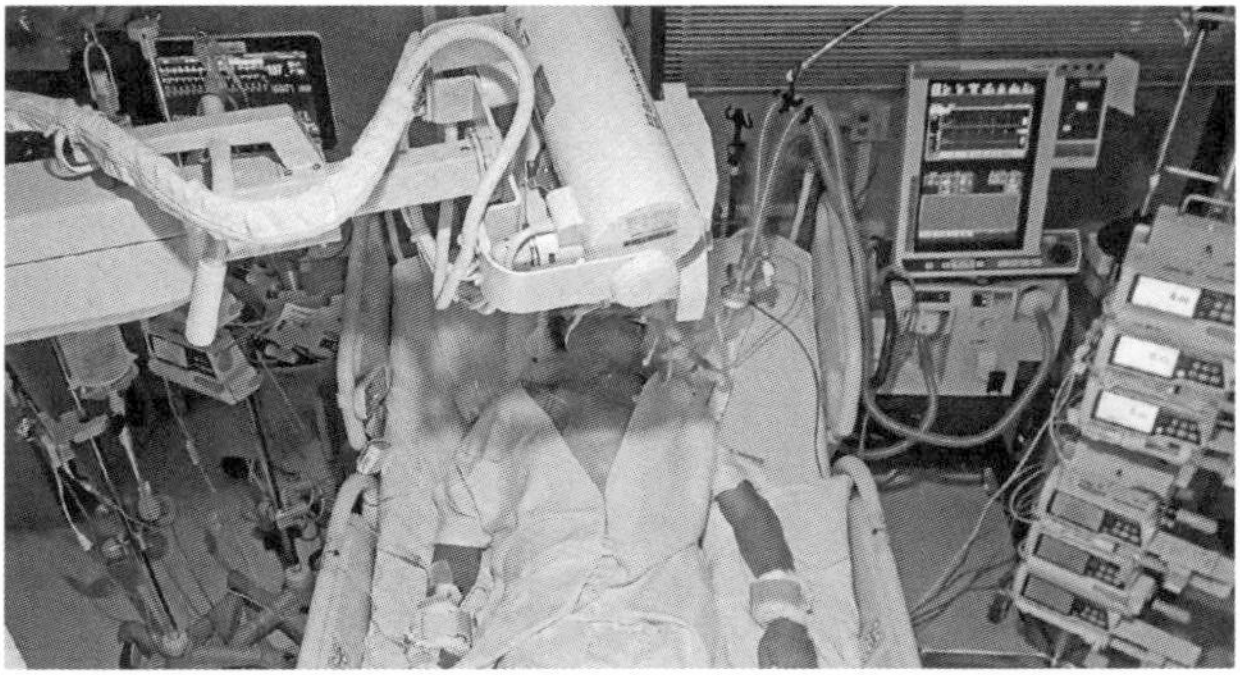

さまざまな機器に命を支えられるコロナ重症患者。上方にあるのは移動式エックス線撮影装置＝2020年12月25日

階の総合集中治療室（ＧＩＣＵ）の看護師を投入してもまだ足りず、人材を育てながら重症患者に対応するしかなかった。

　一方で、集中治療の経験者をすべてコロナの臨時病棟に投入すると、３次救急や予定手術を大幅に減らさざるを得ない。４月下旬からは手術が４割削減された。この頃に開かれたコロナ対策のコアメンバー会議（コア会議）では、患者２人に看護師１人の「２対１看護」に戻したらどうか、という提案があった。集中治療室の基準はもともと「２対１」だが、負担軽減や感染防止のために加配している。

　鼻から密度の高い酸素を送り込むハイフローセラピーの適用を広げ、人工呼吸器導入のタイミングを遅らせる方法も試した。挿管の割合や死亡率を減らす目的だったが、重症者の急増には追いつけなかった。

ダメなものはダメと…

4月から5月にかけてのコア会議の議事録には、緊迫した発言が頻出する。

「もう望みのない人には『ダメ』とはっきり言うことも必要ではないか」

「人工呼吸器を希望していても、回復の見込みが少ない場合は挿管しない対応も必要ではないか」

議論の中で、根拠となる院内データが示された。人工呼吸器の装着期間で生存率や生活の質（QOL）がどう変わるかを示す。

70歳以上の患者に人工呼吸器を2週間以上付けると、死亡のリスクは顕著に増える。死亡率は2週間未満の19％に対し、2週間以上は40％だった。

QOLの差はもっと著しい。口から食物を取れる人は、挿管2週間未満の86％に対し、2週間以上は29％に低下。さらに退院後に日常生活動作（ADL）が自立している人は2週間未満の73％に対し、2週間以上では9％に過ぎなかった。

装着が長期化すると、たとえ命を長らえても本人や家族が望む回復にはほど遠いことを示していた。

災害級の有事

災害や大事故などでは、救命の可能性がある重症患者を優先して治療する「トリアージ」が実施される。中央市民病院の状況はまさに「災害級」だった。トリアージが必要だという声は、コア会議でも次第に高まっていった。

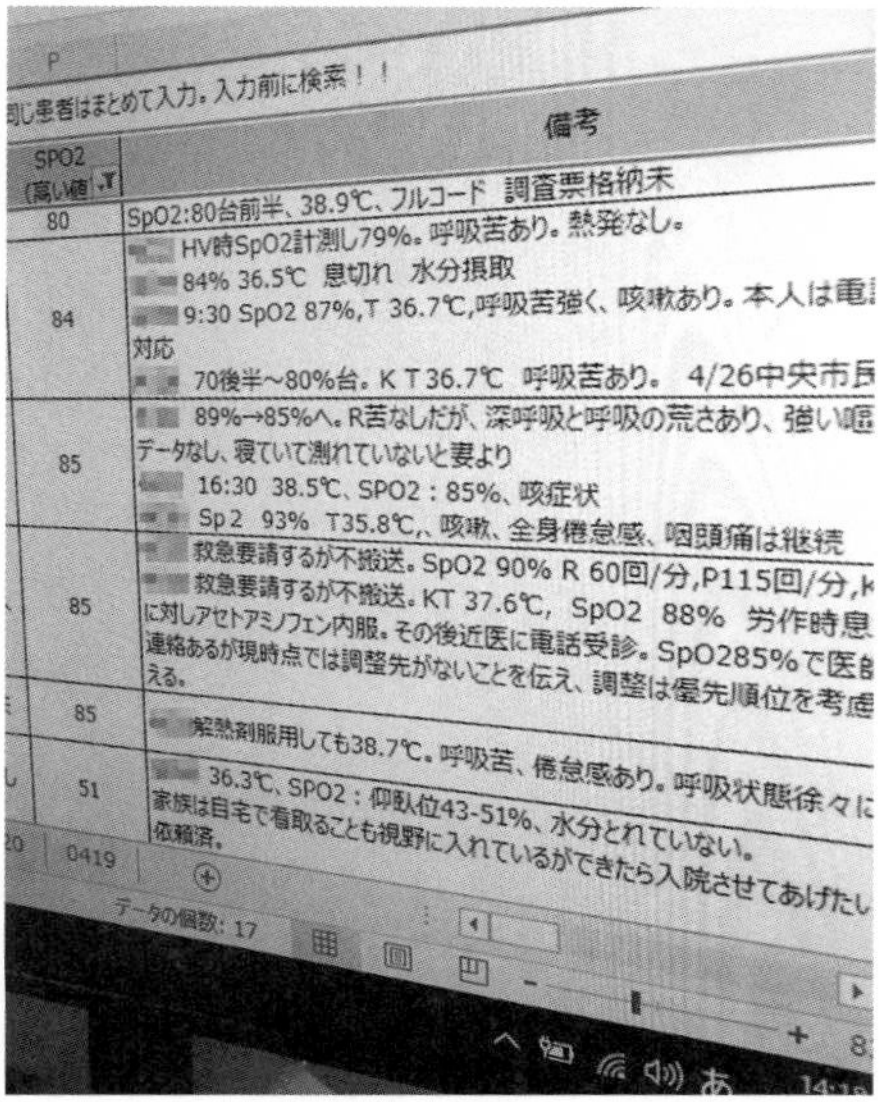

神戸市保健所が作成した優先患者リストの備考欄。「自宅で看取ることも視野に入れるが、できたら入院させて」という家族の悲痛な思いも記されていた＝2021年４月27日、神戸市役所（画像の一部を加工しています）

「なぜ市外から超高齢のコロナ患者を受け入れたのか」。当直医の判断を疑問視する声がコア会議で上がったことがある。救命救急センター長兼救急科部長の有吉孝一は「私はその医師をほめてあげたい」とすかさず反論した。「その患者の生への希望を誰も否定することはできない」と有吉はその理由を説明する。

容易に結論の出ない議論が続いた。

若い患者優先に

コロナ患者の入院調整は神戸市保健所が行っており、病院側が患者を選ぶのは限界がある。回復しない状況で人工呼吸器を外すのも倫理的に問題だ。本人や家族の意向を確認した上で、人工透析や血圧を保つ薬を打ち切る選択肢はあるが、調整には時間を要する。

コア会議では、限られた病床を有効に使うため、保健所に対し「比較的年齢が若く、治療で回復が見込まれる患者を優先できないか」と申し入れることに決めた。

だが、保健所は多い日で２００人以上の入院調整に追われていた。「病院側が求める条件で患者を選別する余裕はなかった」と保健所幹部は打ち明ける。

第４波では、自宅で入院待機中に亡くなったコロナ患者は神戸市内で５人いた。心肺停止の状態で病院に運ばれ、そのまま亡くなった患者を含めれば、入院が間に合わなかった患者はもっと多い。「心肺停止になったコロナ患者の救急搬送が相次いでいる。死亡確認だけなら各施設でお願いしたい」という救急科の要望が、コア会議の議事録に残っている。

「鬼」の心の揺れ

いかに災害級の事態であっても、「断らない救急」を担ってきた医療者には命の選別は受け入れがたい。現場の看護師らがコア会議で「もっと患者を救ってあげたい」と切々と訴える場面もあった。

「患者を追い返す鬼になる」と宣言し、「コロナ患者の受け入れは46人まで」と言い続けてきた院長の木原康樹も、この頃のコア会議で心の揺れを見せる。

「46床を超えた対応を市から求められていることはない。ただ、現状を考えると今後どうなるかは不透明だ」

中央市民病院のスタッフは、命の選別を回避する方策を必死で探っていた。

ドクター外へ

1台のワゴン車が住宅地に止まり、すぐさま走り去る。車を降りた3人が、急ぎ足で民家の門を入る。そのうち2人は、玄関先で個人防護具（ＰＰＥ）を着けると、靴をはいたまま家の中へ入っていった。しばらくして、車を運転していた男性が大きな酸素ボンベを抱えて戻ってくる―。

新型コロナウイルスの感染「第4波」がピークを迎えていた2021年4月以降、神戸市立医療センター中央市民病院の医療チームは市内各地を巡回した。異例の往診である。

わずか3日で往診開始

家に入った2人は医師と看護師で、患者の診療に当たる。玄関前で待機しているのは薬剤師だ。医師の処方を待って薬を用意するほか、ＰＰＥの着脱を手伝う。車を離れた場所に止めて戻って来たのは事務職員で、物品の運搬や病院との連絡役を担う。

第4波では重症患者が急増し、入院が必要なのに自宅で待機する人が増えた。中央市民病院に搬送された時には、すでに病状が悪化している患者が多く、入院が長期化してしまう。そのため新規患者の受け入れが滞り、在宅患者の重症化がさらに進む―という悪循環に陥っていた。

コロナ患者の診療を担ってきた医師らは、命の危険がある患者も受け入れを断らざるを得ない状況に心を痛めていた。そんな時、「自宅で入院待ちをしているコロナ患者の往診をお願いできないか」と神戸市保健所から要請があった。21年4月20日。待機中の40代男性が市内の自宅で死亡しているのが見つかった日だ。訪問先は保健所が調整し、他の病院や診療所にも声を掛けるという。

せめて酸素とステロイドだけでも患者の元へ届け、待機患者の重症化を1人でも防げれば―。病院として市の要請を受け入れることに決めた。

往診の体制や実施方法は、コロナの診療チームを担当する脳神経内科部長、川本未知らがまとめた。診療開始は、神戸市の要請からわずか3日後の4月23日。医事課長の大西聡は「基幹病院の医師、看護師らによる往診は異例の対応だったが、方針決定から計画策定、実施までわずかな期間で決定され、大きなインパクトがあった」と話す。

実働部隊は呼吸器内科や感染症科、総合内科の内科医が担当した。コロナ患者の診療の中核を担ってきたメンバーだ。川本は「患者の病状がこの先どうなるかを的確に判断する必要があった。そのためのメンバーを選んだ」と話す。逼迫する状況の中、川本らは往診に一縷の望みを見出そうとする。

難しい早期介入

対象となったのは、酸素療法が必要なコロナ患者だ。口と鼻にかぶせるマスクなどから酸素を送り、ステロイドなどを投与して肺炎の悪化を防ぐのが治療の基本になる。川本らは、患者が重症化する前に診療したいと希望したが、実際に診た患者の中にはすでに肺炎が悪化している人もいた。

往診を担った呼吸器内科医長の立川良は「これは亡くなるだろうなという患者もいた。もう少し早く診られれば、と感じた」と話す。

神戸市内の待機患者はどのぐらいいるのか、訪問の対象は本当にこの人でいいのか––。全体状況が分からないままの診療を、川本は「洞穴の中で孤独に診療しているようだった」と振り返る。保健所に対し、待機患者の情報や各病院の受け入れ状況などの開示を求めたが、保健所側も入院交渉などの業務が錯綜《さくそう》し、調整に応じる余裕はなかった。

着替えは人目をはばかって…

当時はまだ、感染者に対する偏見や差別が根強かった。近隣に知られたくないという思いから、多くの患者や家族は医師らがＰＰＥを着けて家に入ることを嫌った。往診に参加した感染症科医長、土井朝子は「着替えの場所には気を使った。家の中はレッドゾーン（感染区域）なので無理。人目をはばかりながら玄関先で着替えた」と話す。初期には院内の災害派遣医療チーム（ＤＭＡＴ）の車で訪問したが、「目立ちすぎる」と不評だったため、民間の会社から提供されたワゴン車に変えた。

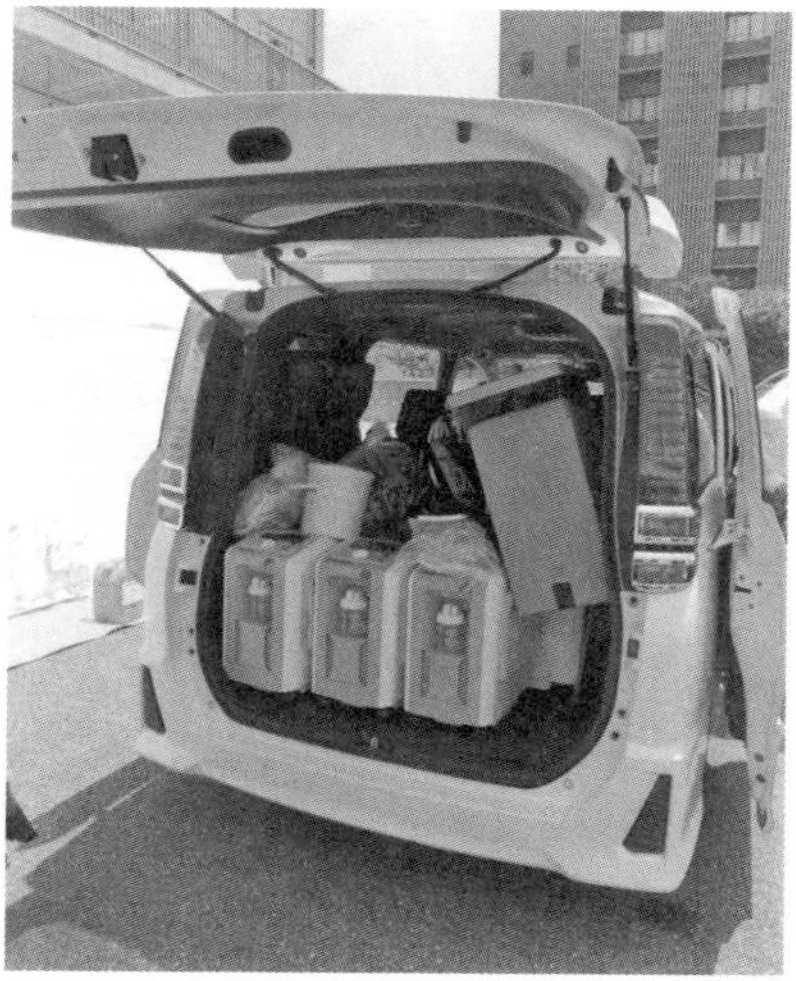

在宅コロナ患者の往診に使われた車両

当時、患者宅のレッドゾーンに病院スタッフを直接送り込むのは、全国でも珍しかった。医師らは1回目のワクチン接種を済ませていたものの、リスクは依然として残る。感染管理担当の副院長、富井啓介は「出征兵士を見送るような気持ちだった」と述懐する。

患者の自宅待機数がピークを迎えていた4月23日に始まった往診は、ゴールデンウイーク中も休まず続けられ、第4波がようやく引き始めた5月30日に終了した。1日当たり2～5人の患者宅を訪ね、計70人の患者を診療した。訪問先は、神戸市東灘区の21人が最多で、中央区17人、兵庫区11人、北区8人、灘区4人、垂水・西区各1人―と続く。

患者の年齢の中央値は63歳で、10歳未満も2人いた。発症後の日数の中央値は9日で早期の介入は難しかったが、それでも約7割は自宅で回復。重症化防止に一定の役割を果たした。

ウーバーワクチン

中央市民病院の医師らは、神戸市が実施するワクチンの訪問接種にも参加した。病気や障害などでワクチンの会場に行けない市民を対象に、医師らが自宅を訪ねる。ワクチンは重症化を防ぐ重要な手段だ。

接種には、救命救急センター長兼救急科部長の有吉孝一も参加した。出前・宅配の「ウーバーイーツ」に引っ

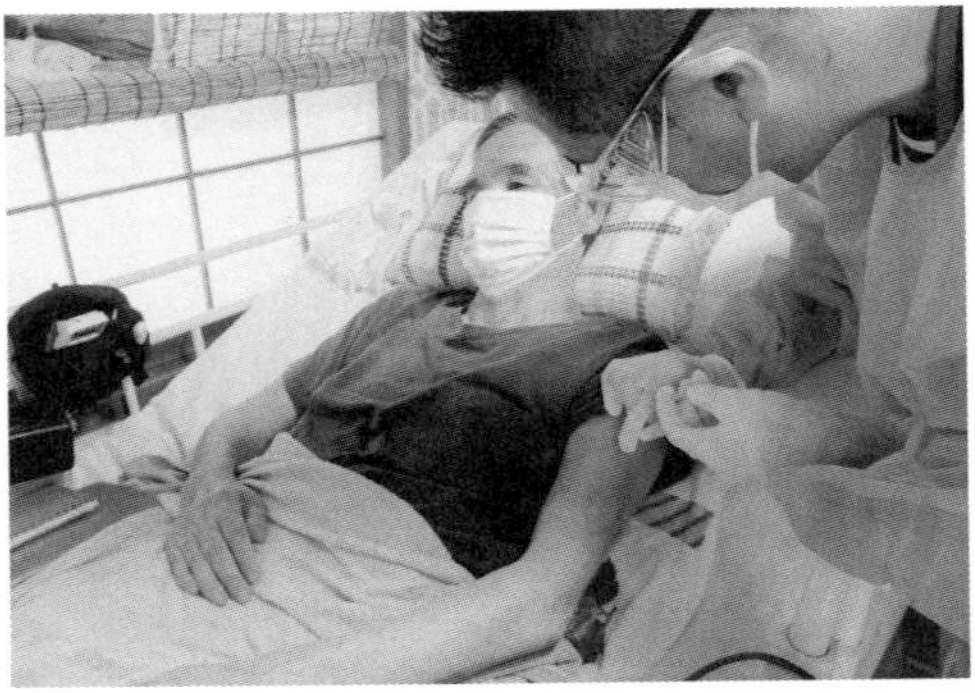

自宅を訪ねた医師から新型コロナウイルスワクチンの接種を受ける男性＝2021年6月、神戸市垂水区内（代表撮影）

掛けて「ウーバーワクチン」と呼び、部下の医師らにも参加を呼び掛けた。ワクチンを待つ人たちを訪ねるうちに、彼らが抱えるさまざまな事情や社会の実情を実感したという。

ある日、背骨に病変がある男性を訪ねた。腕に般若の入れ墨がある。有吉は男性の腕を取り、「目尻のところに打ちますね」と声をかけて入れ墨付近に注射針を刺した。男性は笑い声を上げ、室内に和やかな空気が流れた。

「断わらない救急」を信条としてきた有吉は、コロナの波ごとに繰り返される救急の受け入れ制限に悩みつつ、病床の調整や消防との折衝に当たってきた。患者の搬送や来院が減る中、自分から外へ出るのも悪くないと感じた。

お願い行脚

新型コロナウイルスの感染「第４波」で、神戸市立医療センター中央市民病院の病床が逼《ひっ》迫《ぱく》した要因の一つは、人工呼吸器を付けたコロナ患者の長期入院だった。隔離期間を終えてホワイト（非感染）になった後も、呼吸不全の治らない患者が病床を占有し続ける。

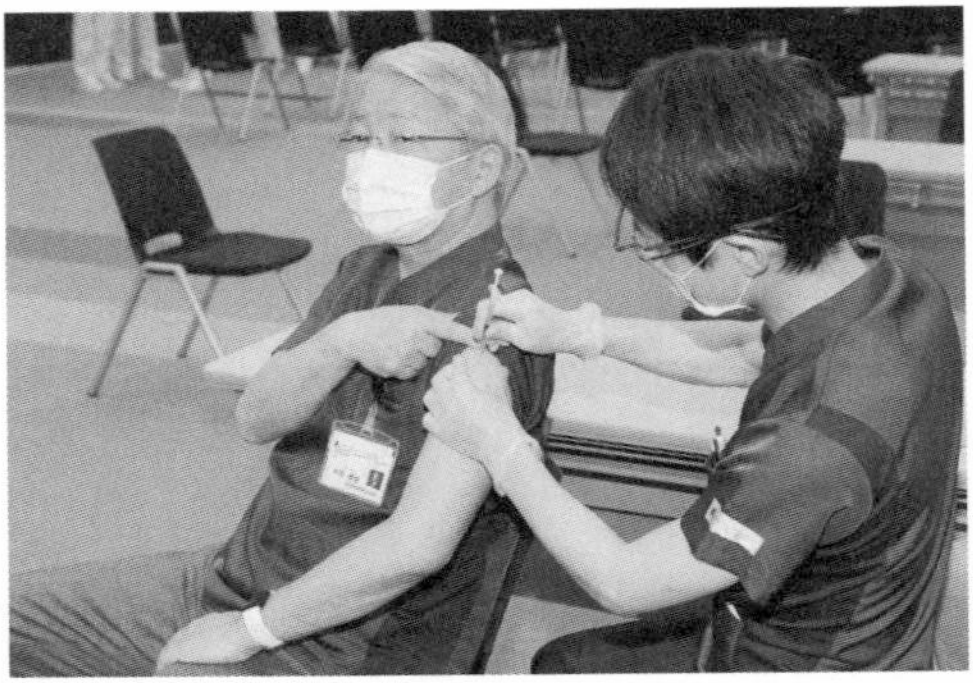

新型コロナウイルスワクチンの接種を受ける木原康樹院長。転院依頼などコロナ対応の節目で先頭に立った

コロナ重症患者の病床を空け、自宅で入院を待つ患者を１人でも多く受け入れるため、中央市民病院では人工呼吸器を付けたままのコロナ後の患者をさまざまな病棟に移した。大きな手術後の患者を収容する総合集中治療室（ＧＩＣＵ）に加え、一般病棟でも一部を受け入れた。呼吸管理の経験の浅いスタッフも研修を重ね、重症の呼吸不全患者に対応したが、それも限界があった。

第４波が高くなるまで、院長の木原康樹はコロナ病床の上限「46床」を変えるつもりはなかった。しかし、「災害級」ともいえる重症者急増で市内の待機患者が千人を超え、コロナ病床を増やす選択肢を模索し始めていた。しかし、その前にできることはないだろうか―。

中央市民病院のコロナ対策を協議するコアメンバー会議（コア会議）では、人工呼吸器を付けたコロナ患者がホワイトになった後、他の病院に引き受けてもらえないだろうか、という提案があった。通常は呼吸器を付けた「急性期」の患者を動かすことはないが、今は非常事態だ。「電話だけでは無理だろうから、自分が行きます」。感染の波が依然として高かったゴールデンウイーク明けから、木原自身が「お願い行脚」に出向くことになった。

疎遠な病院にも

人工呼吸器を付けた患者を転院させる場合、集中治療の施設や技術を持つ病院でなければ受け入れは難しい。となると、手術の必要な患者を受け入れる「2次救急」の病院を中心に依頼する必要がある。

重篤な患者向けの3次救急を診療の柱とする中央市民病院は、2011年に現在地へ移転して以降、神戸市民間病院協会などと連携して退院患者の受け入れ先を確保してきた。多くは急性期を脱した患者にリハビリテーションなどを施す「慢性期病院」で、地域医療推進課が日頃から関係づくりに努めている。

ところが、２次救急の病院とは連携の実績が乏しい。木原に同行した同課長の米谷久美子（現神戸市地域医療課長・医療介護連携担当）は「２次救急は当院と同じ『急性期』の病院なので、普段はあまり付き合いがない。飛び込みに近いような訪問だった」と話す。３次救急の病院トップが２次救急の病院を訪ねるのも異例だった。

危機感を示す

「中央市民病院の木原です。お忙しいところ恐縮です」

木原は出迎えた病院長に頭を下げる。病院の切迫した状況を説明し、人工呼吸器を付けたホワイト患者の受け入れを直訴した。

「中央市民さんと同じ水準を求められると難しいが、受け入れましょう」

「２人の受け入れを検討します」

その場で承諾してくれたり、後日に前向きな返事をくれたりする病院があった。

一方で、「うちもコロナ患者の対応で手いっぱいでして…」と断る病院もあった。訪問自体を拒否する病院もあったという。

お願い行脚に同行した米谷によると、訪ねたのは市内の計7病院で、受け入れが実現した患者は約10人。多いとは言えないかもしれないが、その分、重症患者を収容することができた。

同じく行脚に同行した総務課長の権代慶一（現神戸市行財政局業務改革課長）は「受け入れてくれる医療機関は限られたが、院長が直接出向くことで病院の危機感を伝えられたのではないか。患者を1人でも受け入れてもらい、次の1人の重症患者を救いたい、という執念を感じた」と振り返る。

現場の訴え

2次救急の病院を訪ねた木原の脳裏には、コア会議でのやりとりがあった。

コロナ病床の「上限46床」を譲らない木原に対し、「断らない救急」を支えてきた看護師らは「もっと患者を救いたい」と切々と訴えた。

病床の制限は、患者との接触が多い看護師らを守るためでもあったが、患者を救いたいという職員の気持ちも軽視できない。入院を断り続けることになれば、現場の士気が下がりかねない。木原の心中は揺れていた。

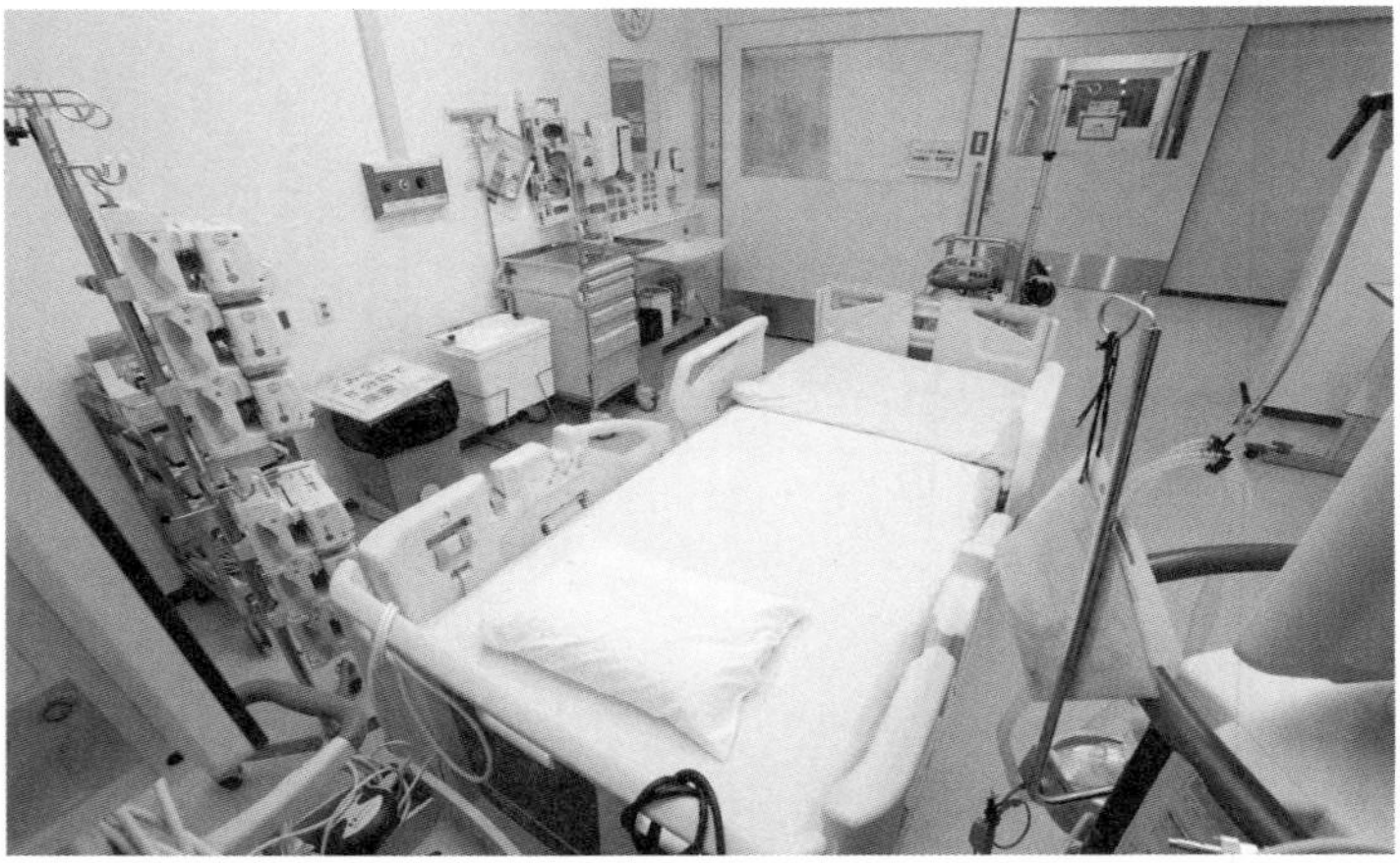

コロナ重症患者の病床の回転をいかに速め、待機患者を受け入れるかが課題になった

4月下旬のコア会議では、コロナの重症患者に対する看護師の配置を、患者1人に看護師1人の「1対1看護」から、患者2人に看護師1人の「2対1看護」に戻す方針が決まった。病床増の可能性も含んだ方針転換だった。

病床逼迫の要因には、重症患者に対応できる看護師の不足もある。看護師の配置を本来の2対1にすれば、受け入れられる患者を増やせる。

最初の患者受け入れから1年以上が経過し、看護師らの感染防御の技術が上がったことも見直しの背景にあった。木原はコア会議で「今後、市から46人を超える患者の受け入れを求められた場合も少し考えている」と発言し、受け入れ増を示唆した。その場合、1年前に院内感染の発生源となった9階西病棟が増床の対象となる。

結局、第4波は5月の終わりとともに収束を見せ、コロナ病床を増やす計画は幻に終わる。兵庫県では感染「第５波」以降、重症化率が下がったため、増床案はそのまま立ち消えとなった。しかし、今後も毒性の強い変異株や新型ウイルスが流行しないとは限らない。２次救急病院との連携は、地域全体の医療体制の大きな課題として残されている。

多職種カンファレンス

新型コロナウイルス感染症は未知の病とあって、治療方針を巡り医師同士が鋭く対立することがあった。特に意見相違が際立ったのは、集中治療を担当する救急科の医師と、内科系の医師である。

救急の集中治療医の目指すところは、重篤な患者の命をいかにつなぎ、専門の診療科に引き継ぐかにある。したがって、重視するのは生きて集中治療室を出る割合、救命率だ。「数パーセントでも可能性があれば、最善を尽くすべきだ」と考える医師が多い。

一方で、内科系の医師は生活の質（ＱＯＬ）を重視する。退院できても寝たきりの状態が続くのなら、命を長らえさせる治療は妥当と言えるのか。その答えを、患者や家族の意向を踏まえながら探ろうとする。

過熱する議論

両者の間で激しい議論が交わされたのは、コロナによる肺炎が重症化した患者に人工呼吸器を装着するかどうか、気管を切開して呼吸を確保するかどうか、人工透析など命を長らえさせる治療を継続するかどうか、などの課題だ。感染「第3波」「第4波」で重症患者の入院が長期化し、病床が逼迫《ひっぱく》した時期は、特に議論が過熱した。人工呼吸器を一度装着すると、回復しない状況で取り外すのは難しくなる。

患者の治療方針を決める際は、患者や家族と接する機会が多い看護師の役割も重要だ。患者と家族、あるいは家族間で意見が異なる場合もあり、丁寧に意向を聞き取る必要がある。意見の対立は、リハビリテーションを担当する理学療法士が当事者となることもあった。病床が逼迫し、入院患者の回転を速める必要が生じる中でも、理学療法士は身体機能の回復を第一に考えている。人工呼吸器を付けた患者でも、病床から起こすと思いのほか体を動かせることがあるため、回復の「伸びしろ」を測ろうとする。重症化を防ぎ退院を早めるという目標は主治医と同じでも、その過程は異なる。主治医が患者の転院調整を済ませた後に、理学療法士が施術の予定を入れるトラブルもあった。

「最善の医療」とは

コロナの重症患者にはさまざまな職種が関わっている。意見相違をそのままにすると治療

多職種カンファレンスの目的と患者選択基準

〈目的〉
・現在行われている治療・ケアの目標と方針を共有する
・各医療スタッフが把握している患者・家族の現状と課題を共有する
・今後の方針について多職種で議論し、方向性を決定する
〈患者選択基準〉
・主治医もしくは病棟看護師が、治療方針を共有・相談したいと思う場合
・医療チーム内で、治療・ケアの方向性について認識のズレがあると感じる場合
・医療チームの方針と患者・家族の意思決定にズレがあると感じる場合

「神戸市立医療センター中央市民病院　新型コロナウイルス感染症対策マニュアル」の表5－6、7を基に作成

方針に混乱が生じかねない。

そこで、各職種の担当者が現状と課題を情報共有し、それぞれの見解を述べ、議論した上で患者の治療方針を決定する「多職種倫理カンファレンス（会議）」を発足させた。対象の患者は主治医や病棟の看護師が必要に応じて選び、平日の夕方、30分間をめどに話し合う。感染「第3波」の時に始まり、重症者が押し寄せた「第4波」では必要性が増した。

メンバーは、主治医▽救急科の医師▽病棟の看護師▽理学療法士▽家族支援チームの看護師▽緩和ケア科の医師▽医療ソーシャルワーカーら。いずれも副院長の肩書を持つ富井啓介・呼吸器内科部長、藤原のり子・看護部長も加わった。決定権のある2人がいることで、方針を迅速に決め、実行に移しやすくなる。

司会は、病棟の看護師長が務めることになった。「患者や家族にとって身近な看護師が、思いを代弁しなければならない」という藤原の意向で実現した。

多職種倫理カンファレンスの意義は、中央市民病院がまとめた「新型コロナウイルス感染症対策マニュアル」の中で、多くの関係者が指摘している。

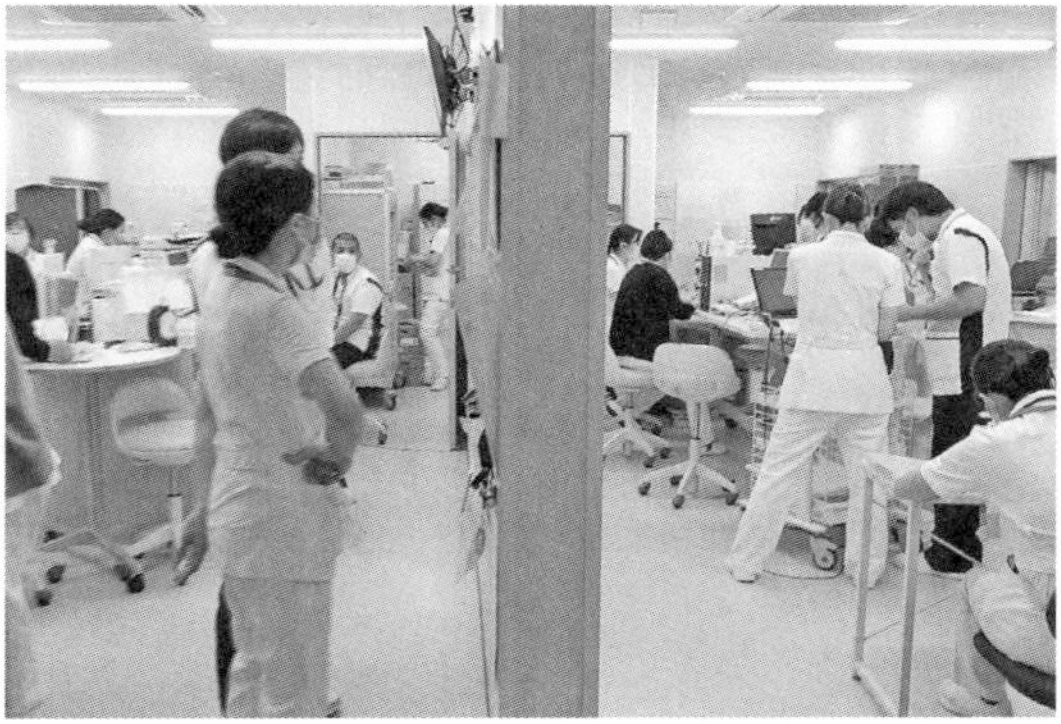

コロナ重症患者の診療には多くの職種が関わり、時に意見の対立が生じる

開催の必要性を強く訴えた感染症科の黒田浩一（現医長）は「価値の対立は、医療者と家族・患者の間よりも、医療者の間で多く見られた。各職種の意見や価値観を理解し、参加者の視点を尊重しながら、『患者にとって最善の方針』を議論する場として重要」と振り返った。

リハビリテーション技術部の理学療法士、西原浩真は「カンファレンスで情報を共有することで、患者の治療方針や経過、結果が変わることを何度も経験した。だからこそ、継続的なリハビリ介入が重要と考えていた」としている。

また、患者の退院や転院を調整した地域医療推進課の菅田大介（現西神戸医療センター地域医療課担当係長）は「カルテ上では書けないことや書きにくいこと、直観的なことや微妙なニュアンス、『実は…』という話、伝えたいが確信の持てないこと、倫理面に関わる懸念などを共有できるのが大きい。患者と家族を中心とした本質の話し合いができたのではないか」とつづった。

本人は延命拒否だが…

カンファレンスのメンバーに、多くのことを教えてくれたコロナ患者がいる。

70代の女性。肺の状態が悪化して転院してきた。本人は、人工呼吸器の装着をはっきりと拒否していた。しかし、家族の考えは異なり、電話で「生きていてほしい」と説得した。女性はこれを受け入れたが、「命に関わることがあって寿命が終わったとしても、天命かなと思っていた」と複雑な心情をのぞかせた。「（心肺停止になっても）心臓マッサージはしてほしくありません」とも話した。

その後、女性の容体は悪化した。人工呼吸器の長期化もあって顔色が悪くなり、いかにも苦しそうだった。家族の心は揺れ始める。「本人が望まないのに、人工呼吸器を付けさせたのは間違いだったのではないか」。しかし、いったん人工呼吸器を装着すると、状態が改善しない状態で外すのは倫理的に難しい。

女性は、遠からず呼吸不全が進み、死に直面する可能性があった。その後の治療をどうするかを多職種倫理カンファレンスで検討したが、議論はかみ合わなかった。

全身管理を担当する救急科の医師は、気管を切り開いて呼吸しやすくする「気管切開」を主張した。「回復の可能性にかけるべきだ」とし、院内の倫理委員会に諮るよう提案した。

一方、内科系の医師、この症例では感染症科の医師は真っ向から反対した。本人は明確に意思表示をしているのだから、積極的な治療は行わず、もし重篤になるなら自然な形で最期を迎えさせた方がいいと考えていた。

揺れる家族の心情

家族はこの段階でも、複雑な心情を見せていた。

「気管切開をした場合、何年も生き延びるのか。本人の意識がしっかりして、何でこんなことをしたんやって言うんじゃないか。でも、息苦しいまま死ぬのはかわいそう」

「どうしよう。気管切開しない方がいいけれど、最後が苦しいのはかわいそう」

その後の展開は思いがけなかった。

女性は意識や呼吸が改善し、人工呼吸器を外せた。チューブが抜け、話せるようになった女性は「なんでこんなもん（人工呼吸器）付けたんや」と家族にぼやいたという。

ここまで来て、患者や家族、医療者の方針はやっと一致した。もし今後、女性の容体が悪化しても、人工呼吸器の再装着はせず、自然な経過に任せることを申し合わせた。意見一致の背景には、女性が病棟を移ったためカンファレンスのメンバーが変わったという事情があるにしても、議論を積み重ねた素地は大きかった。

1週間ほどたった後、女性の容体は再び悪化した。しかし、もう判断に迷いはなかった。女性は最後まで家族と言葉を交わし、穏やかな最期を迎えた。

カンファレンスの司会を務めたコロナ臨時病棟「1階西A病棟」の看護師長、飯塚瑞恵（現看護部副部長）は「患者と家族に近い看護師にとっては、両者に納得してもらえたことが何よりだった。意見の相違はあったけれど、粘り強く話し合えたことは財産になった」と振り返る。

異なる意見を認める

前述の家族とは、全く逆のケースもある。家族は積極的な治療を望まなかったが、患者本人は「何としても生きたい」と訴えた。本人が望み、実現の可能性があればそれが第一選択となるのは当然だ。重症だったその患者は、強い意志で回復し、退院したという。カンファレンスを通じて患者の意思を理解し、支えたことが奏功したともいえる。

多職種倫理カンファレンスは、コロナによる重症肺炎の患者が多かった感染第3波から5波まで開催されたが、その後は開かれなくなった。

「コロナ患者の診療を通じて多くの対立が生じつつ、価値の共有も進んだ。チーム力が確実に向上したと感じる」と話す医療者は多い。その土壌をつくった仕組みの一つが、多職種倫理カンファレンスともいえる。

その重要性は、コロナ以外の疾患でも変わらない。医療の幅を広げられるヒントがそこにある。

カクテル療法

２０２１年春の新型コロナウイルス感染「第４波」では、神戸市立医療センター中央市民病院のコロナ診療チームは悔しい思いをした。病床が逼迫《ひっぱく》し、命の危険がある患者を受け入れられないこともあった。

重症化する患者を１人でも減らそうと、内科の医師らは異例の往診を実施する。感染管理室長を務める感染症科医長、土井朝子自身も患者宅を回ったが、膨れ上がった自宅待機者のうち対応できたのはわずかだった。

デルタ株への備え

21年８月以降、再び感染者は増え始める。感染「第５波」の到来である。ウイルスは、英国由来の「アルファ株」からインド由来の「デルタ株」に置き換わった。海外のデータによると、デルタ株の毒性はアルファ株より強く、さらに感染力も高いと報告されていた。現に、インドでは多数の死者を出した。

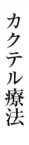

ただ、第5波では人間側が反転攻勢できる武器が出てきた。一つはコロナワクチン接種の本格化、そしてもう一つは「抗体カクテル療法」の登場だ。中和抗体薬のカシリビマブとイムデビマブを混合させた点滴薬で、厚生労働省が21年7月19日に特例承認した。

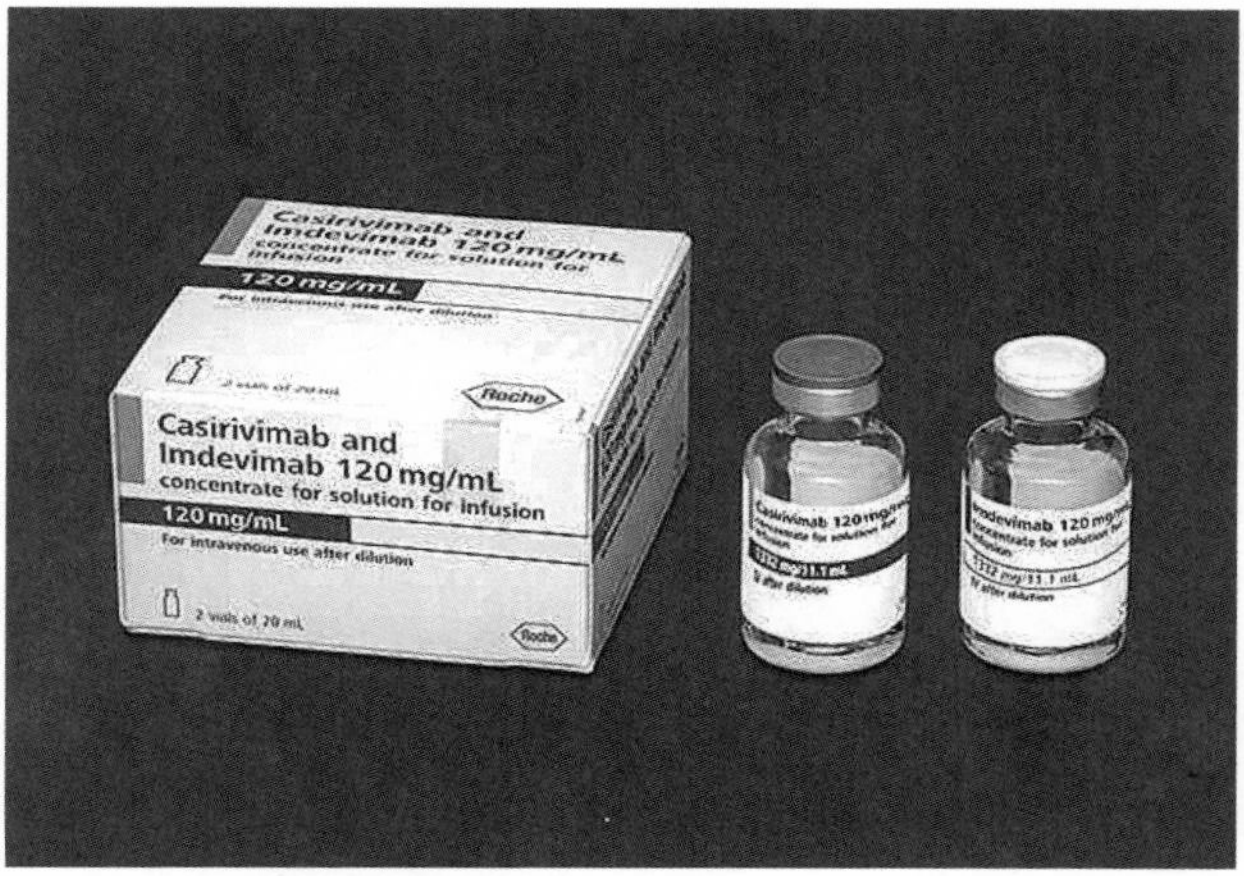

抗体カクテル療法に使う薬剤

対象は、50歳以上や基礎疾患があるなど重症化リスクの高い患者。海外の臨床試験では、入院や死亡のリスクを7割減らす効果があったとされる。

土井らは、なるべく多くの人に投与するための運用案を検討する。しかし、いくつか大きな制約があった。

まず、数に限りがあり、国が流通を管理している点だ。しかも、対象は入院患者に限定され、発症後7日以内に投与しなければならない。土井らは、中央市民病院に入院する患者に処方するだけでなく、外来のような形で病院へ来てもらって、多くの患者に打てないだろうか、と考えていた。

一方で、神戸市は宿泊型療養施設でのカクテル療法を検討していた。第4波では重症患者の急増に入院調整が追い付かず、自宅で亡くなる患者が相次いだことから、市健康局にも「何とかしたい」との意識があった。しかし、療養施設にいる患者を「入院」扱いできるかなど、解決すべき問題は多かった。

それなら、中央市民病院に来てもらえばいい――。病院と市が協議し、両者が連携する投薬プロジェクトがまとまった。コロナに対する人間の反撃開始である。

カクテル療法センター開設

土井と医事課は、神戸市と連携して運用計画を練り上げた。投薬を受ける患者は保健所がリスト化して前日に連絡し、病院側が登録と薬の発注を行う。患者は市の用意するバスなどで中央市民病院へ移動し、「一日入院」する。点滴を受けた患者はその日のうちに「退院」し、施設で療養を続ける。そうすれば、病院のコロナ病床46床が埋まっていても、入院患者の数にカウントされない。

患者に一日入院してもらう場所は、9階西病棟（9西）に決まった。当時は計45床ある病棟全体がレッドゾーン（感染区域）になっていたが、コロナ病床としての運用は原則、10床が限度だったため、空きベッドを点滴のために使える。病棟への移動は、救急外来近くから感染専用エレベーターで直行すれば、ほかの患者と動線が交わることはない。

医事課長の大西聡は「外来診療や入院病床への影響を最小限に抑えながら運用できるよう、コアメンバー会議などで検討を繰り返した」と振り返る。

21年8月27日、9西に「抗体カクテル療法センター」が開設される。運用開始時から、土井は手ごたえを感じていた。「重症化する人が3分の1に減るイメージ」と、当時の取材に答えている。

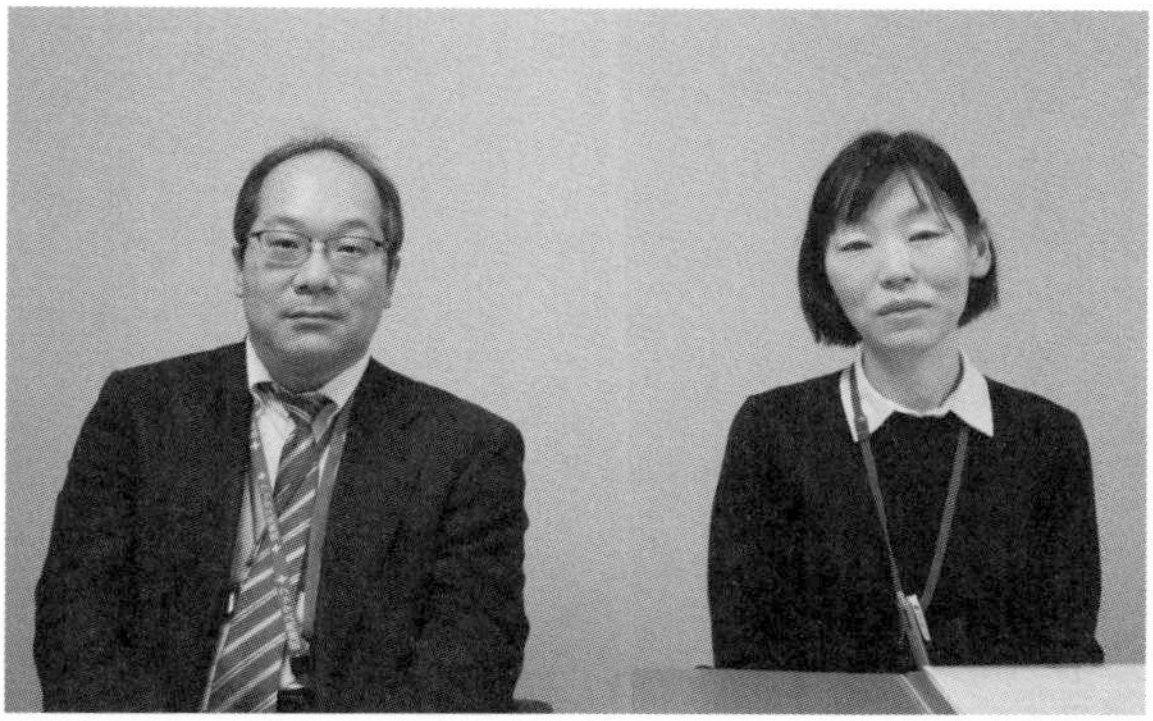

大西聡課長（左）と松永京子課長

来院する患者への対応は、医事課が担当した。

集合場所は、救急外来に近い駐車場。マスクにゴーグル姿の医事課スタッフが出迎え、専用エレベーターまで案内する。患者が9西に到着すると、待ち構えていた看護師が対応する。スタッフはなるべくしゃべらずに指示しようと、「車内でお待ちください」「名前を教えてください」などと書いたプレートを用意した。

しかし、一日で無駄だとあきらめた。中には集合場所で待機せず、直接病棟に入ろうとする患者もいた。

患者に対応した同課長補佐、松永京子（現地域医療推進課長）は「患者に予想外の行動が多く、臨機応変に対応せざるを得なかった」と話す。

重症化予防に効果

カクテル療法は1日当たり2人から開始し、10人まで増やした。人数に余裕があれば、地域の診療所の患者も受け付けた。9月末までの約1カ月間に１０１件実施し、患者の重症化防止に効果を挙げた。

中央市民病院の入院患者は、第4波では3人に1人以上が人工呼吸器を装着したが、第5波では5人に1人以下に減った。病院で亡くなったコロナ患者も、第4波に比べ4割程度に減っている。一番の要因はワクチン接種の進行だが、カクテル療法も追い風になったのは確かだ。民間の病院でも80を超える施設が導入する。

コロナとの闘いで、人間側が反撃に転じた格好だ。

カクテル療法は変異株「オミクロン株」が主流の感染「第6波」の到来で役割を終えたが、大きな節目になったと土井は強調する。「コロナの薬物療法を振り返ると、初期のステロイドとともに、カクテル療法の効果は非常に大きかった」

新しい薬剤を短い期間で集中的に投与できたのは、コロナとの闘いで培ってきたチーム医療のたまものでもあった。

頼れる助っ人

2021年5月4日。新型コロナウイルスの感染「第4波」が高まり、重症患者への対応に追われる神戸市立医療センター中央市民病院に、3人の看護師が到着した。いずれも厚生労働省の派遣制度で駆けつけた。その後も北海道から鹿児島まで全国の医療機関から応援の看護師が来院し、7月1日までに計20人に上った。派遣期間は2～4週間が中心で、多くは集中治療の経験が豊富なベテランだった。

ベテランから若手まで

秋田県の秋田大医学部付属病院から21年5月に派遣された看護師、籾山恵里菜は当時、神戸新聞の取材に対し「医療の余力は1ミリもない」と答えた。

重症病床が逼迫《ひっぱく》していたため、患者の病状が少しでも良くなればほかの患者のためにベッドを空けなくてはならず、人工呼吸器を付けたままの患者も別病棟に移した。「まだ治療が必要な人もどんどん出され、ベッドが空いた瞬間にまた全て埋まる。ここのスタッフは、元気になって口の管が抜かれた患者と話すことは恐らくない」。当時の記事には、中央市民病院の状況を語る籾山のコメントが紹介されている。

コロナとの闘いが１年余りに及び、スタッフが疲弊する中、ベテラン看護師の応援は心強かった。勤務体系も正規職員と同じで、夜勤もこなしてくれた。当時のコアメンバー会議の議事録にも「十分戦力になっている」と記されている。

当時、５年目だった中央市民病院の看護師、荒木大岳《ひろたか》は「不慣れな環境に来てくれているのに、自分たちが弱音を吐くわけにはいかないと思った。違った考え方も学べて、部署にとってプラスになった」と振り返る。

ベテランに交じって、若手の看護師も駆けつけた。当時、経験５年目の坂本陽《みなみ》は21年６月１日、長崎県大村市の国立病院機構長崎医療センター高度救命救急センターから派遣された。

最初は不安もあったが、すぐに溶け

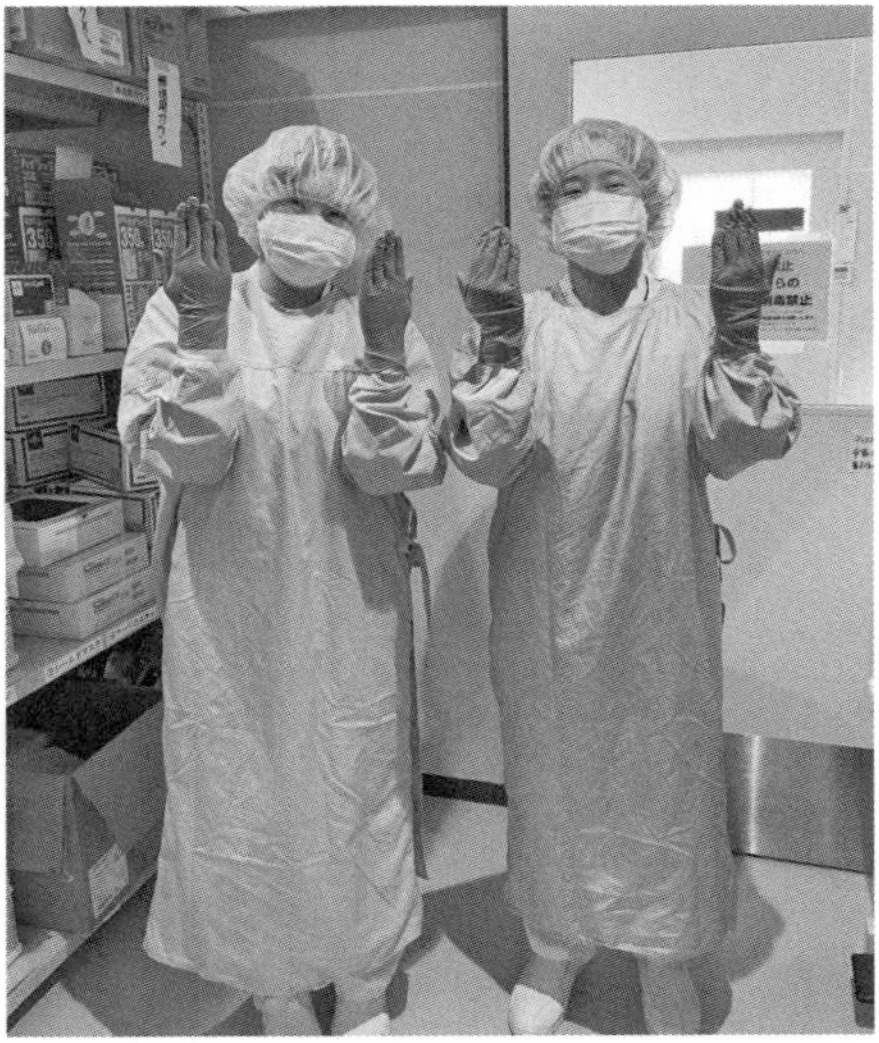
個人防護具を着けた坂本陽看護師（右）。同じく応援に駆け付けた国立病院機構茨城東病院の菊池結衣看護師と共に＝2021年６月（坂本看護師提供）

込んだ。「担当者が代わっても質を落とさない」というチーム医療の理念が印象に残った。理想の看護について、病院の垣根を越えて熱く語り合ったことも忘れられない。

坂本は現在、山でけがをしたり高山病になったりした人への対応や山岳救助に従事している。モルドバやトルコなどの災害現場にも駆け付け、救援活動に取り組む。中央市民病院で学んだチーム医療の精神が、現場での活力に生かされている。

本当に医師?

派遣の看護師たちが中央市民病院で奮闘していたころ、京都ではコロナ患者を支援する在宅医療チームが活動を本格化させていた。その名も「KISA2(きさつ)隊」。感染「第3波」から「第5波」にかけて京都を中心に実績を積んだメンバーは、神戸の窮状を知る。

「何とかしないと」。KISA2隊を結成した医師、守上佳樹には、多感な頃を神戸で過ごした思い出がある。22年1月31日、守上はメンバーの徳田嘉仁と共に中央市民病院を訪問する。

「怪しげな人たちやな」

アポなしで訪ねてきた守上と徳田を見て、地域医療推進課長の米谷久美子(現神戸市地域医療課長・医療介護連携担当）はいぶかった。２人は「コロナで困っている人たちを助けたい」と話し、総合内科の医師に知り合いがいるというが、「チャラい」印象で医師には見えにくい。１人は名刺を持っていなかった。

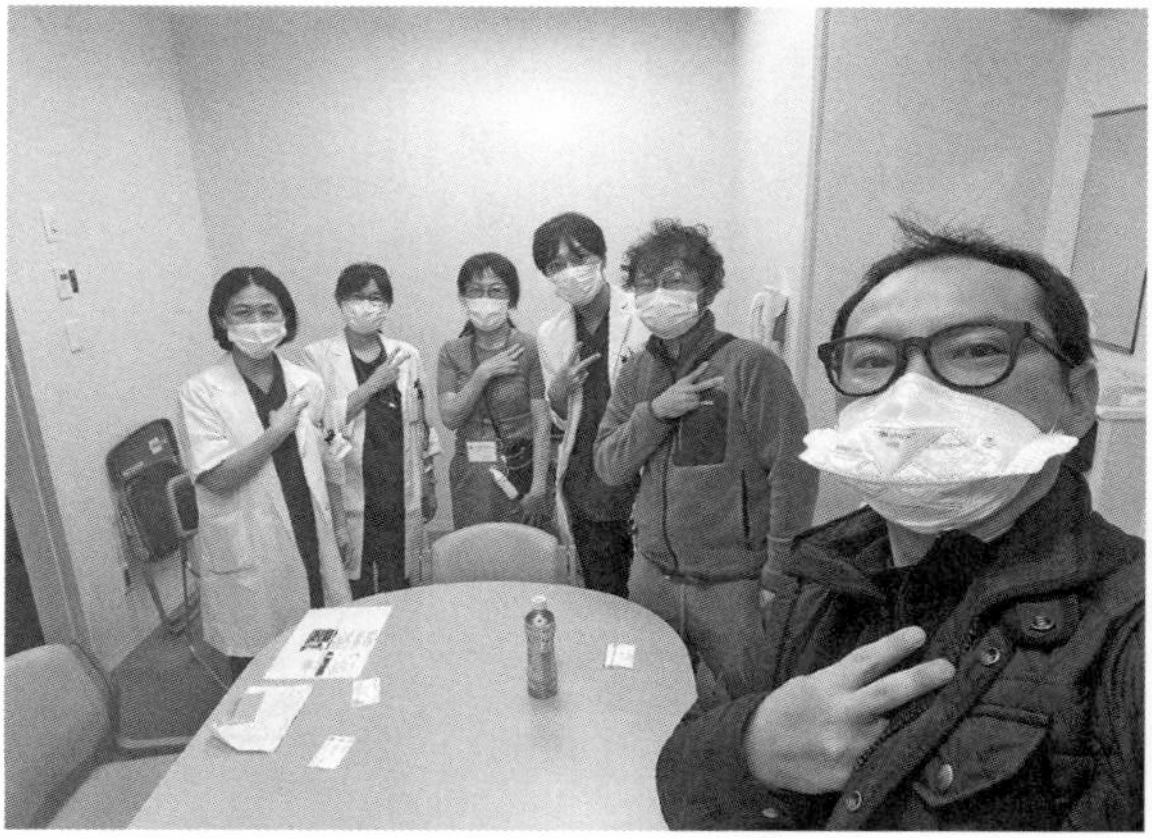

中央市民病院を訪れたＫＩＳＡ２隊の守上佳樹医師（右端）と徳田嘉仁医師（右から２番目）。対応した医師らとポーズを決める＝22年１月（守上医師提供）

外部の医療機関との連携窓口を担う米谷は、コロナ診療を担当する内科医たちと対応する。２人は「在宅患者を診療チームで訪問します。困ったときはぜひ相談を」とアピール。中指と人さし指を立てるＫＩＳＡ２隊のポーズを取るよう全員に求め、その様子を撮影した。ポーズには「心に平和（ピース）を」の意味が込められているという。

「やっぱり怪しい」。米谷は眉をひそめた。ところが、米谷の予想に反してこの２人は活躍する。

難病患者らを支援

守上らがＫＩＳＡ２隊を京都で発足させたのは２０２１年２月。在宅で入院を待つコロナ患者に、医療を届けたいと思った。コロナ以前から訪問診療を展開していた守上は、医師会や行政、若手医師らを巻き込み、24時間訪問できる体制を築いた。

中央市民病院を訪ねた日、守上らはすでに神戸市内の現場を回っていた。インターネットの情報を基に、コロナ患者に対応できる訪問看護ステーションに協力を要請。中央市民病院の医師からも情報収集し、任務遂行のための準備を整えていた。

脳神経内科部長の川本未知は、神経難病の患者数人への訪問を依頼した。体を動かすこともままならず、訪問介護などの支援が欠かせないが、コロナに感染すると対応してもらえなくなることが多い。当時はまだ、コロナ患者を訪問診療する開業医は少なかった。

守上らは重症化を防ぐ薬を処方し、看護師らと連携して日常の介助体制を立て直した。

中央市民病院では当時、コロナ病床の満床が続いていた。かかりつけの患者ですら、受け入れが難しい。低出生体重児を含む家族全員の診療を守上に依頼するケースもあった。

川本は「在宅サービスがないと生活できない人たちの命を支えてもらった。非常に助かった」と振り返る。

ＫＩＳＡ２隊が神戸で活動したのは21年2月4日～3月3日。中央市民病院以外の患者も含め約30人を診療し、訪問回数は１５０回を超えた。

その頃は感染「第6波」のまっただ中だった。変異株の「オミクロン株」に置き換わり、感染者の数は爆発的に増えていた。その時の中央市民病院の対応は、第5章で詳しく紹介する。

ＫＩＳＡ２隊は近畿に加え、秋田、埼玉、大分にも活動エリアを広げていく。コロナの分類が5類になった後も感染拡大が懸念される中、守上は「自宅でも安心して療養できる体制を全国につくりたい。そうすれば『ウィズコロナ』が現実的になっていくと思う」と話す。

やまぬ支援

２０２０年10月５日、神戸市立医療センター中央市民病院に宅急便で厚紙封筒が届いた。宛先は総合内科で、移転前の旧中央市民病院の住所が書かれている。送り主には女性の名前が漢字で記され、神戸市北区の住所が番地まで記入されていた。

謎の５００万円

経営企画課が総合内科に照会したが、受診の履歴はなかったため、封を開けずに返送した。しかし、４日後に宛先不明で返ってきた。

職員が封筒を開けると、現金３００万円と２００万円が入った茶封筒が二つ。中には手紙もあり、〈死にゆくものにお金は不要　役立てて下さい　匿名希望〉とだけ書かれてあった。同課は病院の弁護士、警察に相談し、寄付の意思が読み取れるとして最終的に受け取ることにした。現金は、小児科の診療や研究、個人防護具（ＰＰＥ）の購入などに充てられた。

応援ファンド

公益財団法人こうべ市民福祉振興協会は、市民や企業からの寄付を受け付ける「こうべ医療者応援ファンド」をつくった。最前線で奮闘する医療従事者を見続けてきた神戸市民病院機構理事長の橋本信夫が、感謝と連帯の気持ちを形にするため、実現を強く望んだ。

受け付けを終えた2023年3月までに、4188件約8億1340万円の寄付が集まり、中央市民病院などの医療従事者への支援に使われた。橋本はファンドのウェブサイトで「多くの皆様から信頼と期待をお寄せいただいたことは、最前線で奮闘する職員を勇気付けるとともに、大きな励みとなりました」と感謝のメッセージを発信している。

中央市民病院への直接の寄付もあった。2020年度の寄付は現金だけでも1億円を超えた。

経営企画課長の六田晋介は「ご支援いただける人が非常に多いことを実感し、市民の信頼に応えていかなければならないと気を引き締めた」と語る。

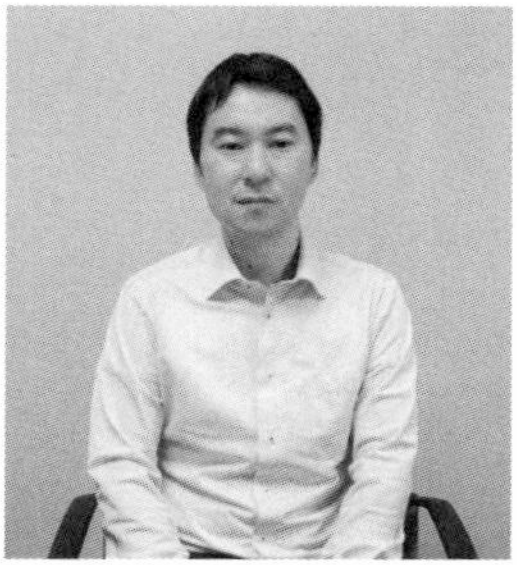

六田晋介課長

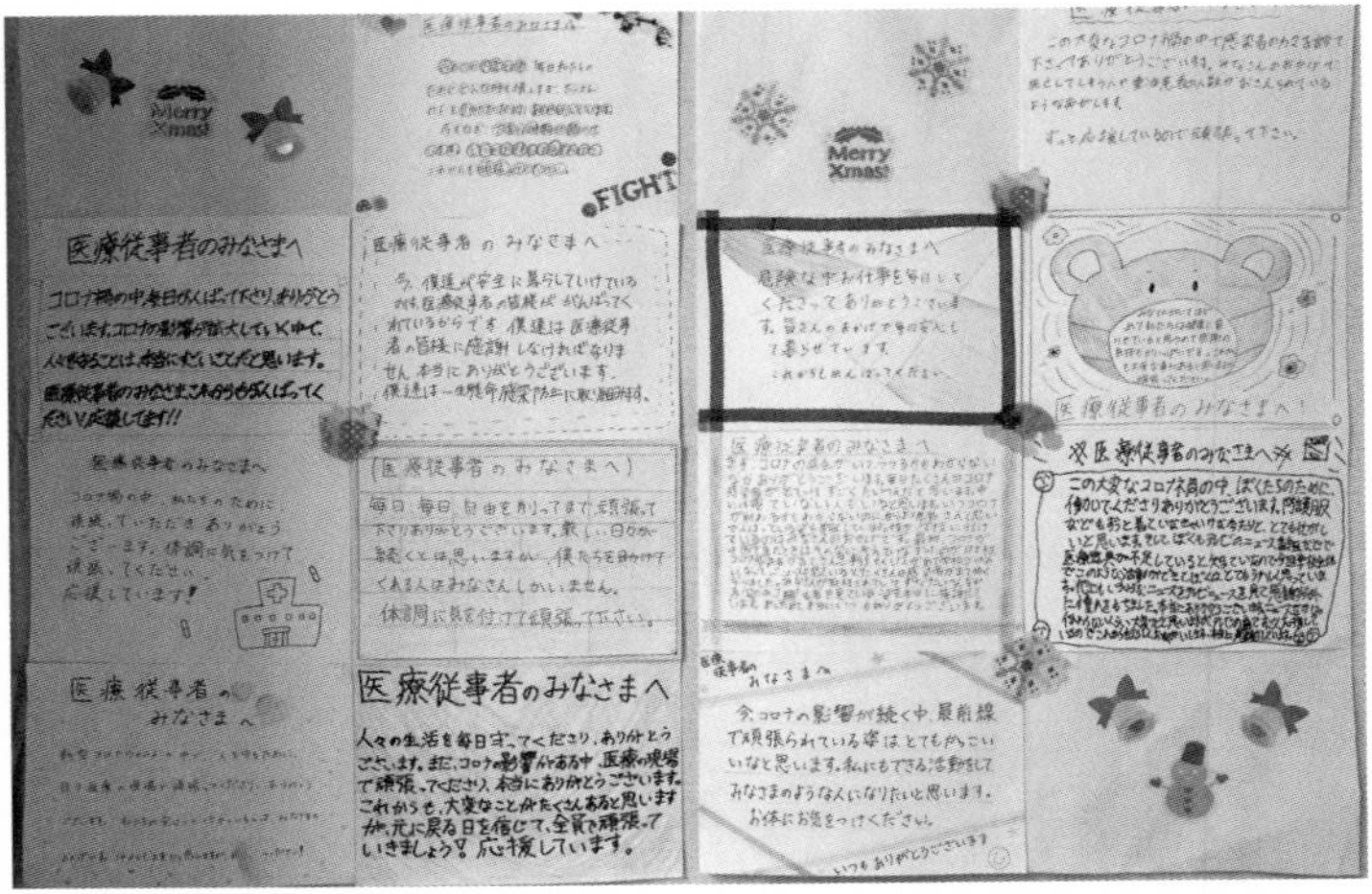

コロナ臨時病棟に張られた応援のメッセージ

激励の言葉

激励や感謝の言葉をつづった手紙やはがき、メールなども数多く寄せられた。ポートライナー三宮駅では、声援を書き込む掲示板が日々更新された。かつて中央市民病院で診療を受けた市民らの心のこもった言葉が医療従事者を勇気づけた。

コロナ患者をケアする看護師らが中傷や差別を受けていることがメディアで報じられると、不当な扱いに怒り、スタッフを気遣うメッセージが急増した。

子どもたちの心温まるメッセージも目立った。

神戸市東灘区、渦が森小学校の4年生は、学年全体で手紙を書いた。医療従事者への感謝とともに、「私たちもじしゅくをつづけます」「ぼくたちも、これから三みつを作らず、少しでもたいさくしていきたい」など、不自由な生活にも負けない気持ちを込めた。

４～12歳の９人が連名でつづったメッセージカードも届いた。折り紙の作品をたくさん貼り、「おうえんしています」「ごはんをいっぱいたべてがんばって下さい」「わたしはこれから手あらいうがいをしっかりします」などのかわいい言葉を添えている。

物資の支援

コロナの流行初期、中央市民病院でも医療用の物資などが不足していることが報じられる

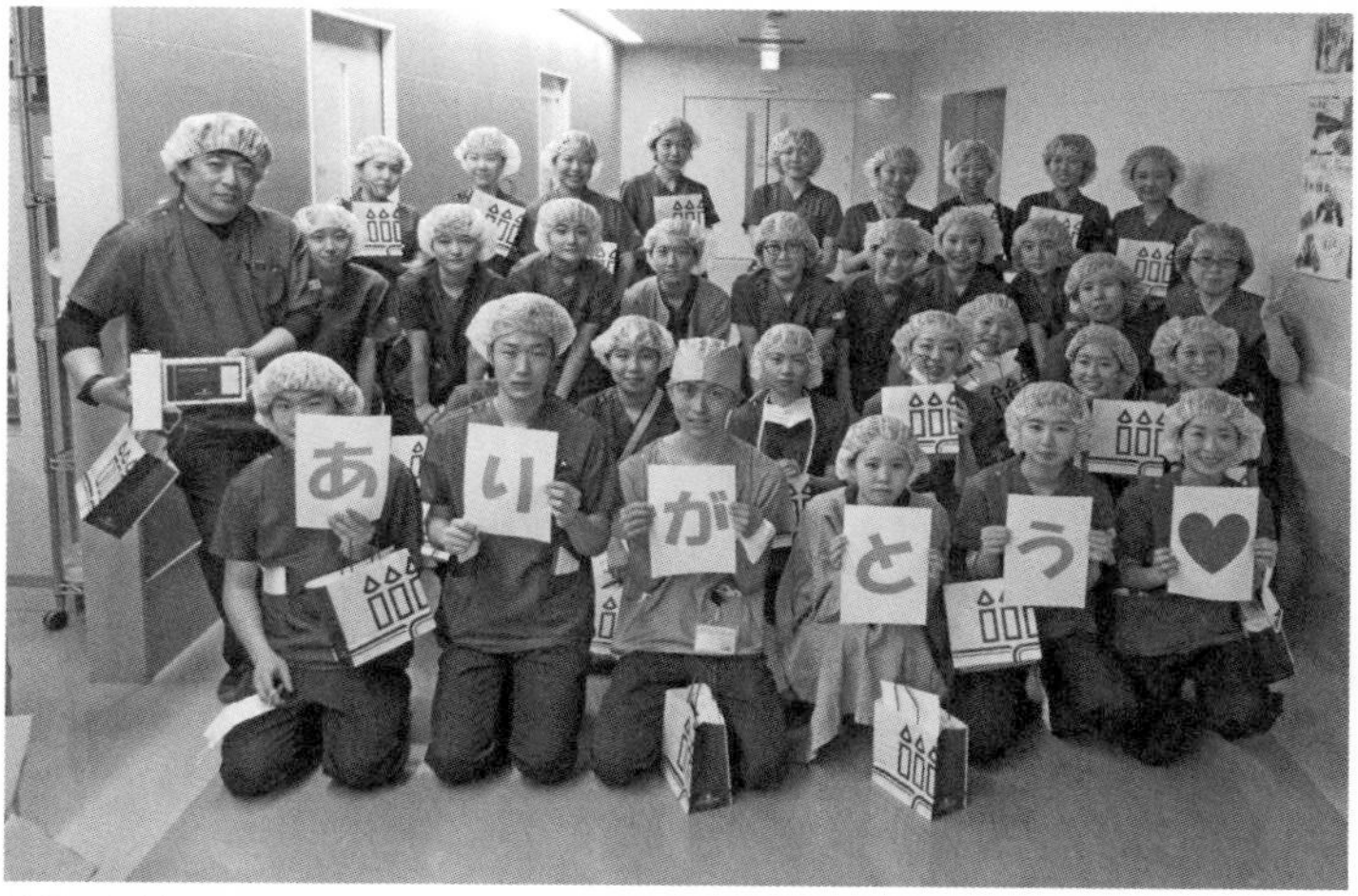

市民の応援にお礼のメッセージを発信する中央市民病院の職員（同病院提供）

と、現物を届ける人が相次いだ。

突出して多かったのはマスクだ。同病院では医療業務用のサージカルマスク、気密性の高いＮ95マスクがともに不足し、寄付されたマスクは早速、現場で重宝された。ゴーグルなどもそのまま、医師らが活用した。

レインコートの寄付も多かった。ＰＰＥが不足した時期には、看護師らが患者の搬送時などに使った。胸の部分が開いているため、前後逆に着用した。心理面での安心感があったという。

経営企画課経営戦略係長の高丸啓（現神戸市農水産課係長）は「いろいろな場所を回り、病院のために物資を購入して寄付いただいた方もいた。この病院の立ち位置や期待感を感じた」と話す。

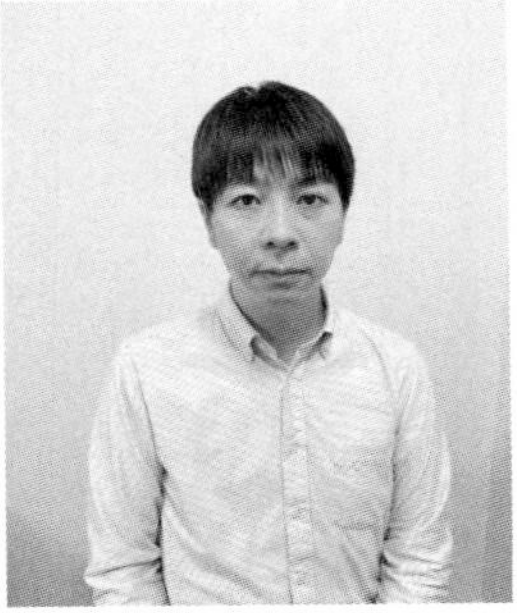

高丸啓係長

寄付の申し出の中には、生菓子や花束、布マスクなど受け取れないものもあった。事務局長の一安顕昭（現こうべ未来都市機構常務取締役）はそれでもうれしかったという。

「院内感染などで病院の雰囲気が沈んだ時期もあった。温かい心遣いが本当にありがたかった」と述懐する。

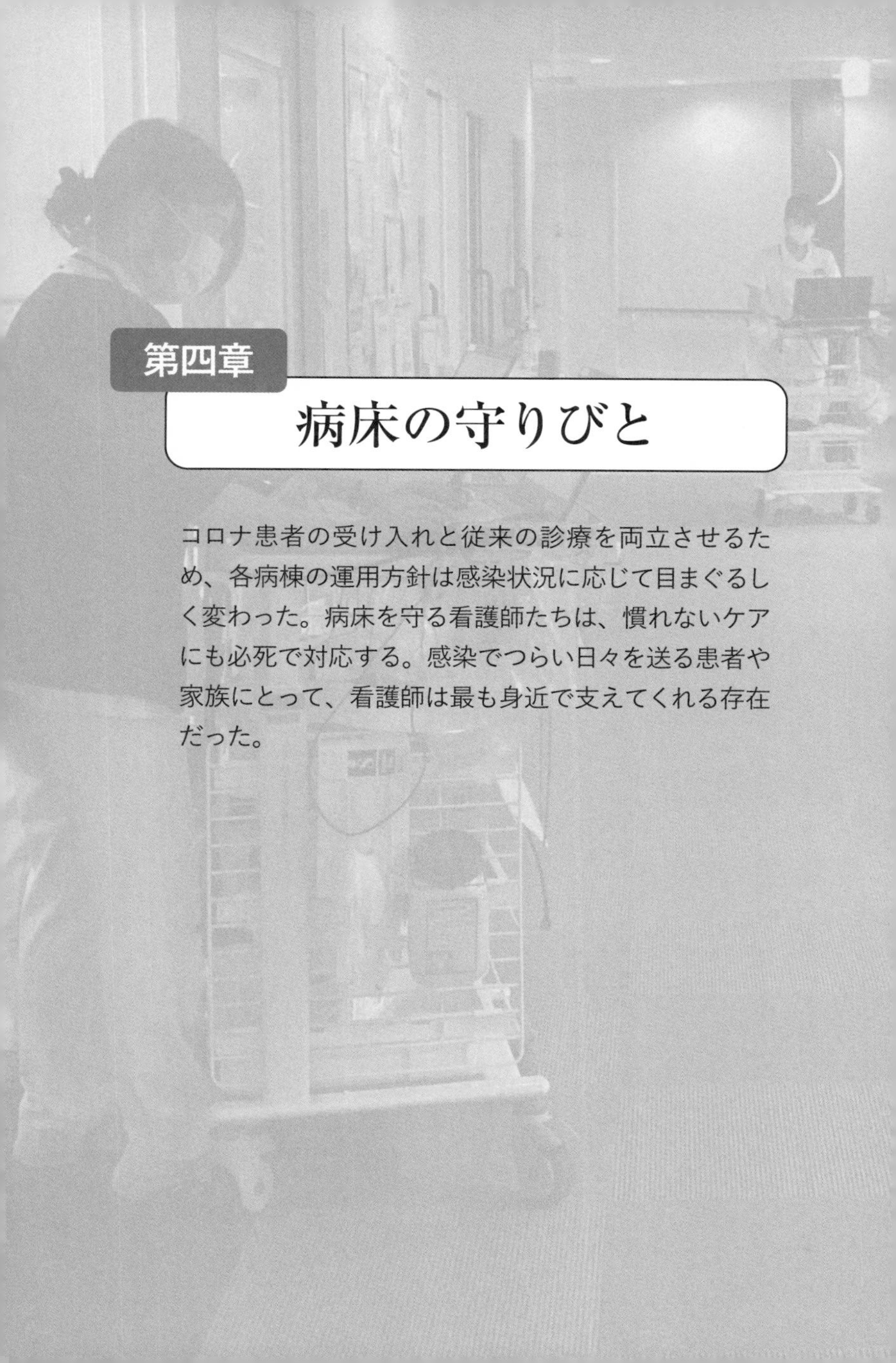

第四章

病床の守りびと

コロナ患者の受け入れと従来の診療を両立させるため、各病棟の運用方針は感染状況に応じて目まぐるしく変わった。病床を守る看護師たちは、慣れないケアにも必死で対応する。感染でつらい日々を送る患者や家族にとって、看護師は最も身近で支えてくれる存在だった。

病棟調整

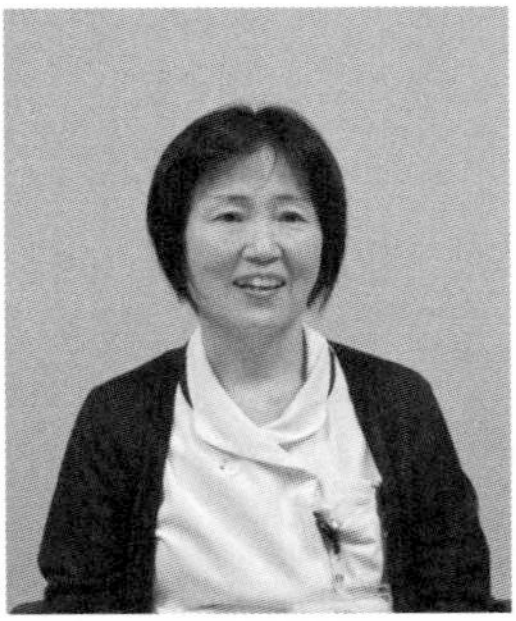
藤原のり子副院長

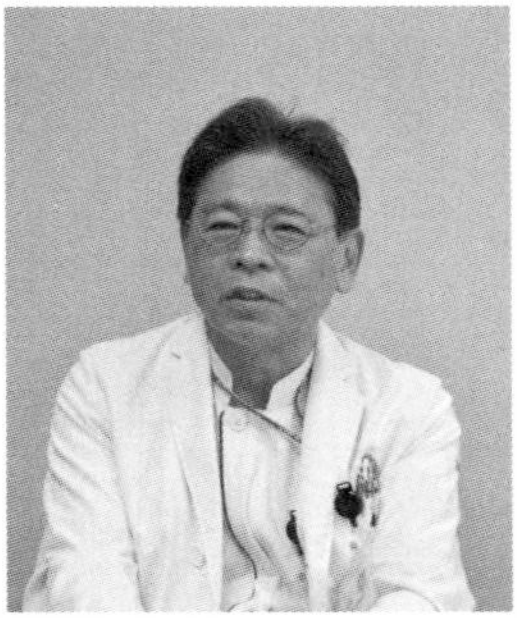
猪熊哲朗副院長

「そろそろ９西（９階西病棟）をレッド（感染区域）運用に変更しないといけなさそうですね」

神戸市立医療センター中央市民病院の副院長兼看護部長、藤原のり子が切り出す。２０２２年初冬、感染「第８波」が高まりを見せていた。

「そうですね。感染者がだいぶ増えてきました」

副院長兼消化器内科部長の猪熊哲朗が応じる。

２人は新型コロナウイルスの流行に合わせ、各病棟のゾーニング（感染、非感染の区分け）や入院患者、スタッフの増減などを調整する役目を担っている。コロナ患者の診療と従来の診療とのバランスを図る「司令塔」だ。

調整案は、病棟調整会議で検討した後、院内のコロナ対策を検討するコアメンバー会議に諮る。了承を得られれば、準備期間を経て患者らの移動が始まる。

両立を模索

中央市民病院は流行初期や院内感染の発覚後、コロナの重症患者の診療を最優先する方針を打ち出した。しかし、これまで重篤な患者向けの３次救急や高度先進医療を担ってきたベテラン医師らから反発の声が上がった。院長の木原康樹は、従来の診療とコロナ重症患者の診療の両方で「最後のとりで」を目指す方針にかじを切った。

両立のためには、コロナ流行の高まりに応じて重症患者に対応できる人材を集め、波が引けば通常の体制に戻す必要がある。藤原や猪熊らは、感染状況のレベルに合わせ、診療機能や看護師の配置を変動させる体制表を作成した。

最大のポイントは、集中治療室（ＩＣＵ）の弾力的な運用である。

中央市民病院には、ＩＣＵが２種類ある。一つは本館４階にある総合集中治療室（ＧＩＣＵ）。大きな手術後の患者や、入院中に病状が急変した患者らを受け入れる。もう一つは本館１階にある救急集中治療室（ＥＩＣＵ）。救急車で運ばれてきた重症患者らを収容する。

体制表では、コロナの重症患者はＥＩＣＵ、３次救急の患者と大きな手術後の患者などはいずれもＧＩＣＵで受け入れるのが基本路線だ。

四つのレベル分け

人工呼吸器を付けたコロナ重症患者が１～２人の「レベル１」になると、コロナ重症患者はＥＩＣＵで受け入れる。本来はＥＩＣＵで受け持つ３次救急患者はＧＩＣＵで受け入れ、ＥＩＣＵのスタッフが救急患者の看護をサポートするためＧＩＣＵへ応援に入る。これに伴い予定手術の制限が始まる。

人工呼吸器の装着患者３～５人の「レベル２」では、各病棟の集中治療経験者がコロナ重症患者を収容するＥＩＣＵへ応援に入る。

人工呼吸器の装着患者６～11人の「レベル３」では、ＧＩＣＵの看護師もＥＩＣＵへ応援に入る。ＧＩＣＵを使う大手術や３次救急の受け入れは大幅に制限される。

人工呼吸器の装着患者12～14人の「レベル４」では、病院全体の機能を落としてコロナの診療に注力する。３次救急はコロナ重症患者に限って受け入れ、外来や予定手術も停止する。

コロナ患者専用の臨時病棟「１階西Ａ・Ｂ」が開設された２０２０年11月以降は、「感染症ＩＣＵ」も加えた三つのＩＣＵを運用する形になった。４段階の感染レベルに応じて体制を決めたが、感染「第４波」では人工呼吸器を付けた重症患者が20人に達し、想定を超える綱渡りの状況となった。

１対１看護

通常、重症患者を受け入れるＩＣＵは、患者２人に対し看護師１人の「２対１看護」が基準となっている。ところが、第４波の途中までは、人工呼吸器を付けたコロナ患者には、患者１人に看護師１人の「１対１看護」で対応した。

重症のコロナ患者の看護には、なぜそれだけの人員が必要なのだろうか。

まず感染防御の問題がある。ガウンや手袋、キャップなどの個人防護具（ＰＰＥ）を全て着けてケアに当たるのは心身の負担が大きい。また、感染防止のためレッドゾーンに入りっぱなしになるのは避ける必要があり、交代の人員も必要だ。

人工呼吸器のトラブルを防ぐために首の向きを変えたり、体の向きを変えて床ずれを防いだりするケアも欠かせない。呼吸状態の悪い患者をうつ伏せにする「腹臥《ふくが》位療法」は、医師を含め５人以上を要する重労働だ。病状急変の恐れがあるため、深夜も緊張を強いられる。

早朝には鎮静剤などを減らして患者を覚醒させ、意識や呼吸の状態が安定していれば人工呼吸器を外すことを検討する。ただ、覚醒時は落ち着かない状態になる患者が多く、気管チューブを患者自身が引き抜くなどのトラブルも相次ぐ。

「重症のコロナ患者が多かった第4波までは、看護師の安全確保や負担軽減を考えると、1対1看護が必要不可欠だった」と藤原は強調する。

1床につき8人

1対1看護を24時間実施した場合、どれだけのスタッフが必要になるのだろうか。

藤原によると、休みなどの交代要員を考慮すれば1床につき1日当たり8人が必要という。しかも、人工呼吸器の管理が難しいため、集中治療の経験がある看護師でないと対応できない。コロナ重症患者をケアするEICUの看護師は定員50人強。第4波で人工呼吸器を付けた患者が20人に達した時期は、経験者が160人必要になる計算だ。EICUのスタッフだけでは到底足りず、GICUの看護師らも投入することになる。

「それでも足らないので、一般病棟の看護師らにも集中治療の経験を積ませ、育てながら要員を増やしていった」と藤原は内情を説明する。綱渡りの運営は、ICU以外の病棟にも大きな負担をもたらすことになったが、それについては別項で紹介する。

看護師の必要人数を踏まえ、藤原と猪熊は病棟調整案を練り上げる。猪熊は「われわれの役目は、安全に診療できる環境や場所をいかに準備するかだ。それを調整の中心に置いてきた」と強調する。

暗黙のルール

臨時病棟の1西Aは、コロナ重症患者の数に応じて開いたり閉じたりする。「人工呼吸器を付けた患者が4人以上になれば開設」という暗黙のルールがあるという。それまでは、重症患者は救命救急センターの心臓疾患集中治療室（CCU）などに収容する。だが、目安を決めていても判断は悩ましい。1西Aを開くとEICUの医師や看護師を多数配置する必要があり、救急の受け入れを制限せざるを得ない。

「救急の『最後のとりで』の機能を縮小するのが本当に正解なのか、何とか維持できないのか、といつも

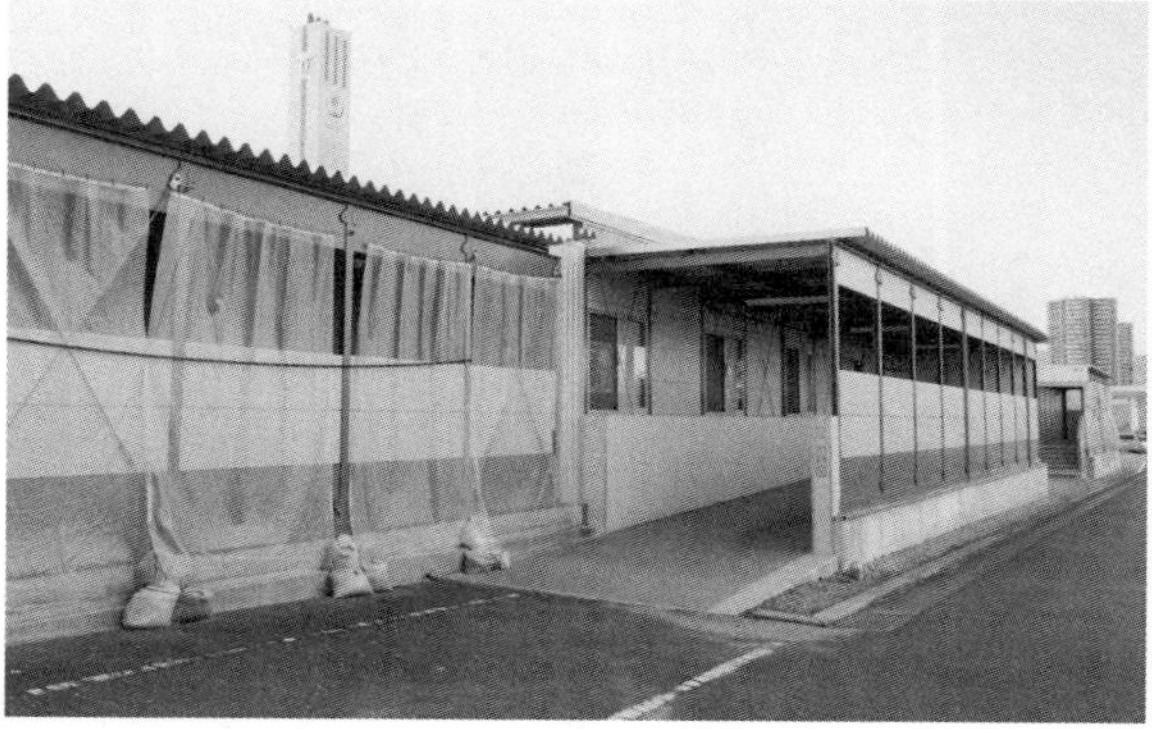

コロナの臨時病棟をいつ開設するか。救急制限につながるだけに判断は難しい

自問している」と藤原は打ち明ける。

コロナ臨時病棟の1西Aと1西Bは、大規模な院内感染の教訓を踏まえ、本館の外に出す形で整備された。定員はAが14床、Bが22床の計36床。加えて、9西の感染症病床10床で、軽症患者を中心に受け入れることになった。9西にコロナ患者が1人でも入ったら、45床ある病棟全体をレッドゾーン（感染区域）とし、一般の患者は他の病棟へ移すことになる。

9西は、コロナの流行に応じてレッド（感染）にしたりホワイト（非感染）にしたり目まぐるしく変え、流行時と非流行時の「調整弁」とした。臨時病棟ができて9西の看護師全員が1西Bへ移った際、代わりに9西を担当したのは5階南病棟（5南）の看護師たちだった。突然、調整弁を担わされたスタッフの労苦については後述する。

重症肺炎の減少

新型コロナウイルスが変異株「オミクロン株」に置き換わった感染「第6波」以降、感染者は爆発的に増えたものの、重症肺炎の患者は減った。人工呼吸器を付けた患者を受け入れてきた1西Aは、感染「第7波」が下火になり始めた2022年9月5日に閉鎖されて以来、一度も開設されていない。

オミクロン株は感染力が高いため、感染や濃厚接触による職員の欠勤が相次いだ。発熱外来の開設もあって人員が払底し、救急外来を制限した時期もあったが、第４波までの医療逼《ひっ》迫《ぱく》とは性質が違っていた。

中央市民病院は、感染の波によって異なる課題に対応しながら、コロナの重症患者の受け入れと従来の診療を追求してきた。両立を成り立たせた原動力は、「断わらない救急」や「最後のとりで」の機能を支えてきた病棟調整力に負うところが大きい。

ベッドコントローラー

神戸市立医療センター中央市民病院のベッドコントローラー、寺坂恵美の朝は早い。夜のうちに救急車で運ばれ、外来の仮ベッドで待機している患者を適切な病棟に移さなければならない。空き病床を把握し、患者を入院させるのが寺坂の仕事だ。その調整能力は、新型コロナウイルス禍の３年余り、格段に重要さを増した。

「今日は予定通り、２床空きそう?」

寺坂は各病棟の看護師長に連絡し、患者の受け入れ先を次々と決めていく。

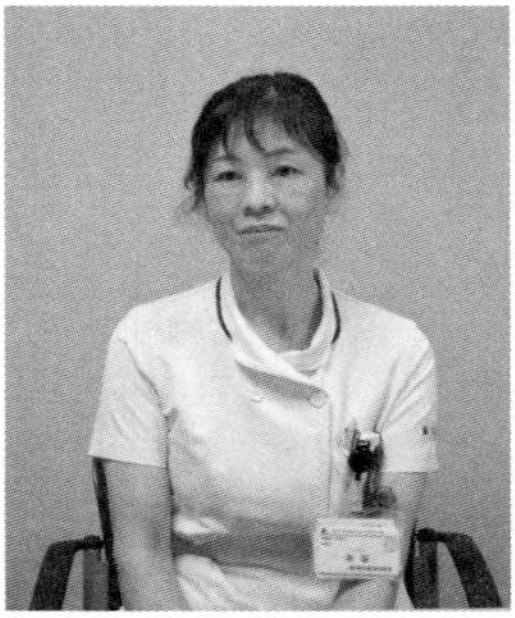
寺坂恵美副部長

２０２２年秋以降の感染「第８波」では、変異株「オミクロン株」の派生型による患者急増で救急が逼迫《ひっぱく》し、10人以上の患者が待機する日が続いた。「多くの患者さんが待っていると、精神的につらい」と振り返る。

救急患者は昼夜を問わずやって来る。そのたびに院内の７６８床のどこかに空き病床を見つけ出し、患者を入院させる。それがベッドコントローラーの使命であり、「断わらない救急」や「最後のとりで」の原動力となっている。中央市民病院が独自に置くこの役割は、コロナ患者の受け入れと従来の救急・高度医療との両立も支えてきた。

外来を受診した患者の入院依頼も担当医師からある。心臓疾患や脳卒中の患者、妊産婦などを受け入れる「ホットライン」の担当科からも、空き病床の照会がある。ホットラインは中央市民病院でないと対応が難しい患者らの「命綱」だけに、受け入れの優先度は高い。

外部から転院の依頼があった際も、寺坂に空床状況の問い合わせが入ってくる。調整にかける労力は膨大で、「1日があっという間に終わってしまう」と話す。

欠かせぬ情報収集

入院調整の合間を縫って、院内の情報を収集するのも欠かせない業務だ。カルテを読み込み、患者の回復状況を把握する。続いて各病棟を回る。「それぞれの部署の雰囲気や状況を体感し、それをベッドコントロールに生かします」

例えば、病状が不安定な患者や介護度の高い患者は、人員が手薄な病棟には送らないようにする。認知症で徘徊を繰り返す患者を救急病棟にとどめ置くケースもある。救急病棟の配置基準は患者4人に看護師1人の「4対1看護」。患者7人に看護師1人の「7対1看護」

の一般病棟では対応が難しいためだ。

公平性と配慮は、ベッドコントロールの上で大切な要素という。「私も人間だし、相手も人間。どうすれば患者の安全を守れるか、どうしたら患者を受け入れられるかを、人間対人間で一緒に考えている」と寺坂は話す。その積み重ねが病棟との信頼関係を築き、患者を受け入れようとする意欲を高める。

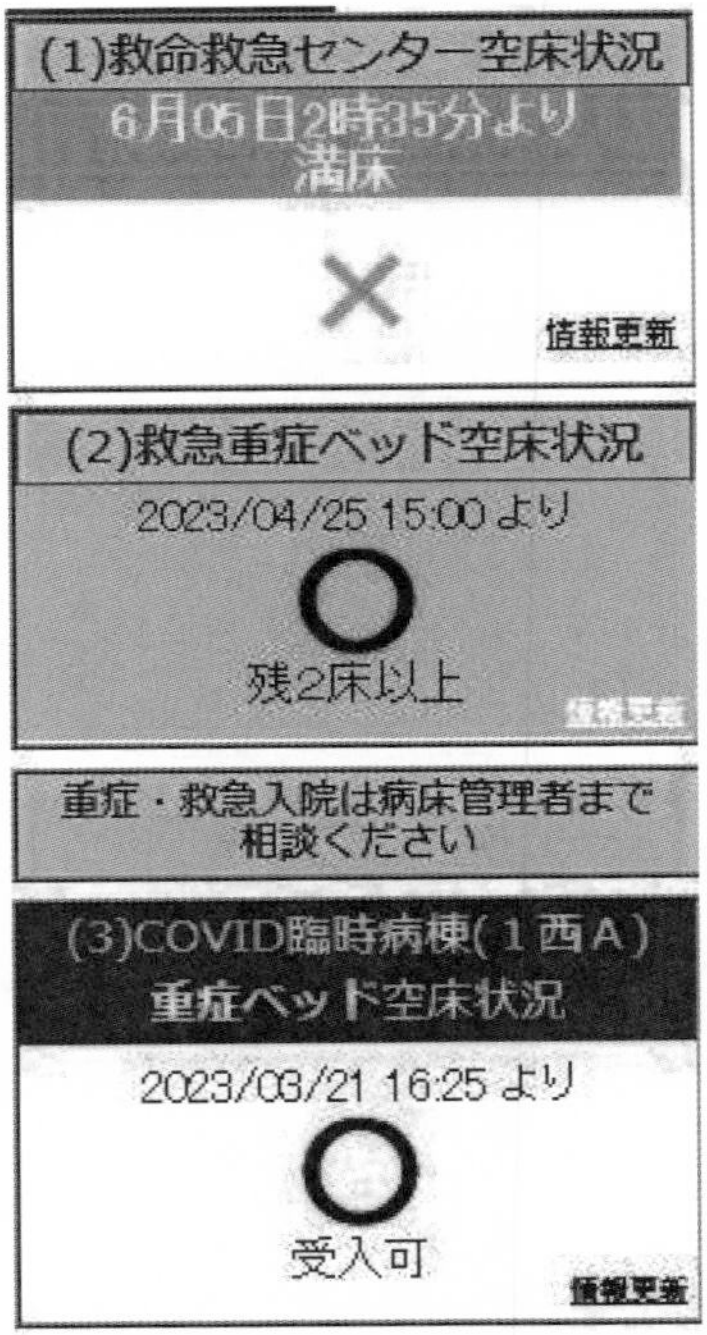

中央市民病院で活用されている空床状況表示

4代目コントローラー

ベッドコントローラーは、２０１１年の病院移転による病床の大幅削減を機に、患者の受け入れを効率化するために置かれた専門職だ。副部長の肩書を持つベテラン看護師が代々担い、寺坂は20年４月、４代目に就任した。導入以前は、医師が病棟の看護師長と直接交渉していた。中央市民病院の救命救急センターは、全ての救急患者に救急科が初期対応する「ER型」を採用し、受け入れ率の高さや高度医療につなぐ機能性で22年度まで9年連続日本一の評価を得ている。ベッドコントローラーはその立役者の一人といえる。

コロナ禍では、流行によってコロナ患者のベッド数を増減し、重篤な患者向けの3次救急や高度先進医療と両立させる方針が取られた。病棟調整を担当する両副院長、猪熊哲朗と藤原のり子の要請に、寺坂はベッドコントロールの技で応える。

9階西病棟（9西）は、コロナの流行時と非流行時の「調整弁」として使われ、レッドゾーン（感染区域）になったりホワイトゾーン（非感染区域）になったりを繰り返す。ホワイトからレッドへの変更が決まると、多数の患者を一般病棟などへ移さなければならない。カルテを読み込んで基礎疾患を把握し、経過や退院見込みも予想しながら、9西患者の受け入れ先を決めていく。「病状が悪くなっていく患者を、一般病棟に移すわけにはいかない。どこに行くのが安全かを常に考えています」

院内感染が起きた際は、感染者と接触のあった患者はオレンジ（濃厚接触）やグレー（感染疑い）として扱われる。その収容先の確保も悩ましい。コロナ陽性から陰性になった患者の収容先も考えておく必要がある。

綱渡りの対応

感染「第4波」では、入院の必要な患者が自宅で亡くなった。中央市民病院はコロナ病床の上限を46床に制限したが、寺坂は神戸市保健所の担当者から「上限を超えて受け入れてほしい」と何度も懇願された。一般病床であれば、調整次第で空きベッドを生み出せるが、コロナの病床はどうしようもなかった。

「救急を制限してコロナの重症患者を受け入れているのに、それすら断らなければならない。ベッドコントローラーとして、これほどつらいことはなかった」と振り返る。

ある夜、来院した男性の感染が判明したが、コロナの病床は全て埋まっていた。男性は人工呼吸器が必要な状態で、入院を断るわけにもいかない。

寺坂は苦肉の対応を取る。コロナ病棟に、日付が変われば隔離が解除される患者がいた。その人に無理をお願いした。午前0時をもって他の病棟へ移ってもらい、男性を受け入れた。

コロナ禍は、ありったけの知恵を振り絞る3年間だった。

「患者の安全、働くスタッフの安全、当院の使命・役割、すべての重みがベッドコントロールにかかっている」

病床が逼迫し苦悩する中でも、寺坂はこの信念に支えられた。

赤と白

神戸市立医療センター中央市民病院の9階西病棟（9西）には、2冊の分厚いファイルがある。1冊は、新型コロナウイルス感染症の患者に対応するためのマニュアル。もう一冊は、コロナ以外の患者に対応するためのものだ。

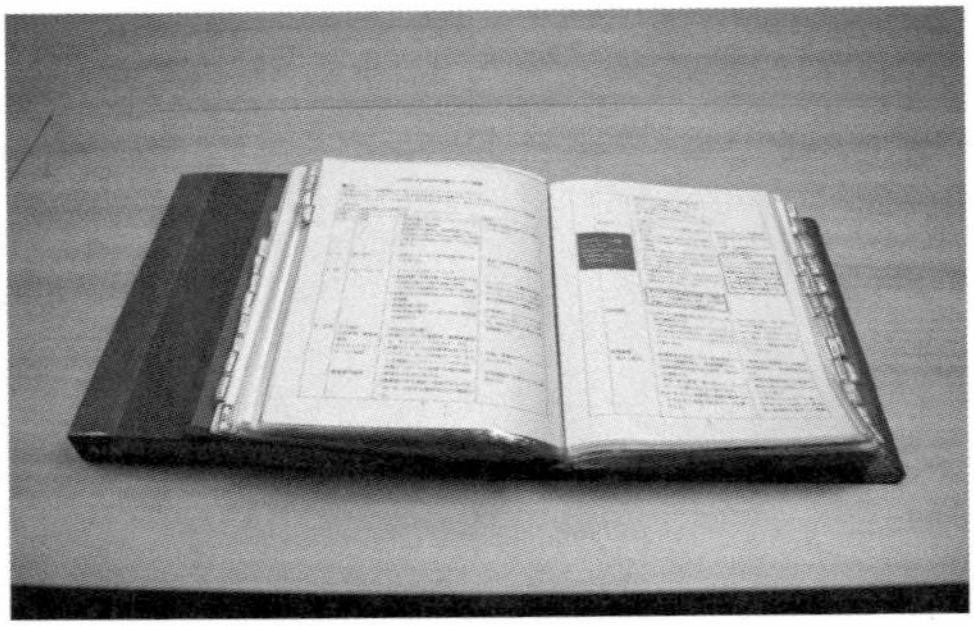

9西にある2種類のマニュアル

コロナ対応のマニュアルを開いてみる。日勤や夜勤のリーダーの業務、入院の基準や退院の手順、患者が亡くなった場合の注意点など、誰が見ても分かるよう詳しい説明がある。

9西は、コロナの渦中で最も翻弄された病棟の一つだ。

2020年4月9日に発覚した院内感染では、9西の患者や看護師が次々と陽性になった。同年11月にコロナ患者専用の臨時病棟「1階西A・B」が開設された後は、流行の波の高低に応じてレッドゾーン（感染区域）になったり、ホワイトゾーン（非感染区域）になったり、運用が目まぐるしく変わった。

20年12月から22年3月まで9西の看護師長を務めた田中真咲（現看護部副部長）は「ファイルにはスタッフの苦労が詰まっています」と振り返る。

調整弁

9西は、コロナ患者の受け入れと、従来の診療を両立させる「調整弁」として欠かせない役割を果たしてきた。その分、担当する看護師の負担は重かった。

9西にはもともと感染症病床の役割があり、全ての病床が中の空気を逃さない「陰圧」の設備を持っている。一般患者用のベッド35床に加え、感染症指定病院の10床（第一種2床、第二種8床）もある。エボラ出血熱など、最も危険度の高い「1類」感染症の患者もここに収容する想定だ。初めてのコロナ感染者も9西が受け入れた。

その後、重症患者は心臓疾患集中治療室（CCU）

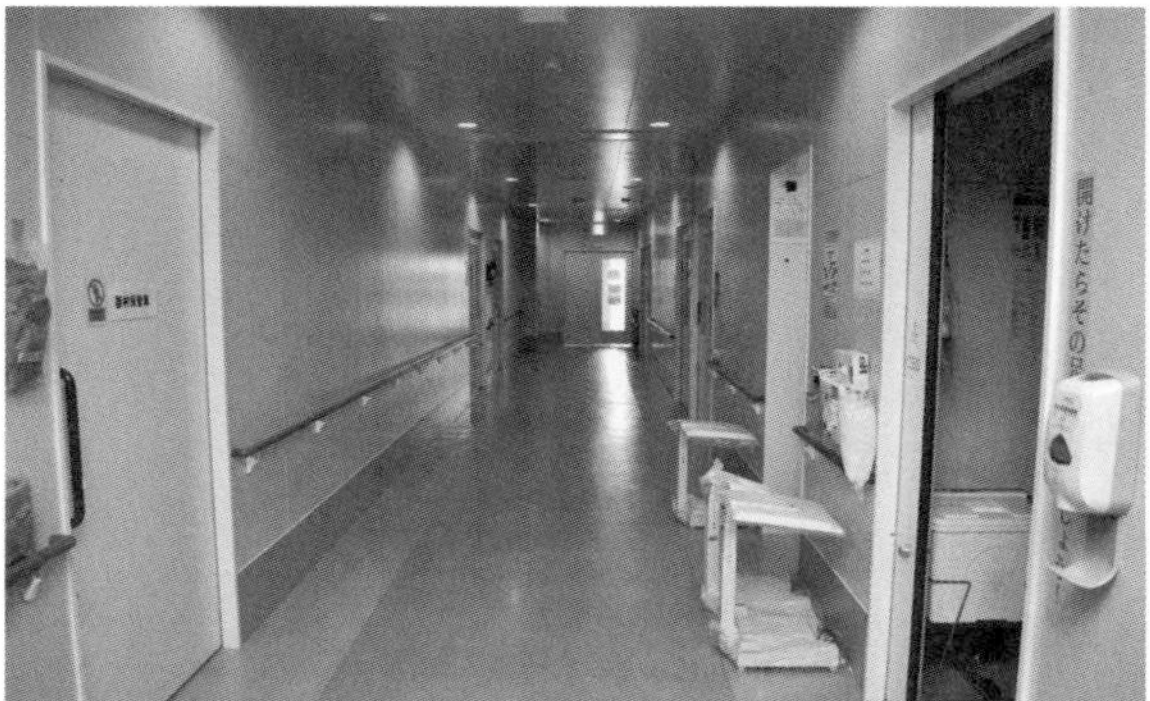

9階西病棟。コロナの波の高低によってレッドゾーンになったりホワイトゾーンになったりする

や救急集中治療室（ＥＩＣＵ）が受け入れ、9西は主に軽症のコロナ患者を収容した。院内感染の発覚時、9西のコロナ患者は29人に膨れ上がっていた。

コロナ臨時病棟の運用が始まると、9西の看護師たちは主に中等症の患者を収容する1西Bへ移った。玉突きの形で9西を担当したのは、5階南病棟（5南）の看護師たちだ。

5南は、中央市民病院の南館にあり、主にがんの患者を受け入れていた。南館はかつて先端医療センター病院の施設だったが、17年に中央市民病院へ統合された。田中は統合前に中央市民病院から先端医療センター病院へ出向し、そのまま5南の師長を務める。20年12月、スタッフとともに9西へ移った。

5南には、旧病院の看護師が数多く残っていた。がん患者の看護を得意とするスタッフが多い半面、感染症対応の経験は乏しかった。

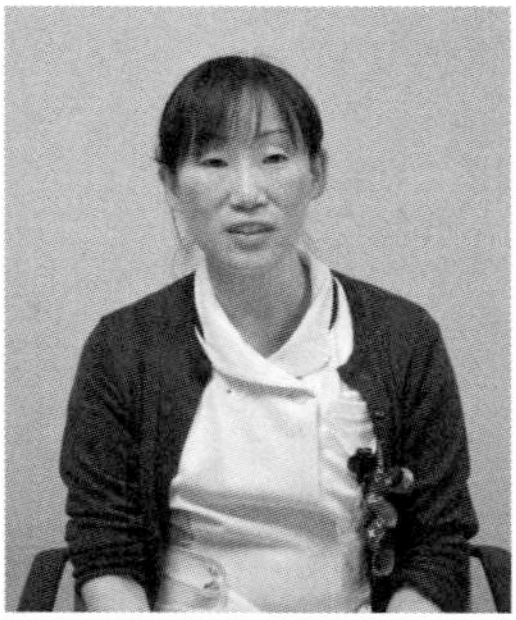
田中真咲副部長

9西は、コロナの感染の波が高まればレッドゾーンとなり、病床が逼迫《ひっぱく》した際は急変リスクがある中等症患者も受け入れた。慣れない呼吸管理にも対応する必要があり、5南から9西に移った看護師の戸惑いや不安は大きかった。

レッドとホワイトの色分けが変わる際の準備も煩雑だった。特にレッドからホワイトに変わる場合は、病室にあるもの全てが汚染されているという前提で、消毒を徹底しなければならない。

帰る場所がない

9西には「なぜ私たちが」という不満や不安が渦巻いていた。田中は、スタッフ自身が感染対策を考え、共有することで、マイナスの感情をぬぐおうと考えた。

看護師をいくつかのグループに分け、分担してマニュアルを作らせる。1西Bのマニュアルを参考にしつつ、病棟の構造や設備の違いを反映させた「9西バージョン」を目指した。応援に来た看護師も戸惑わないよう業務を具体的に落とし込み、ベッドサイドですぐに動けるよう工夫した。改訂や追加を重ね、ファイルはどんどん厚みを増していった。

個人防護具（ＰＰＥ）の着脱訓練も繰り返した。自信を持って対応できるようになれば、ストレスも軽減できる、と信じた。

これらの作業を通じて、レッドゾーンでの看護に前向きになるスタッフもいた。一方で「帰る病棟がなくなってしまう」「足が地に着かない」などの不満を募らせる人もいた。9西での勤務が長期化するにつれ、多くの看護師が職場を去っていった。

田中にとっても厳しい状況だったが、「前を向くしかない」と念じた。苦しい時に自分を支えてくれたのは、過去の経験だったという。

災害の記憶が支え

田中は中央市民病院に入職した3年後、阪神・淡路大震災を経験する。地震当日は、神戸港にかかる神戸大橋を徒歩で渡って旧病院に出勤した。液状化現象で地下の更衣室が使えなくなったため、私服にスニーカー姿のまま救急科へ向かった。

大橋の通行止めが解除された夕方以降、救急車に乗り合って患者が到着した。ベッドが足りず、床に毛布を敷いて応急処置をした。すでに手遅れの人も多く、霊安室はすぐにいっぱいになった。薬剤部の倉庫にも毛布を敷き、田中自身も遺体を運んだ。極限の状況下でなすすべもない無力感を覚える中、「自分には何ができるか」を前向きに考えて行動する先輩たちの姿に励まされた。

2009年5月に新型インフルエンザの患者を全国で初めて受け入れた際は、感染症病棟の主任として押し寄せる患者に対応した。混乱は短期間で収まったが、未知の感染症が看護師たちに与えたストレスは大きかった。

田中はアンケートを実施し、感染症に対応する看護師たちの精神状態を論文にまとめ、発表した。組織や他の病棟に分かってもらえないという孤立感や、感染したり感染源になったりすることへの不安・恐怖、普段の看護ができないジレンマは、コロナ禍に共通すると感じる。

「これまでの経験がどこかで伏線になって、それを回収できる機会は必ず来る。無駄な経験なんてないんだなと感じます」

3年余りのコロナ禍の経験も、いつか生かされるに違いない。

ＧＩＣＵ

神戸市立医療センター中央市民病院が２０１１年に現在地へ移転する前、集中治療室（ＩＣＵ）は１カ所のみだった。移転を機に二つの部門に分かれ、それぞれ専門性を磨いてきた。一つは本館４階にある総合集中治療室（ＧＩＣＵ）。心臓大血管や食道がんなどの大きな手術後の患者や、入院中に病状が急変した患者らを受け入れる。もう一つは本館１階にある救急集中治療室（ＥＩＣＵ）。救急車で運ばれてきた呼吸不全や外傷、熱傷などの重症患者らを収容する。

いずれも神戸地域の「最後のとりで」を担う中央市民病院の心臓部といえる。

目まぐるしい変化

新型コロナウイルスの院内感染を経て、20年11月にＩＣＵは事実上３種類に増える。コロナの重症患者に対応する臨時病棟「１階西Ａ病棟」（１西Ａ）の開設だ。三つのＩＣＵの運用は、感染状況に応じて目まぐるしく変わった。

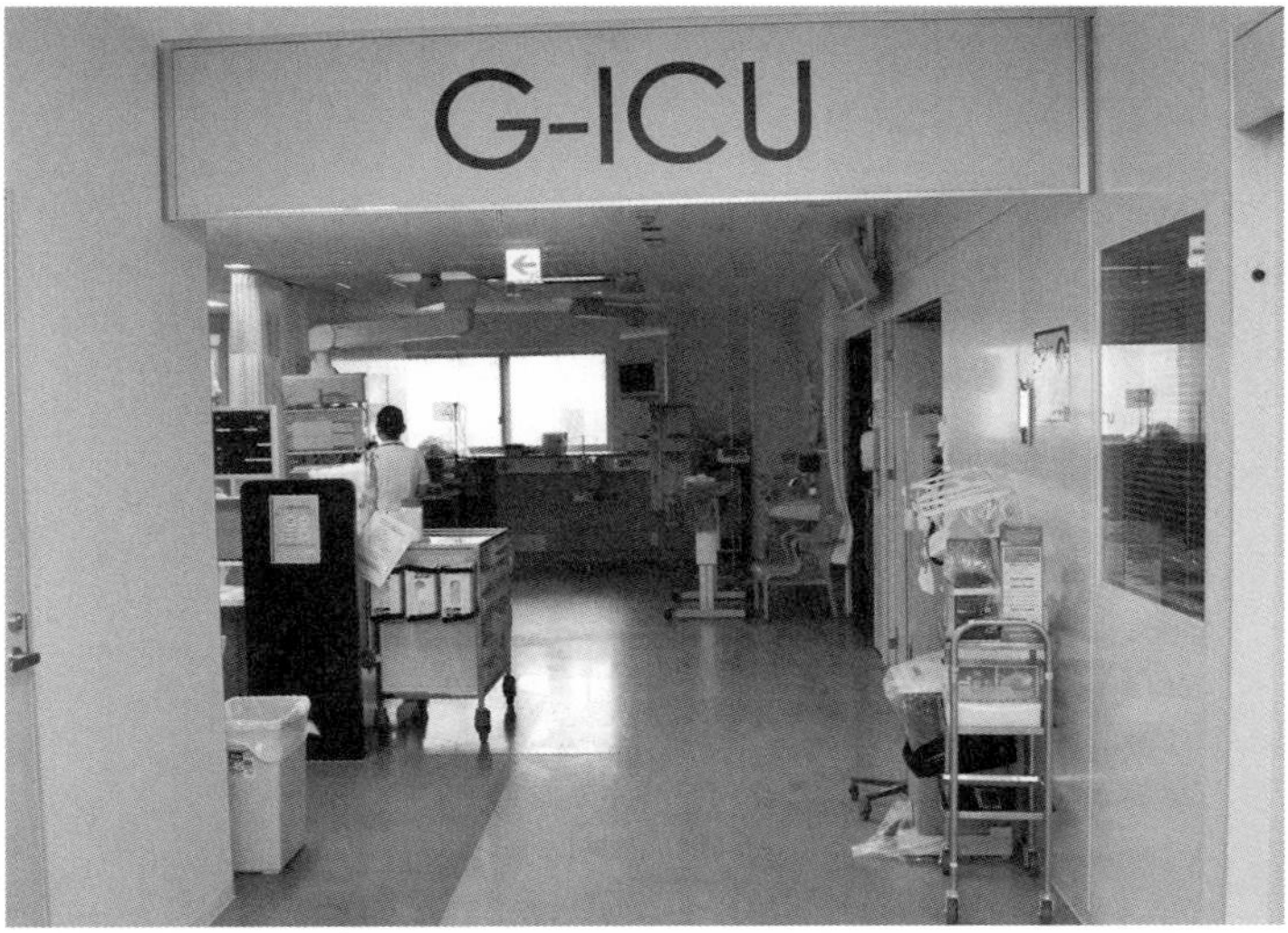

大きな手術後の患者らを受け入れる総合集中治療室（GICU）

コロナの重症患者が一定数を超えると、ＥＩＣＵは閉鎖され、スタッフは1西Ａに移って重症患者を診療する。その間、重篤な救急患者への対応（3次救急）は、ＥＩＣＵに代わってＧＩＣＵが担当する。

ＧＩＣＵの看護師たちは、大きな手術後の患者のケアにはたけているが、救急の重症患者への対応経験は乏しい人が多い。新たな救急患者を受け入れるたびに緊張を強いられた。

経験不足を克服するため、ＧＩＣＵの看護師長を務める田川早苗は勉強会を企画し、看護技術の動画を交流サイト（ＳＮＳ）で共有した。例えば、全身熱傷の患者は痛みが強いため、特殊な鎮静薬を使い、30分以上かけてガーゼ交換をする必要がある。

学びながら症例を経験し、技能の向上を図った。

感染が拡大すると1西Aへの応援も求められた。感染「第1波」から「第5波」までは重症の肺炎を起こす患者が多く、人工呼吸器を管理できるGICUのスタッフはコロナ診療の貴重な戦力だった。田川も役割を十分に理解していたが、応援要請が突然決まり、週末に伝えられるのが悩みの種だった。

コロナ病床の担当者は、職場へ持参する荷物を減らすなどの準備が必要なため、スタッフを応援に行かせる際は事前に告げておくのが望ましい。しかし、休みの看護師と連絡がつかず、出勤当日に告げたこともあった。言葉を失い、目を大きく見開いたその表情が忘れられない。

誰が患者をみるの？

本来の仕事である手術後や急変患者のケアも、数は減るがなくなるわけではない。コロナが流行するたびに、二重三重の負担が看護師たちにのしかかる。普段は休憩室などで同僚と愚痴を言い合って発散できるが、コロナ禍では会話自体もはばかられる。

看護師たちは時折、強い不満をのぞかせた。田川は、朝のミーティングなどで訴えかける。

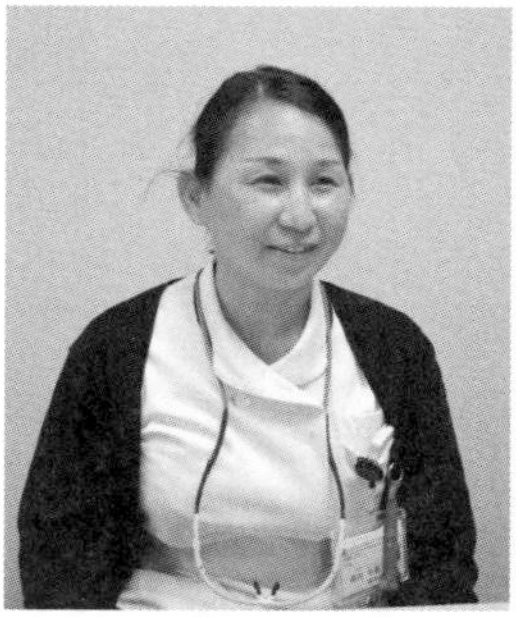

田川早苗師長

「命の危険があるのに、行き場のない患者さんがいる。うちが断ったら、その患者さんはどうすればいいの」。田川は看護師たちを見回す。

「私たちがみるしかないですよね」「うちでみます」。スタッフは口々に表明する。受け入れに反対する者は誰もいない。

田川はさらに呼びかける。「もし身近な人がコロナにかかっても、中央市民に運ばれたら大丈夫と言われる病院をつくらんといかんよ」

田川は一般病棟の師長を経て、２０２１年４月に初めてＧＩＣＵの担当になった。スタッフと接するうちに、「最後のとりで」を支える強い自負を感じたという。

「ＩＣＵのスタッフは使命感をたたき込まれている。文句は言っても、最終的にはどうやったらケアができるかを考えてくれる。プロ意識に頭が下がります」

強い言葉で鼓舞するだけではない。田川は「つらいことがあったら、全部聞くからね」と声をかける。同じ集中治療室といっても、ＥＩＣＵとは診療のシステムや決まり事が大きく異なる。ＥＩＣＵのスタッフが仕切るコロナ重症病棟へ応援に行ってくれた後輩たちへのフォローは欠かせない。

終わりの見えないコロナとの闘いの中、ＧＩＣＵの看護師にも疲弊して辞めていく人がいた。「苦労をさせたけれど、その分、技能は大きく上がった。自信を持ってほしい」。田川は一人一人の顔を思い浮かべる。

忘れられぬ女性患者

GICUはホワイトゾーン（非感染区域）のため、コロナの患者は入れない。しかし、感染「第3波」「第4波」でコロナ病床が逼迫《ひっぱく》すると、隔離期間が解除された後の重症患者を受け入れた。80代の女性もその1人だった。

ウイルスは体内から消えていたが、肺の状態は極めて悪かった。面会に訪れた息子は涙を流しながら母の手を握り、「頑張ろな」と呼び掛ける。しかし、女性は首を横に振るばかりだった。「積極的な治療を続けても、お母さんはしんどい思いをするだけですよ」。主治医と相談して病状を伝えても、息子は受け入れられなかった。

「コロナにさえかからなければ、母は元気やったんです」

息子にはコロナによる死を受け入れられない気持ちがある。「がんだったら受け入れられるのに」とも言った。未知の感染症に突然見舞われ、肉親を失うつらさは察するに余りある。だが、現実と向き合う必要があった。

何度も面会を重ねるうちに息子は少しずつ心の整理をつけ、積極的な治療をしない決断をした。母親は救急病棟に移り、苦痛を取り除く緩和ケアを受けながら亡くなった。

GICUの看護師が、患者やその家族と長く関わるのは稀《まれ》だ。女性の穏やかな最期は、コロナとの闘いで得た「糧」の一つだ。

苦しみに寄り添う

新型コロナウイルスの流行初期、未知の感染症にかかった患者の不安や苦しみは想像を絶する。どんな症状が出るのか、どんな経過をたどるのか、明確な答えはない。家族との接触もままならない。やり場のない感情を抱える患者たちに、担当の看護師らは懸命に寄り添おうとした。

死への不安

コロナの患者は発熱とともに、意識の混濁や妄想、幻覚などを引き起こすことが多かった。「せん妄」と呼ばれる状態だが、要因の一つは極度の不安とされる。また、肺の状態が悪化して人工呼吸器を装着する直前は、特に死への不安を訴える患者が多かった。

看護師たちは、少しでも心を軽くしようと患者の話を傾聴し、そばで見守るようにした。家族との接点も極力つくろうと、ｉＰａｄ（アイパッド）やＬＩＮＥ（ライン）による面会を実施した。

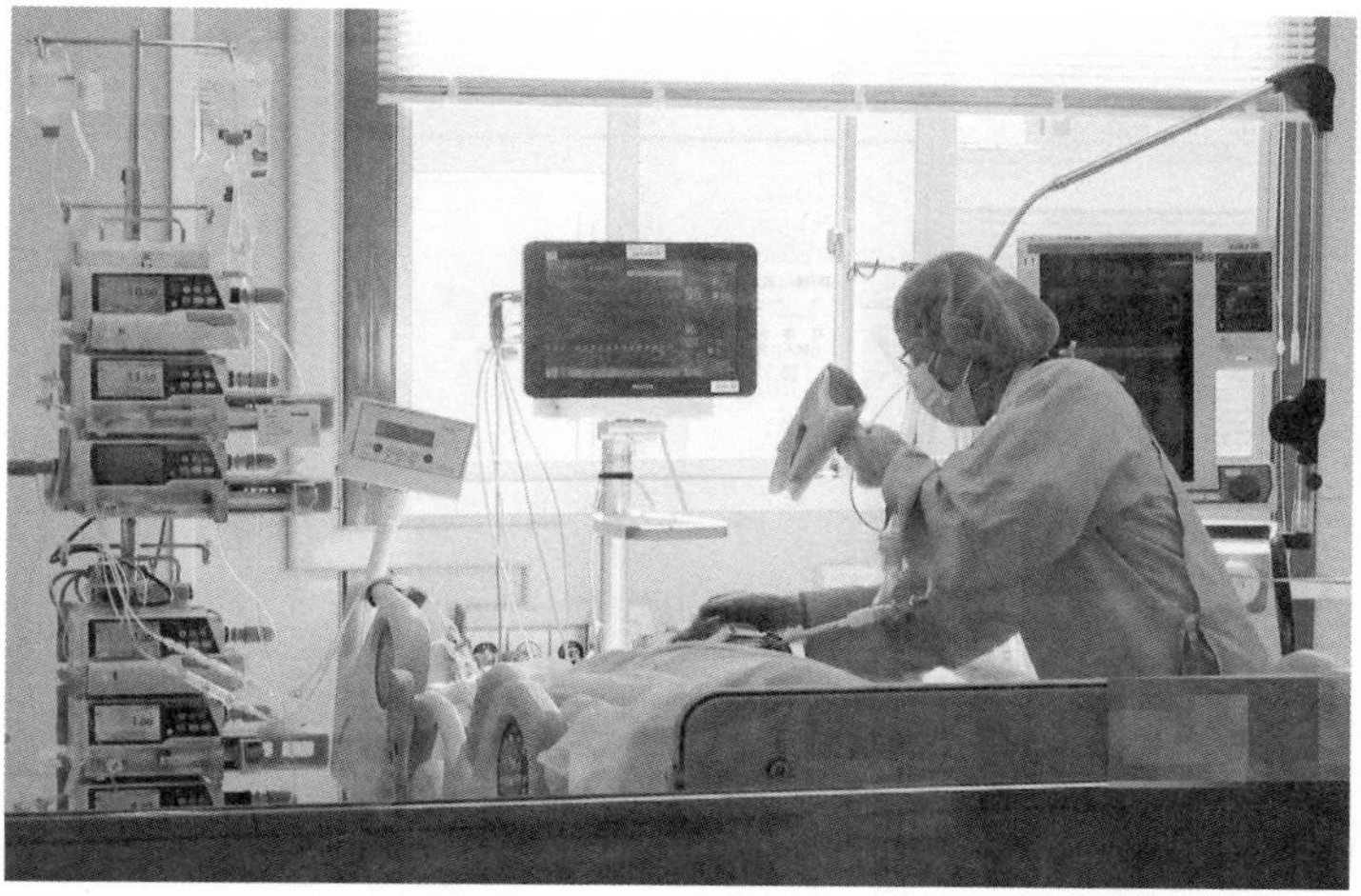

重症のコロナ患者をケアする看護師。外の世界や家族との交流を遮断された患者にとって、最も身近な存在だ

人工呼吸器を付けた患者は、鎮静剤などを投与されて眠っていることが多い。全身管理を担当する医師らは、早朝に鎮静を覚まさせ、意識や呼吸の状態を確認する。その際、患者が興奮状態になることがしばしばあった。感染「第1波」「第2波」の時にコロナ重症患者を担当した看護師、池田理沙は、気管に挿入されたチューブを自ら引き抜く患者を何人も見てきた。覚醒とともに、強い不安も目覚めるようだった。

人工呼吸器が外れた後も、不安定な精神状態は続いた。コロナの患者は脳の前頭葉の血流が減少することが分かっているが、その影響か怒りっぽくなりやすい。コアメンバー会議の議事録には「怒って看護師を泣かせる」との記述も見える。

しかし、ベッドサイドで患者の思いを受け止められるのは自分たちしかいない。担当の看護師は自身にそう言い聞かせた。

自分を受け入れがたい

退院して帰宅した後も、コロナ患者の不安は強かった。看護師たちは退院前後の訴えを傾聴し、記録に残してフォローに努める。

隔離期間を終え、4階東病棟（4東）へ移った70代男性は、自身が介護していた妻のことをずっと気にかけていた。自宅へ戻った時も、妻を支えたいとの思いが強かった。ところが、呼吸状態は依然悪く、数メートル歩いただけで息が上がった。

男性は、酸素ボンベを持たないと外出できない自分が受け入れられない。退院前に思い描いた自身の姿との落差は大きかった。「こんな姿を近所の人に見せられない」と話し、すっかり気力をなくしたように見えた。男性は中央市民病院に再入院し、程なく亡くなった。

4東の看護師長だった田川早苗（現ＧＩＣＵ看護師長）は「コロナ後の重症患者の多くは、日常動作すらままならないことで精神的に参ってしまう。通院の時などに何とか気持ちをもり立てようとしたけれど、落胆が大きかった」と振り返る。

苦しみながら現状を受け入れようとする患者もいた。

50代の男性患者も自宅に帰った後、酸素ボンベがないと外出できない自分を許容できなかった。リハビリに通う時も「しんどい」と言って動こうとしなかった。

キーパーソンは娘だった。「娘さんのために頑張りましょう」と励ますと、少しずつ前向きになった。酸素療法が間もなく不要になる頃、男性は「飾り」だと笑いながらボンベを持ち上げてみせた。コロナになった自分を、わずかではあるが認めたように見えた。

コロナだけは…

家族もまた、追い詰められていた。

最愛の人を亡くすかもしれないという状況は、それだけでも耐えがたい。コロナ患者の家族は加えて、世間からの激しい批判にさらされた。悲しみに十分に向き合うこともできないまま、ひたすら風評被害に耐えなければならなかった。

「家族支援チーム」として重症患者の家族らに接してきた看護師、杉江英理子は「他の病気で亡くなるのはまだしも、コロナによる死だけは受け入れられない、という気持ちが強かった」と話す。

コロナ流行初期（第１波〜第２波）での家族の代表的な質問内容

・ファビピラビル（商品名アビガン）やECMO（エクモ）など治療薬や医学的処置の依頼
・遺骨になってからしか会えないのかといった葬儀に関連した質問
・コロナを治す薬はないのかといった治療法に関連した質問
・もっと早く診断できなかったのか、もっと早く治療を開始できなかったのかという診断確定時期や治療開始時期に関連した質問
・もしも、職場ハラスメントや近所からの嫌がらせを受けたとしたらどうすればよいのかという相談

「神戸市立医療センター中央市民病院　新型コロナウイルス感染症対策マニュアル」の表６－９を基に作成

やるせない感情は医療者に向けられた。マスコミが報じるあらゆる治療法を実施するよう求め、「科学的根拠がない」と拒む医師らとぶつかった。

「なぜ、コロナの死が受け入れられないのか。回復が難しい患者の家族とは、根気よく話し合いを続け、最終的に亡くなることを受け止めていただくように支援した。そのプロセスは困難を極めた」と杉江は振り返る。

自分の無力感に向き合い、家族の無力感に寄り添いながら聞き取った思いや希望を、杉江は主治医や病棟の看護師らに詳細に伝えた。医療ソーシャルワーカーや精神看護専門看護師とも連携し、チームとして家族に関わることで、少しずつでも現状を受け入れ、心を軽くしてもらうことを目指した。

別の苦しみ

コロナがもたらす苦しみは、その病態の厳しさだけではない。流行初期はそれ以上に、感染しただけで向けられる非難や中傷が、患者と家族を痛めつけた。両者を支える医療者も、時に偏見や差別に耐えなければならなかった。

コロナとの闘いの中で、本当に治療する必要があるのは、患者や家族、医療者を責め、排除しようとする心の根かもしれない。

一般病棟の苦闘

新型コロナウイルスが猛威を振るうたびに、神戸市立医療センター中央市民病院は大量のスタッフをコロナ重症患者の病床に投入しつつ、３次救急の重症患者にも限られた人員で対応してきた。しかし、コロナ禍に翻弄されたのは、集中治療の担当者だけではない。一般病棟の看護師らも大きな負担を強いられていた。

コロナの重症患者が増加すると、救急集中治療室（ＥＩＣＵ）のスタッフが全面的に対応し、本来はＥＩＣＵに収容する重症の救急患者は、大きな手術後の患者などに対応する総合集中治療室（ＧＩＣＵ）が受け入れた。

さらにコロナの重症患者が増えると、ＧＩＣＵの看護師もコロナ診療の応援に行くことになる。そのため、手術後の重症患者がＧＩＣＵなどを経由せず、一般病棟へ「直帰」するようになった。

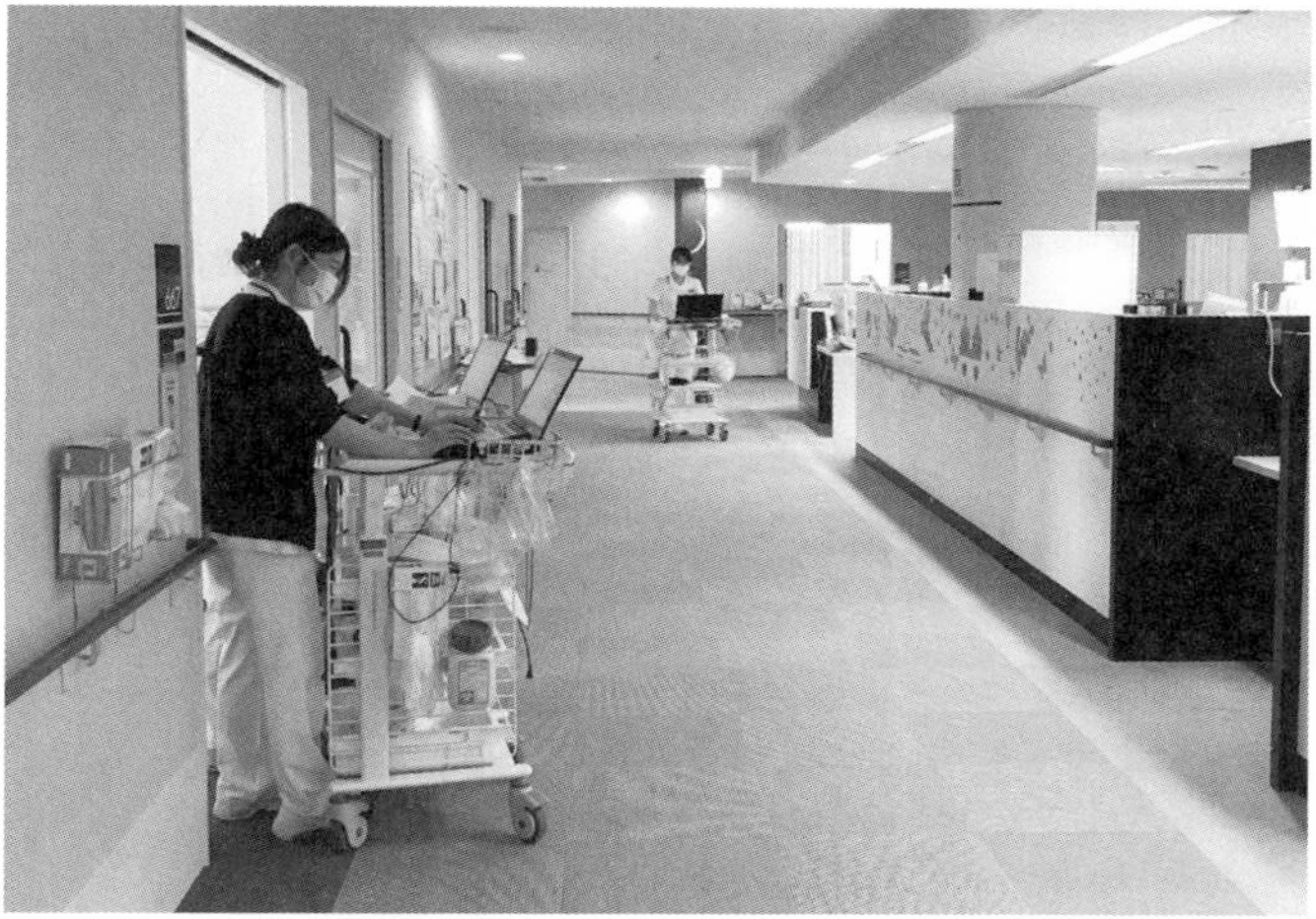
6階西病棟で働く看護師たち。一般病棟だがコロナ禍の影響は大きかった（中央市民病院提供）

7対1看護

集中治療を行う病棟に比べ、一般病棟はスタッフが手薄だ。集中治療室は患者2人に看護師1人の「2対1看護」、さらにコロナの重症病床は患者1人に看護師1人の「1対1看護」で運用してきた。一方で、一般病棟は患者7人に看護師1人の「7対1看護」。術後に状態が安定しない患者がいると、看護の負担は格段に増える。

コロナ禍の中、雑賀《さいが》貴子は2021年3月まで外科系の8階西病棟（8西）の看護師長を務め、4月以降は外科・内科混合の6階西病棟（6西）の看護師長を務める。いずれも一般病棟だが、コロナの波が高くなるたびに、状態の不安定な患者の直帰が増えた。まだ全身麻酔から覚めていない患者もおり、看護には細心の注意が求められた。

さらに、コロナの隔離期間が解除された後も肺の状態が悪く、呼吸管理が必要な患者も移ってきた。

しかし、8西や6西には呼吸管理の経験がない看護師も多かった。対応を誤ると患者の命に関わるため、特に夜勤では緊張を強いられた。雑賀は呼吸器に関する勉強会を開き、自らも扱い方を覚えた。機器を使わない間も現物を病棟に置いて、全員が正しく扱えるようになるまで練習した。

非コロナのつらさ

コロナ病棟への応援も求められた。主に軽症の患者をみる9階西病棟(9西)や、主に中等症の患者をみる1階西B病棟(1西B)へ人を出し、勤務シフトは余裕がなかった。

コロナ禍では、何から何まで慣れない対応が続き、スタッフは疲弊した。にもかかわらず大変さへの理解がない、コロナ病棟の担当だけがしんどいわけではない、という不満が募ったという。「ただただ疲れた」と言って退職するスタッフもいた。「分かってほしい、配慮してほしい、という気持ちが強かったんだと思います」と雑賀は振り返る。病棟全体が疲弊する中、雑賀は何とかスタッフを鼓舞しようとする。コロナ禍の制約を乗り越え、本来目指すべき看護を実践しようとしていた。

幼な子との対面

6西に末期がんの女性が入院していた。年齢が若いため進行は速く、病状は予断を許さなかった。

女性は、1歳に満たない長男との面会を切望していた。だが、当時は感染拡大期のため面会は禁止され、そもそも中学生以下はコロナ禍の前から会うことを許されていなかった。

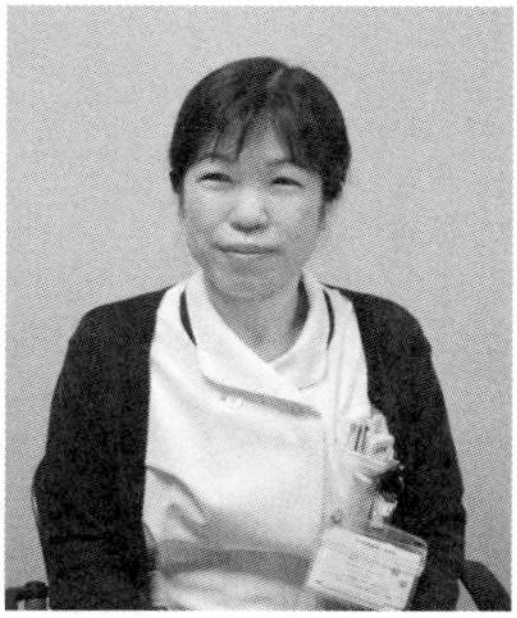

雑賀貴子師長

雑賀は、担当の看護師と相談の上、主治医や感染症医と掛け合う。「時間を15分程度に制限すれば、問題ないと思います」との見解を引き出した。雑賀らは早速、実現に向けて動く。乳児はマスクを着けられないため、面会後は女性にPCR検査を受けてもらうことにした。

わが子との再会を果たした女性は、涙を流して喜んだ。気をよくした女性は、子どもと自宅で過ごすことを次の目標にした。

雑賀らは女性の家族と何度も会って、自宅でのサポートの方法を伝えた。病状がやや持ち直したのを機に、女性は帰宅して家族全員と対面する。「間に合わないかもしれないから」と言って、子どもの1歳の誕生日を前倒しで祝った。その1週間後、女性は旅立った。

コロナ禍の中でも、患者がその人らしく生きることはできる。「制限はあっても、どうすれば望みを実現できるかを考えることが大切」と雑賀は力を込める。

二人三脚を支援

50代の男性は、「最終」となる入院を経て退院していった。

7年近く闘病生活を続けていたが、病状が悪化したため、どこで療養するかを検討していた。「余命半年」と告げられた男性は、最後の時間を自宅で過ごすことに決める。妻も「夫の意思を尊重したい」と話した。

夫婦は元気な頃から二人三脚で生活し、仲が良かった。日頃から「二人で泣き笑いしながら過ごせるようにしたい」と話し合っていた。

8西のスタッフは、妻に自宅での支援方法を指導した。コロナの流行が急速に拡大し、感染対策も手探りの頃だったが、患者の思いを受け止め、緩和ケアの医師や地元の訪問看護師らと調整を重ねた。

病状は厳しさを増し、退院後に外来へ通うのは難しいのではないか、と雑賀らは考えていた。無事に通院していると聞いた時は、スタッフと喜び合った。

男性は自宅で半年以上過ごした後、亡くなった。担当者は、できる限りのことをできたと納得しているようだった。ストレスのかかる状況でも、あるべき看護を実践することがスタッフ自身の支えになると雑賀は感じた。

5色の運用

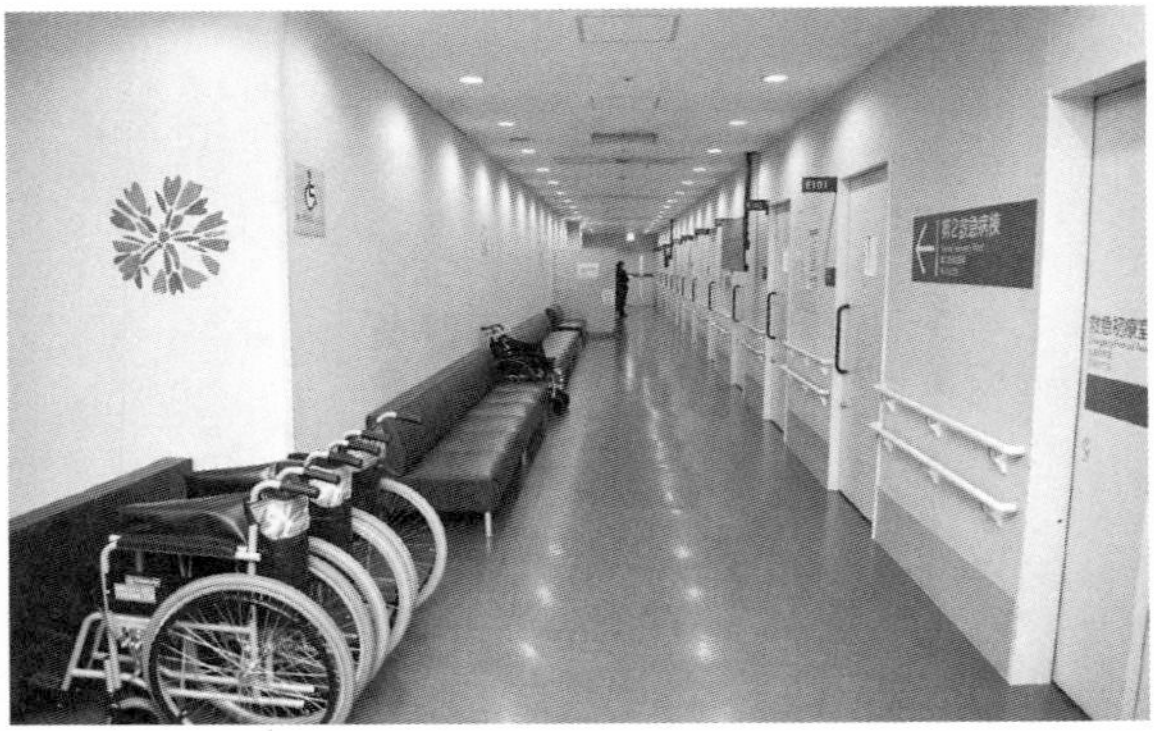

救急外来の待合室。ウォークインの患者が随時来院し、感染対策が大きな課題だ

神戸市立医療センター中央市民病院の救命救急センターは、救急車で運ばれてくる患者に対応するだけではない。自家用車やタクシーなど自力で来院する救急患者も受け入れている。救急外来の待合室で診療を待つ「ウォークイン」の患者は、同病院が掲げる「断らない救急」の一つの象徴になっている。

「ER型」ゆえに

中央市民病院の救急外来は、院内感染が発生した時や、感染拡大で病床が逼迫《ひっぱく》した時期に一時閉鎖されたものの、可能な限り維持されてきた。ウォークインの患者は一見軽症のようでも、心筋梗塞や大動脈解離、脳卒中などの重大な病気が隠されていることがある。軽症から重篤まで全ての患者に救急のスタッフが初期対応し、必要があれば専門の診療科につなぐ「ＥＲ型」の医療を実践する中央市民病院にとって、ウォークインの受け入れは重要な機能といえる。

一方で、ウォークインの患者を担当する救急外来の看護師は、コロナ禍では過酷な勤務を強いられた。理由の一つは「５色の運用」だ。

中央市民病院では２０２０年４月に発生した大規模なクラスター（感染者集団）を教訓に、患者を色分けして対応するようになった。レッド＝感染者▽ホワイト＝非感染者▽グレー＝感染疑い▽オレンジ＝濃厚接触者▽イエロー＝ＰＣＲ検査の結果待ち―の５種類で、救急外来では５色全ての患者に対応する必要があった。多項目ＰＣＲ機器（フィルムアレイ）が導入された後は結果判明までの時間が大幅に短縮され、イエロー対応の負担は軽減されたが、それでも業務の煩雑さは変わらなかった。

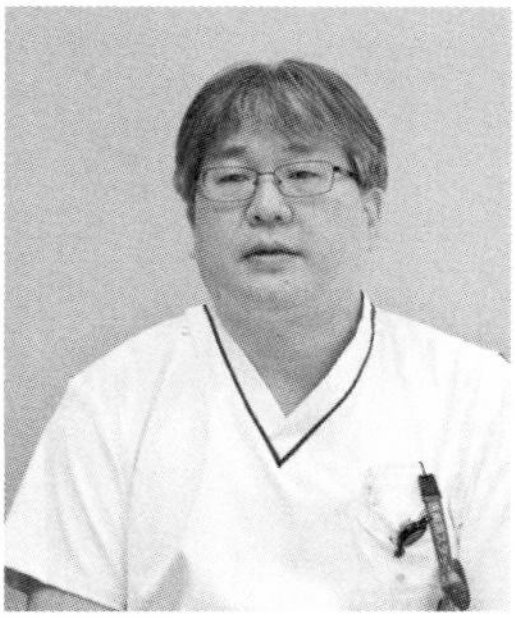
橋内堅司師長

救急外来看護師長の橋内堅司（現５階西病棟看護師長）は「別の理由で受診した患者が、コロナに感染していることもあった。どんな患者が来るか分からない怖さが救急外来にはある」と振り返る。

過酷な状況

コロナ患者を担当する場合、最初からレッドと分かっていれば対応しやすい面もある。救急外来の看護師らには、重症患者に対応する救急集中治療室（ＥＩＣＵ）のスタッフとは違うストレスがあった。感染の有無が全く分からない患者を色分けして病室を決め、個人防護具（ＰＰＥ）を着けたり脱いだりしながら対応する。感染のリスクは、ＰＰＥの着脱を繰り返すほど高まることもあり、担当する看護師の不安は強かった。

また、救急外来や救急病棟を担当する看護師は、コロナ病棟へ応援に行くことが多く、人員も手薄になりがちだった。橋内は、担当の看護師らのストレスを少しでも軽減しようと、不満や不安を率直に言い合える場を設けた。現場の厳しい状況を、院内のコロナ対策を検討するコアメンバー会議（コア会議）でも伝えてもらった。「救急外来の看護師の疲弊が激しい。ねぎらいの言葉をかけてほしい」との言葉がコア会議の議事録に残っている。

押し寄せる患者

コロナが変異株「オミクロン株」に置き換わった感染「第6波」以降は、コロナによる重症肺炎の患者は減ったものの、感染力が強いため患者数は爆発的に増えた。第6、7波では本館の外のプレハブに発熱外来が設置されたが、それでも救急外来を受診後に感染が判明する患者が絶えなかった。

PPEを着けっぱなしの担当者は、夜間も食事や仮眠を取らず、患者に対応し続けた。自分で時間をコントロールできないのは、「断らない」方針を貫く救急外来が抱えるつらさだ。

「厳しい状況の中でも、担当者は一致団結して乗り切ってくれた。感謝しかない」。橋内はオミクロン株に翻弄された冬と夏を振り返った。

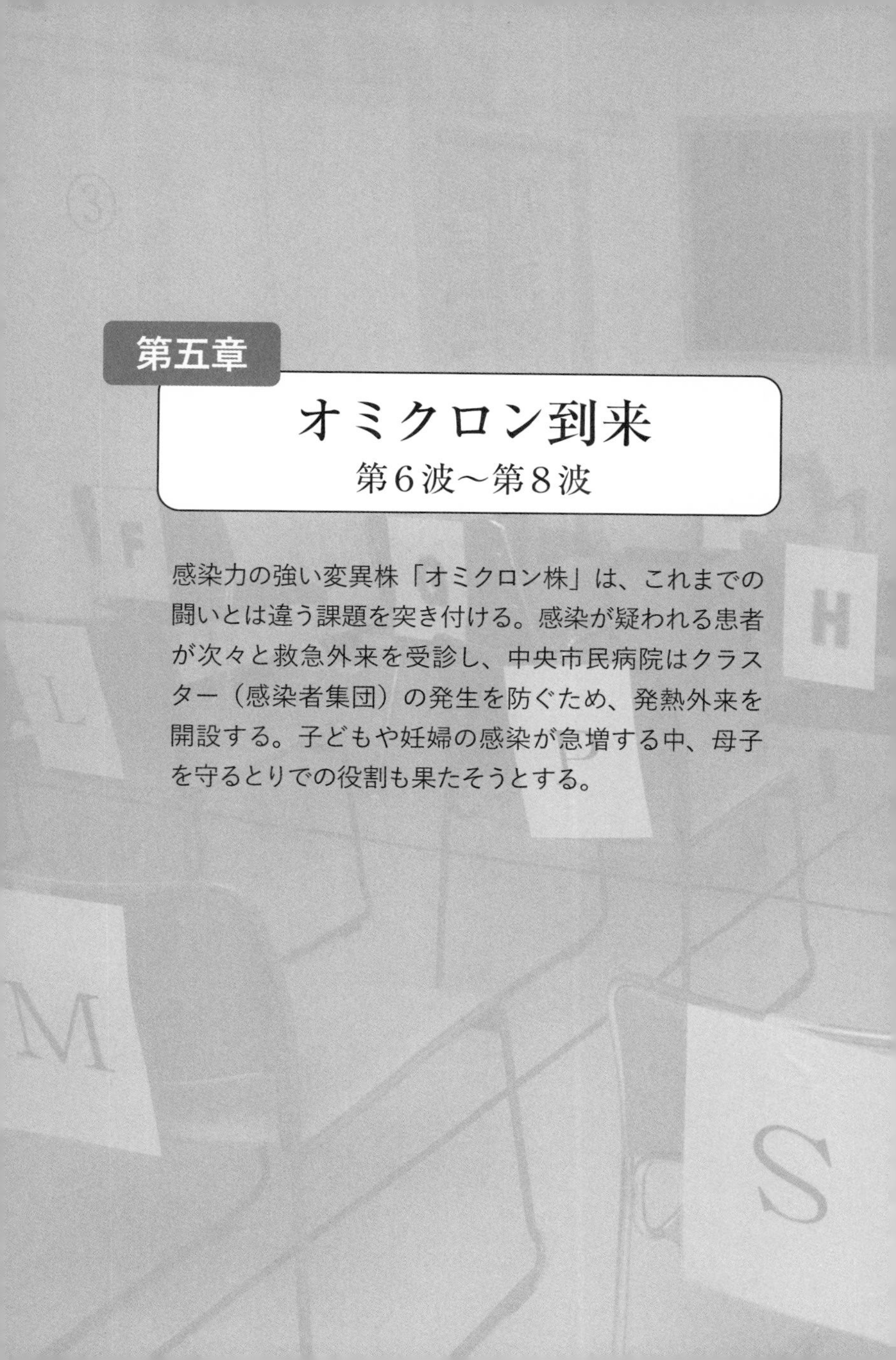

第五章

オミクロン到来

第6波～第8波

感染力の強い変異株「オミクロン株」は、これまでの闘いとは違う課題を突き付ける。感染が疑われる患者が次々と救急外来を受診し、中央市民病院はクラスター（感染者集団）の発生を防ぐため、発熱外来を開設する。子どもや妊婦の感染が急増する中、母子を守るとりでの役割も果たそうとする。

発熱外来

2021年夏の新型コロナウイルス感染「第5波」までは、コロナとの闘いは重症肺炎をいかに克服するかが最大の課題だった。ところが、22年1月から流行し始めた変異株「オミクロン株」は、異なる試練を突き付ける。毒性が弱まって重症肺炎は大幅に減少する一方、感染力が強まって患者は桁違いに増えた。神戸市立医療センター中央市民病院では、救急外来を受診した患者が検査で陽性になる頻度が高まり、新たな感染対策が必要になった。その一つが発熱外来だ。感染「第6波」「第7波」時に設置し、発熱患者を救急外来から切り離してクラスター（感染者集団）を防ごうとした。

真冬のプレハブ診療

発熱外来は、感染管理室長で感染症科医長の土井朝子が医事課と共に計画した。場所は本館の講堂などが候補に上がったが、感染の疑いがある人を本館内に入れるべきではないとの意見が根強く、正面入り口の反対側、救急外来の近くにあるプレハブを活用することにした。

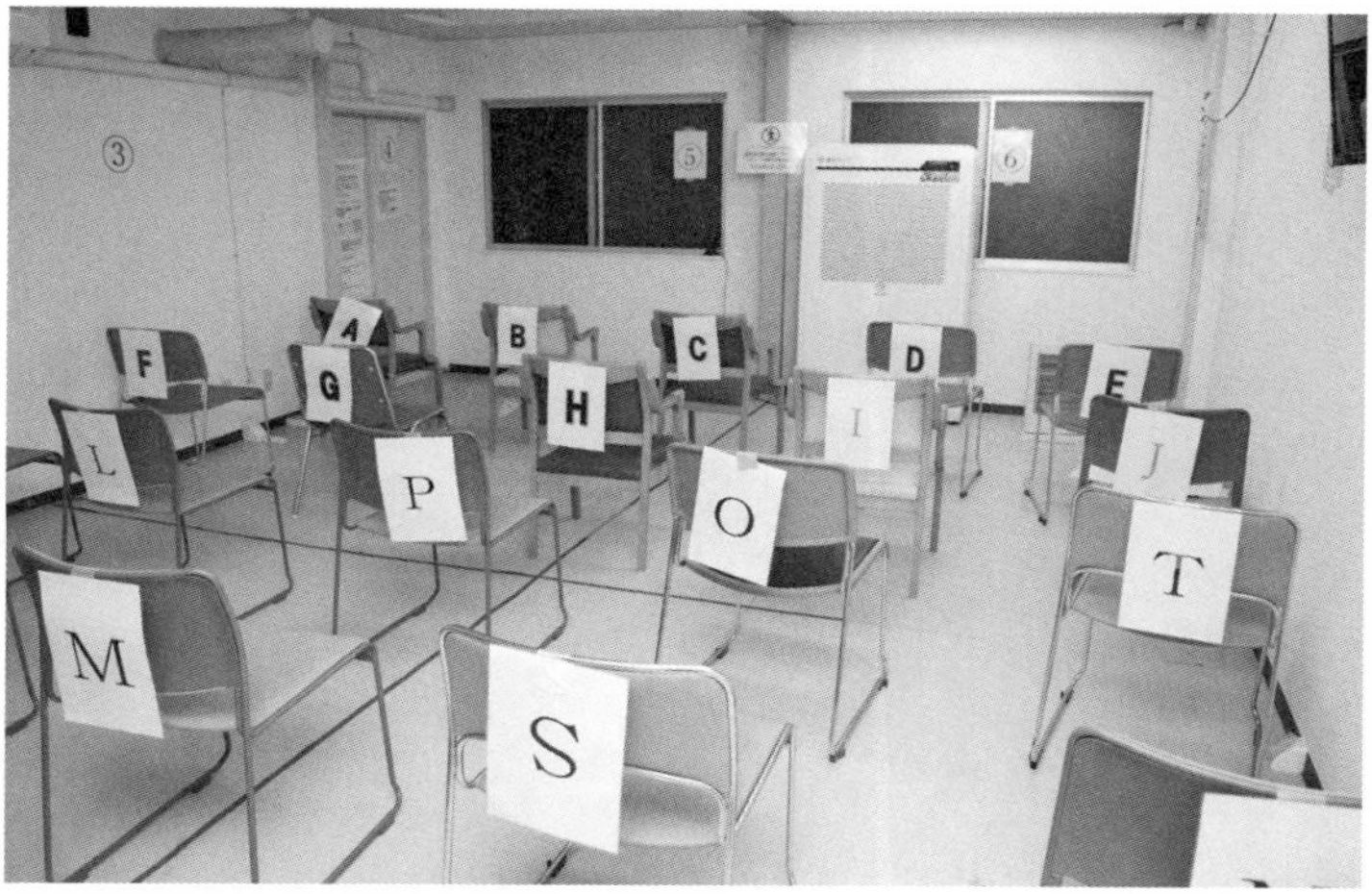

発熱外来の待合室。厳寒の冬や酷暑の夏に患者が詰めかけた

開設日は22年1月20日。第6波が高まっている頃だった。

このプレハブは、09年の新型インフルエンザ禍の時に「発熱外来」として機能したものを移設した。短期間だが患者が殺到して列をなした記憶が、職員の脳裏にしみついている。

受診の手順は次の通りだ。本館入り口での問診や検温で感染の疑いがある人、発熱を訴えて来院した人は、トリアージ（患者の選別）担当の看護師がさらに症状などを聴き取る。発熱外来を受診する必要があると判断すれば医事課に連絡。同課の職員がサージカルマスクやゴーグルを着けて対応する。

第6波の時は、本館の外壁沿いにぐるりと回って案内した。真冬の屋外は冷え込み、患者からは苦情が相次いだが、感染防止のためにはやむを得ない。職員は患者から健康保険証や診察券を預かってポリ袋に入れ、発熱外来担当の看護師に引き継ぐ。

総合内科が「本領」発揮

発熱外来での診療は、総合内科部長の西岡弘晶が手を挙げ、同科の医師を中心に当番を回すことになった。

総合内科は、幅広い疾患に対応し、必要に応じて専門の診療科へつなぐ役割を果たす。高齢化の進行で複数の持病を抱える人が増える中、その重要性は増している。同科を受診する患者は「体の調子が良くないが、いろいろ調べても原因が分からない」と訴えることが多く、中には熱のある人もいる。

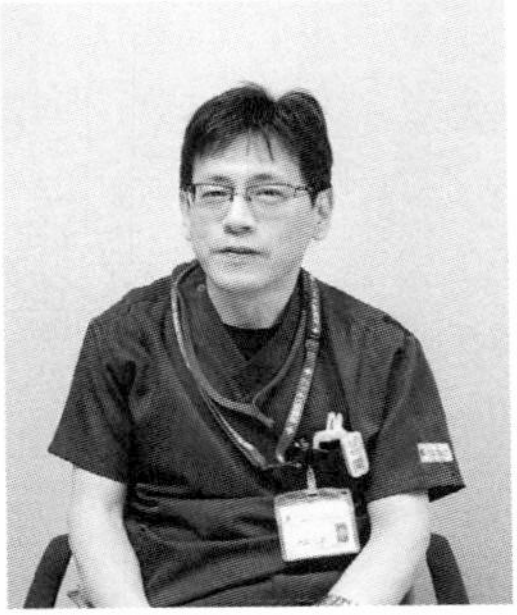

西岡弘晶部長

コロナ禍の最中でも、来院する発熱患者の全てがコロナ感染者とは限らない。「どんな病気か分からない人に慣れている総合内科の医師が診るべきだと考えた。普段からコロナに限らず、感染症の患者に対応する機会は多い」と西岡は話す。代わりに、同科はコロナ患者の診療チームから外れた。

真冬のプレハブでの診療は過酷だった。暖房はあるものの、窓を開け放って換気するためほとんど効かない。当番の医師は手がかじかんで、患者の鼻の奥からPCR検査用の検体を採るのも一苦労だった。

発熱外来の開設は、院内の感染対策の意味合いが強いため、一般向けには広報されなかった。しかし、口コミや交流サイト（SNS）を通じて広まり、感染の波が高まると患者はどんどん増えていった。途中からは、症状の軽い患者はPCR検査用の検体採取のみ実施し、結果は後で知らせる方法に変えた。

院内を案内

発熱外来は22年夏の第7波でも開いた。真夏の時季と重なり、第6波と同じように病院の外側を回って案内すると、患者や職員が熱中症で倒れる恐れがある。運用方法を変え、職員の先導で院内を突っ切ることにした。寄り道は許さない。

「あの、すみません」

発熱外来への案内を担当していた医事課長補佐の松永京子（現地域医療推進課長）は、耳元で患者に呼びかけられ、思わずのけぞった。

この頃、第7波は高まりを見せていた。「両手を広げたぐらいの距離を取ってください」。松永は患者に注意する。なるべくスムーズに、会話せずに案内したいが、思うに任せないことも多かった。

医事課長の大西聡は「後ろについてきているはずの患者が、いなくなったことがあった。職員が必死で探すと、コンビニに立ち寄って買い物をしていたそうです」と話す。

第7波では、職員の感染者や濃厚接触者も相次いだ。医事課だけで案内するのが厳しくなり、事務局の他の課からも人を出してもらった。

医事課は、医療事務全般とともに、さまざまな患者サービスを担当する。コロナ禍では想定外の事態が起きるたびに、約30人のスタッフが知恵を絞って対応してきた。感染者が急増した第6、7波では、医師によるコロナ発生届の処理が追いつかなくなったため、同課の職員が土・日曜や夜間もカルテを読み込み、神戸市のフォーマットに入力する作業を続けた。

酷暑の対応

第7波では、内科系の各科が持ち回りでコロナ患者を診療し、発熱外来も各科が分担することになった。患者はますます増え、8月12日には最多の68人が発熱外来を受診。第6波の最多41人を大幅に上回った。お盆期間の同月8～14日の1週間、神戸市消防局の救急隊のコロナ患者対応も過去最多を数える。計522人のうち搬送に至った患者は半数以下の257人（いずれも速報値）で、病床や救急の逼迫《ひっぱく》は明らかだった。

真夏の発熱外来は、医療者も患者も汗だくになる。感染管理室長の土井は、抗原検査キットを配って帰ってもらう対応を試みたが、患者は次の日も詰め掛けた。

コロナ重症患者の診療を担ってきた中央市民病院が、軽症者がほとんどの発熱外来を開くことについて、院内には疑問の声もあったという。だが、救急外来でウォークインの患者を受け入れる限り、コロナ患者が交じって院内感染が起きるリスクを常に抱えることになる。

真冬と真夏の発熱外来は、「断らない救急」を掲げるゆえの宿命でもあった。

薬剤部の奮闘

2022年夏。新型コロナウイルスの変異株「オミクロン株」が猛威を振るった感染「第7波」では、市民にとってなじみ深い薬の不足が報じられた。解熱・鎮痛薬の「アセトアミノフェン」（商品名「カロナール」）である。副作用が少ないため妊婦や乳児も使える重宝な薬だが、コロナ禍をきっかけに極端な品薄に陥った。

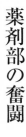

母子の薬が不足

カロナールの不足は、コロナ患者の爆発的な増加により発熱外来などで使用が急増し、さらにワクチン接種の副反応による発熱にも大量に使われたことが要因とされる。神戸市立医療センター中央市民病院でも、多い時は処方が通常時の2倍になった。後発薬メーカーで相次いだ不祥事を機に、業界全体でカロナールなどの後発薬の供給が不足したことも背景にある。

中央市民病院の薬剤部は、代替薬として「ロキソプロフェン」（商品名「ロキソニン」）を用意し、患者の同意を得て投与した。カロナールは、妊婦や小児など代わりの薬がない人のために使った。薬剤部長の室井延之は「買い占めはせず、必要量だけを確保するように心がけた。他の医療機関も必要なのは同じ」と強調する。

コロナ禍では、規模の大きい中央市民病院もさまざまな薬剤の不足を経験した。コロナの治療薬だけでなく、一見関係のないような薬も入手が難しくなった。

21年春の感染「第4波」では、抗生剤の「バンコマイシン」や血栓予防薬の「ヘパリンカルシウム」が品薄になった。コロナ重症患者の入院が長期化し、合併症を防ぐために需要が高まったと考えられた。

特例承認薬

コロナの治療薬の多くは先に海外で承認され、国内では手続きを簡略化した「特例承認」で投与が認められた。特例承認された薬は厚生労働省が管理したが、世界的な需要増で不足しがちなため、十分な量の確保が難しい場合もあった。薬剤部では、使用が認められそうな薬の情報を収集して医師と共有し、処方を提案した。

特例承認は、コロナ禍を機に始まった制度だ。第1号は抗ウイルス薬の「レムデシビル」

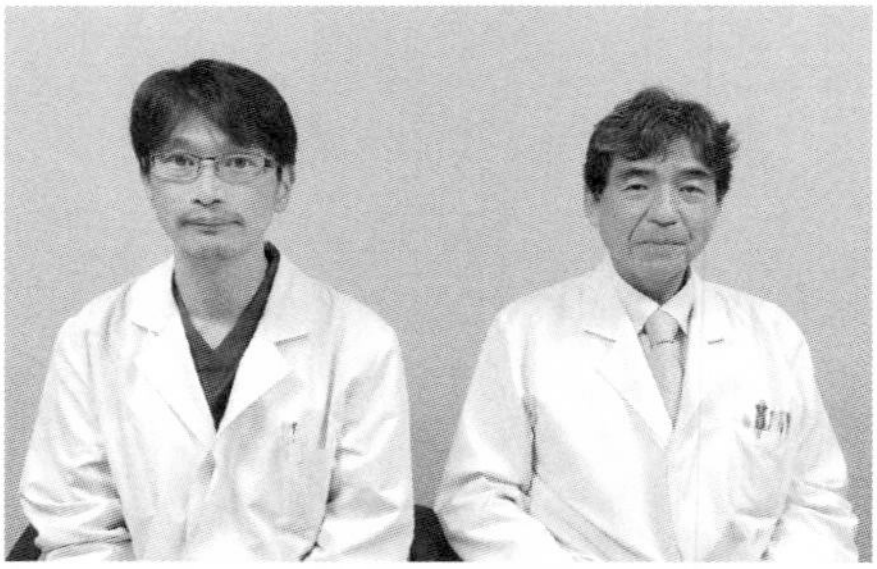

室井延之部長（右）と平畠正樹副部長

（商品名「ベクルリー」）で、中央市民病院では薬剤部副部長の平畠正樹らが在庫管理を担当した。感染「第2波」以降は、重症肺炎の治療にステロイドが本格的に使われるようになるが、もともと抗炎症薬として多用されているため特例承認の対象外で、確保に困ることはなかったという。

21年7月に特例承認された「ロナプリーブ」による点滴治療は、中和抗体薬のカシリビマブとイムデビマブの混合薬を使用するため、「抗体カクテル療法」と呼ばれる。感染「第5波」では患者の重症化予防に効果を発揮した。中央市民病院では「日帰り入院」の制度をつくって多数の患者への投与を目指し、薬剤部も調剤に追われた。

22年末から年明けにかけての感染「第8波」では、重症化を防ぐ飲み薬「パキロビッド」の確保が課題になった。当時は、全国の病院に一律で毎日5人分しか割り当てがなく、「これでは年末年始を乗り越えられない」との懸念があった。室井は、兵庫県を通じて国に増配を何度も要望し、年末年始は1日20人分を認められた。

ワクチン開始

21年3月5日、医療関係者へのワクチン接種が始まると、薬剤部も体制を組んで対応する。接種には予診や注射をする医師だけでなく、ワクチンの原液を薄めたり、容器に取り分けたりする薬剤師の存在が欠かせない。あらかじめ確保した超低温冷蔵庫に原液を保管し、薬剤部のスタッフが希釈などの調製をする。1本の容器から6人分を取り分けられるが、余った溶液もかき集めて活用し、なるべく無駄を省いた。

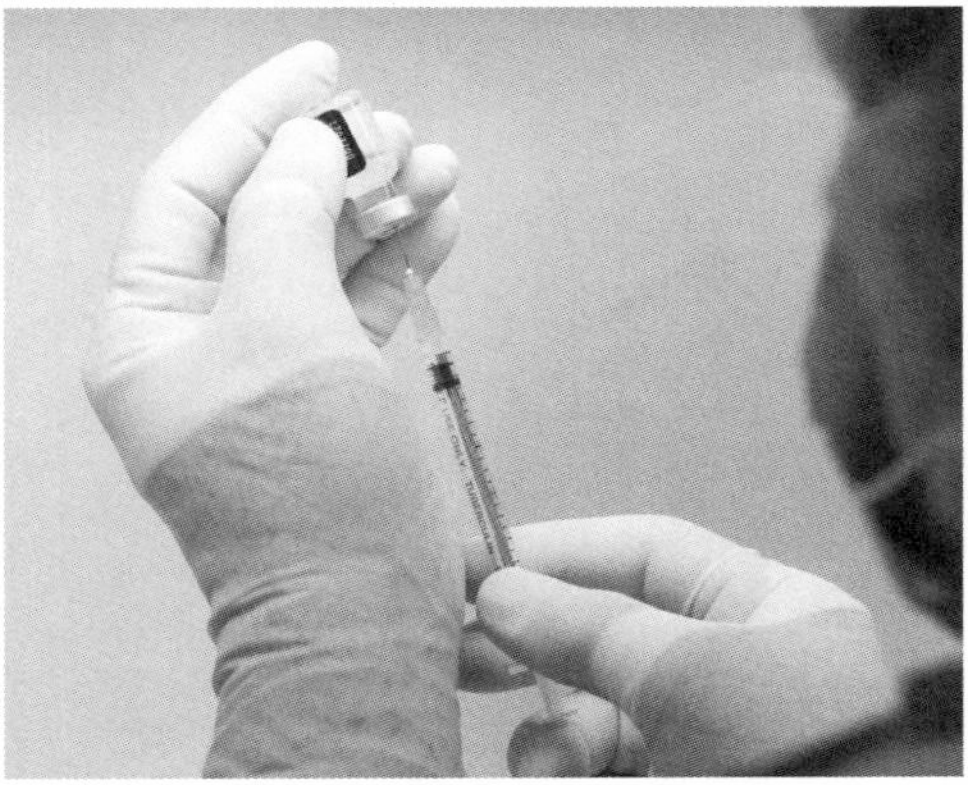
新型コロナウイルスワクチンを注射器に取り分けるスタッフ＝2021年3月5日

接種は小児科の医師らが担当。21年3月から22年1月まで本館の講堂で職員に3回の接種を実施した。神戸市の依頼を受け、救急隊員にも打った。かかりつけ患者を含めると、延べ1万2千人以上に接種した。

院外活動

市民向けの接種が始まると、薬剤部のスタッフは集団接種会場などへ出向いた。神戸市は市薬剤師会に接種への協力を依頼したが、薬局の薬剤師は注射薬に慣れていない人が多い。その点、病院の薬剤師は抗がん薬などの調剤経験が豊富だ。平畠は、市薬剤師会に協力を申し出る。

薬剤部は土・日・祝日に加え、平日にもスタッフを派遣した。21年5月から22年6月までの計２０９回、ノエビアスタジアム神戸や神戸ハーバーランドなどの集団接種会場でワクチンの調製を担当。初期には薬局の薬剤師向けの勉強会を開き、ノウハウを教えた。平畠は「兵庫県病院薬剤師会長でもある室井部長と相談し、民間病院の薬剤師にも応援に出てもらった。薬剤師が連携して、神戸市民のワクチン接種に貢献できた」と話す。

第４波で病床が逼迫《ひっぱく》し、中央市民病院の医療チームが自宅で入院を待つ患者を往診した際は、シフトを組んで医師らに同行し、処方された薬を提供した。

コロナ禍で業務の負担が増える中、院外での活動を展開できたのは、21年2月に「自動薬剤ピッキングロボット」を導入したことが大きかった。調剤のうち薬をピックアップする工程を自動化することで、薬剤師が市民向けの活動に取り組む余裕を生み出せたという。

育薬に向けて

室井は、コロナ禍を踏まえた薬剤業務の在り方として、「育薬」という言葉を挙げる。「薬剤師の仕事は、薬を取りそろえるだけではない。患者への投与後の薬の反応性や血中濃度を継続的に測定し、安全性や効果を高めていく必要がある」と力を込める。

コロナ病棟では多職種と連携して患者に関わり、血液の分析などに取り組む。ビタミンDの血中濃度が低いほど重症度が高いという研究成果をまとめ、海外の著名な雑誌に取り上げられた。室井は「個々のスタッフの自立性が高まった」と多忙な3年間を振り返る。

妊婦のとりで

新型コロナウイルス禍では、感染した妊婦の出産に対応できる施設が限られ、保健所の入院調整が難航した。感染「第5波」では、受け入れ先の見つからない千葉県の女性が自宅で産んだ赤ちゃんが死亡し、大きな社会問題となった。コロナが変異株「オミクロン株」に置き換わった「第6波」以降は妊婦の感染が急増し、母子の最後のとりでとされる「総合周産期母子医療センター」の指定を受ける神戸市立医療センター中央市民病院でも、綱渡りの対応が続いた。

新生児死亡の衝撃

全国の産婦人科医らが受けた衝撃は大きかった。

第5波さなかの2021年8月17日、コロナに感染した千葉県柏市の30代女性が自宅で早産し、男の赤ちゃんが死亡した。出産2日前から県や市が調整したが入院先は決まらず、出産後も交渉は難航した。母子が病院に到着したのは出産の45分後で、赤ちゃんはすでに心肺

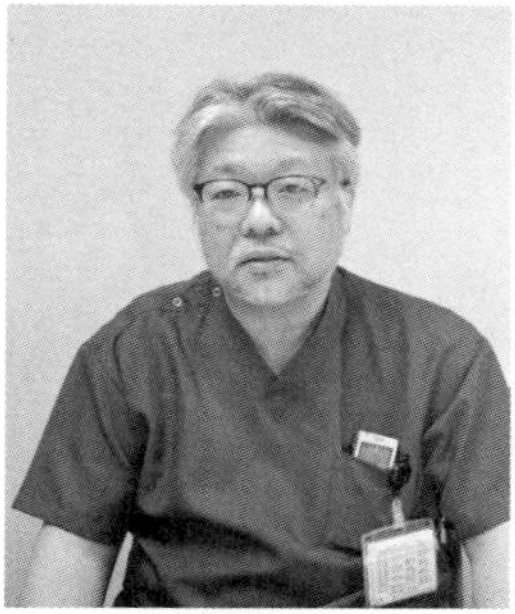

吉岡信也前部長

停止の状態だった。しかし、出産直後は息をしていたという。

中央市民病院の産婦人科部長、吉岡信也（現大久保病院副院長）は危機感を募らせた。神戸市でも出産可能な施設は限られている。「このままでは、千葉のようなケースが出るのではないか」

吉岡は千葉の問題が起きる少し前、兵庫県と神戸市の産婦人科医会に「感染した妊婦の受け入れ施設を増やせないか」と相談していた。新生児の死亡から1週間後の8月24日には、兵庫県産婦人科学会長の名前で県知事宛てに要望書を出してもらい、翌25日には神戸市産婦人科医会長と共に市役所を訪ねて支援を求めた。しかし、対応する施設はなかなか広がらなかった。

制約の中で

流行初期はコロナ患者の出産は少なく、中央市民病院でも感染「第1波」「第2波」はいずれも1人だった。ところが「第3波」から「第5波」までは各3～4人と増加の兆しを見せ、オミクロン株が流行した「第6波」「第7波」はそれぞれ20人以上に跳ね上がった。

中央市民病院では当初、母体胎児集中治療室（ＭＦＩＣＵ）で感染した妊婦を受け入れていたが、一般の患者も出入りし、感染対策上の問題があった。このため、20年11月にコロナ患者の臨時病棟が開設された後は、同病棟か救急科の心臓疾患集中治療室（ＣＣＵ）に入院することになった。しかし、コロナ患者の病床は46床が上限で、妊婦も基本的にはこの枠の中で受け入れなければならなかった。

さらに、新生児の隔離の問題もあった。コロナ患者の母親から生まれた赤ちゃんは、まれに感染していることがあるため、隔離して48時間後に検査する必要がある。隔離には新生児集中治療室（ＮＩＣＵ）などを使うが、３床までという制約があった。

吉岡らは妊婦の感染拡大に合わせ、出産方法を変化させていく。

21年３月の「第４波」初期までは原則、帝王切開を実施していた。母親は手術室で出産した後にコロナ病棟へ戻り、赤ちゃんはＮＩＣＵへ入る。第４波の途中から、２〜３時間以内に出産しそうな妊婦には、経膣《けいちつ》（自然）分娩《ぶんべん》の選択肢が加わった。コロナの妊婦は出産後すぐにわが子と離れ、陰性になるまで会えなかった。ｉＰａｄ（アイパッド）などで子どもの顔は見られたが、育児への不安を訴える患者もいた。

21年４月から第７波途中の22年７月までは、コロナ患者の隔離解除日が出産予定日を超える場合は帝王切開し、それ以外は産気づくまで自宅待機とした。病床の逼迫《ひっぱく》を緩和するためだ。

22年7月以降は全ての患者を原則、自宅待機とし、陣痛や破水があれば来院してもらうようにした。

車中の出産

22年夏の第7波では、神戸市でも感染者が自宅で助産師らの介助なしに出産する事態が生じた。中央市民病院が関わった妊婦にも「あわや」という事例があった。

深夜にコロナ患者が自宅で産気づいた。近くの医療機関では対応できず、保健所による調整の結果、遠方の中央市民病院を受診することに。家族の運転する車で病院へ向かったが、間に合わずに車の中で出産した。「墜落産」と呼ばれるケースだ。到着した車に医師が駆け付けると、へその緒がつながった状態の赤ちゃんが泣いている。幸い、母子ともに健康に問題はなかった。「コロナに感染した妊婦は、出産にかかる時間が短い傾向があります」と吉岡。病院内であれば「安産」ともいえるが、院外にいると墜落産などのリスクが高まる。

コロナ病床の上限46床を超えて、妊婦を受け入れたこともあった。

22年8月のある夜。搬送されてきた呼吸不全の患者が隔離期間内と分かり、コロナの入院

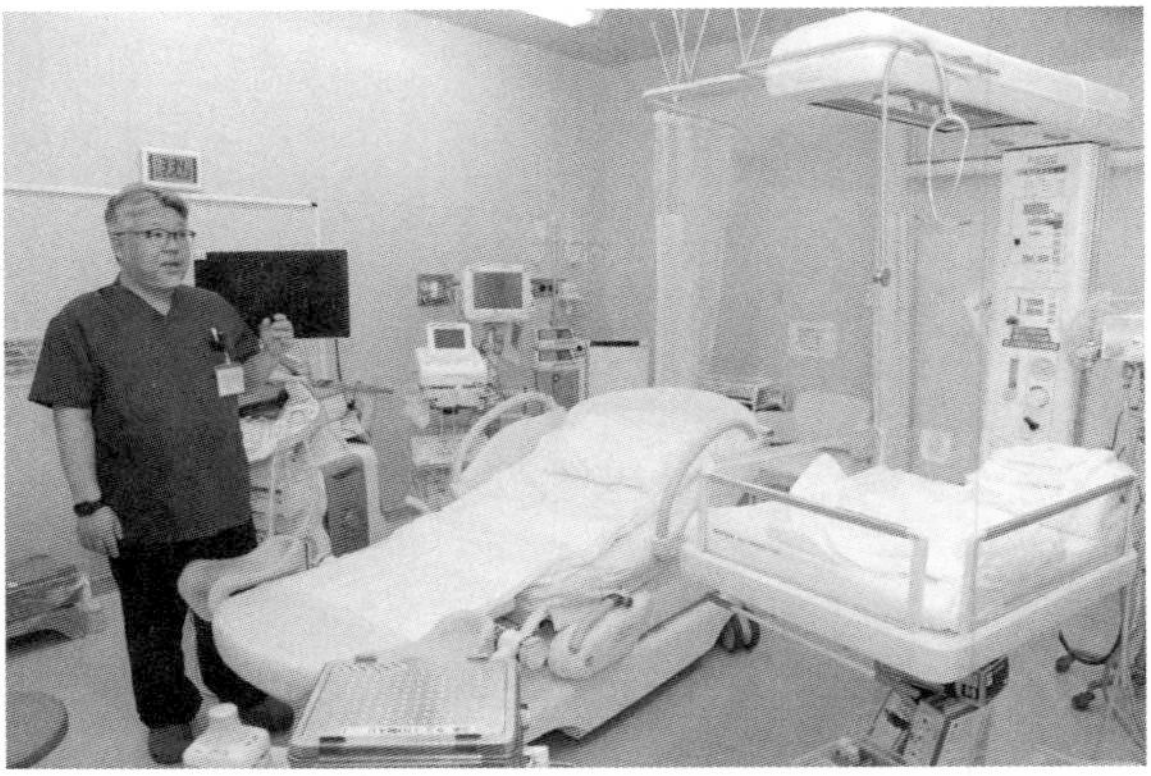

コロナの臨時病棟で出産する際は、分娩台などを産科病棟から運び込んだ

患者は47人に。感染した妊婦を受け入れ、自然分娩に対応したのが48人目。さらに濃厚接触者だった心不全患者が陽性となり49人目。その後、陣痛が始まった妊婦を市外から受け入れ、自然分娩となったのが50人目だった。

とりでを守る

吉岡や副院長兼看護部長の藤原のり子、感染症科医長の土井朝子らは、妊婦のコロナ患者は極力受け入れるべきだと考えていた。院内のコロナ対策を検討するコアメンバー会議では、満床時も柔軟に対応する方針を確認した。中央市民病院には産科のホットラインがあり、出産時に大量出血した患者などの「母体搬送」を受け入れてきた実績がある。院内感染で病院の機能が停止した際も、母体搬送のホットラインはつながっていた。

ただ、職員の感染リスクや負担を考えると、病床数は順守するのが望ましい。先述の上限

4人オーバーの後、出産が迫ったコロナ患者用の病床を常時、1床空けるようにした。

吉岡は、妊娠36週を過ぎてから感染し、かかりつけ医の対応も難しい市内の全患者について、各医療機関からデータをファクスで送ってもらうようにした。「うちで診る可能性が高いので、事前にカルテを作っておけば夜中の来院でも対応しやすい」と説明する。

感染者が爆発的に増える中でも、母子を守りたいという医療者の思いがとりでを支えた。

子どもを守れ

新型コロナウイルスの感染「第５波」までは、子どもの感染者は少なかった。ところが、感染力の強い「オミクロン株」に置き換わった「第６波」以降、子どもの患者が急増する。入院できる施設の不足が露呈し、重症化の恐れがある子どもの受け入れも危うくなった。神戸市立医療センター中央市民病院は、さまざまな制約がある中で子どものコロナ患者を守ろうとした。

手薄な小児病床

中央市民病院に入院したコロナ患者のうち小児の占める割合は、感染第１～５波の３％弱に対し、感染第６、７波は８％強と急増する。総数が35人を数えた第６波、45人に達した第７波では、子どものコロナ患者の受け入れが難しくなった。

理由の一つは、大人と同じコロナ病床を使う必要があるからだ。流行が拡大すると、計46床は大人の患者ですぐに埋まってしまう。しかも、子どもの入院は原則、保護者の付き添いが必要で、2人で入れる個室の確保は難しい場合がある。子どものコロナ患者を受け入れる市内の他の病院も、同様の事情を抱えていた。

入院が必要な子どもは必然的に、小児医療の「最後のとりで」とされる兵庫県立こども病院（神戸市中央区）に集中することになる。11あるコロナ病床は第6、7波では満床が続いた。特にコロナの重症患者を収容する集中治療室（ICU）は当時、こども病院に2床、兵庫県全体でも4床しかなく、綱渡りの状態だった。

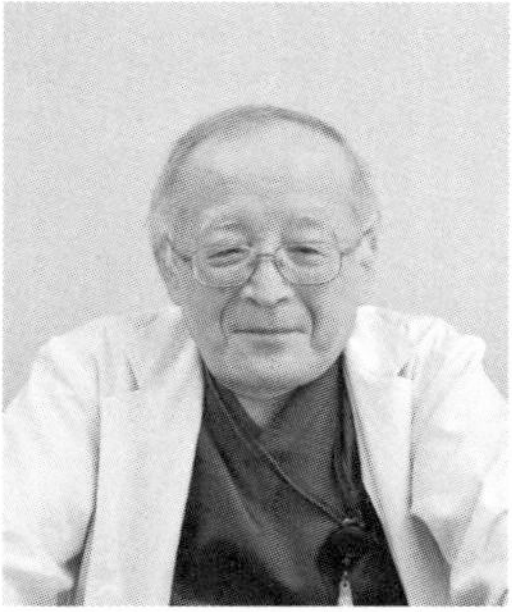
鶴田悟前部長

中央市民病院の小児科・新生児科部長、鶴田悟（現兵庫県予防医学協会）は、子どものコロナ診療の窮状を何とか緩和できないかと考えた。

まず検討したのは、小児科病棟の一部を区切ってレッドゾーン（感染区域）にする案だ。民間病院も広く実施している。もともと小児科は感染症の患者が多く、レッド（感染）とホワイト（非感染）のゾーン分けも慣れている。きちんと対策を施せば安全に運用できると考えた。

小児科病棟でのレッド対応を考えたのは、別の理由もある。コロナの重症・中等症の患者を収容する臨時病棟「1階西病棟」（1西）は、重症化の恐れがある子どもの受け入れには向いていないのだ。コロナの合併症として熱性けいれんや脳炎を起こした子どもに濃厚な治療を施そうとしても、設備面の制約が大きかった。

しかし、鶴田らの提案は却下される。コロナ患者の収容は、隔離を徹底するため1西と9階西病棟（9西）の計46床に限定する方針が示されていた。上限を超えて別の場所にコロナ病床を設置するのは、コロナ以外の入院患者や職員の感染リスクを高めることになり非現実的だった。

日帰り入院

代案として、重症化の恐れがある子どもの患者を対象に「日帰り入院」を計画した。病院に来て点滴を数時間受けた後にいったん帰宅し、翌日以降も病院へ通って点滴を受ける仕組みだ。9西の空きベッドを使う想定だったが、送迎の不便さもあって希望者はわずかだった。

子どもはコロナに感染しても軽症の場合がほとんどだ。鶴田らは入院の可否にかかわらず、小児のコロナ患者を診療しようとしたが、結果的に兵庫県立こども病院へ転送するケースもあった。ドラベ症候群という指定難病の子どもで、発熱をきっかけに全身のけいれんを起こす恐れがある。急変時に1西へ駆け付けようとしても、本館から向かう時間と個人防護具（PPE）を着ける時間を合わせると、10分間は手を出せない。鶴田は申し訳ないと思いつつ、こども病院に患者を託した。

新生児の扱いは？

感染第3、4波の頃、小児科にはもう一つ、大きな課題があった。感染した母親から生まれた赤ちゃんをどう扱うかである。

濃厚接触者には当てはまらないものの、ごくまれに感染しているケースもあるため、生後48時間は隔離する必要がある。問題はどこに入院させるかだ。

鶴田らは、新生児集中治療室（ＮＩＣＵ）のうち2床を隔離用に使おうと考えた。陰圧の設備がある他の病床も加えれば、3床は確保できる。

しかし、隔離の徹底を最優先する病院側は「46床を超えて受け入れはできない」と難色を示した。鶴田らは、母体から感染する可能性はごく低いこと、ＮＩＣＵを使うので一般のコロナ病床は圧迫しないことを説明し、ようやく理解を得られた。

1西などで生まれた赤ちゃんは、すぐに「クベース」と呼ばれる保育器に入れられ、ＮＩＣＵの隔離用ベッドに運ばれる。母親とはしばしの別れとなるが、新生児の健康を守るためには仕方ない。コロナ患者の妊婦の受け入れは、隔離用のＮＩＣＵの利用状況にも左右されるが、満床で断らなければならないケースはなかったという。

コロナの第7波までに、中央市民病院で陽性の母親から生まれた赤ちゃんは50人を超える。そのうちコロナに感染していたのは、出産して母子同室になった後に陽性が分かった1人だけだった。

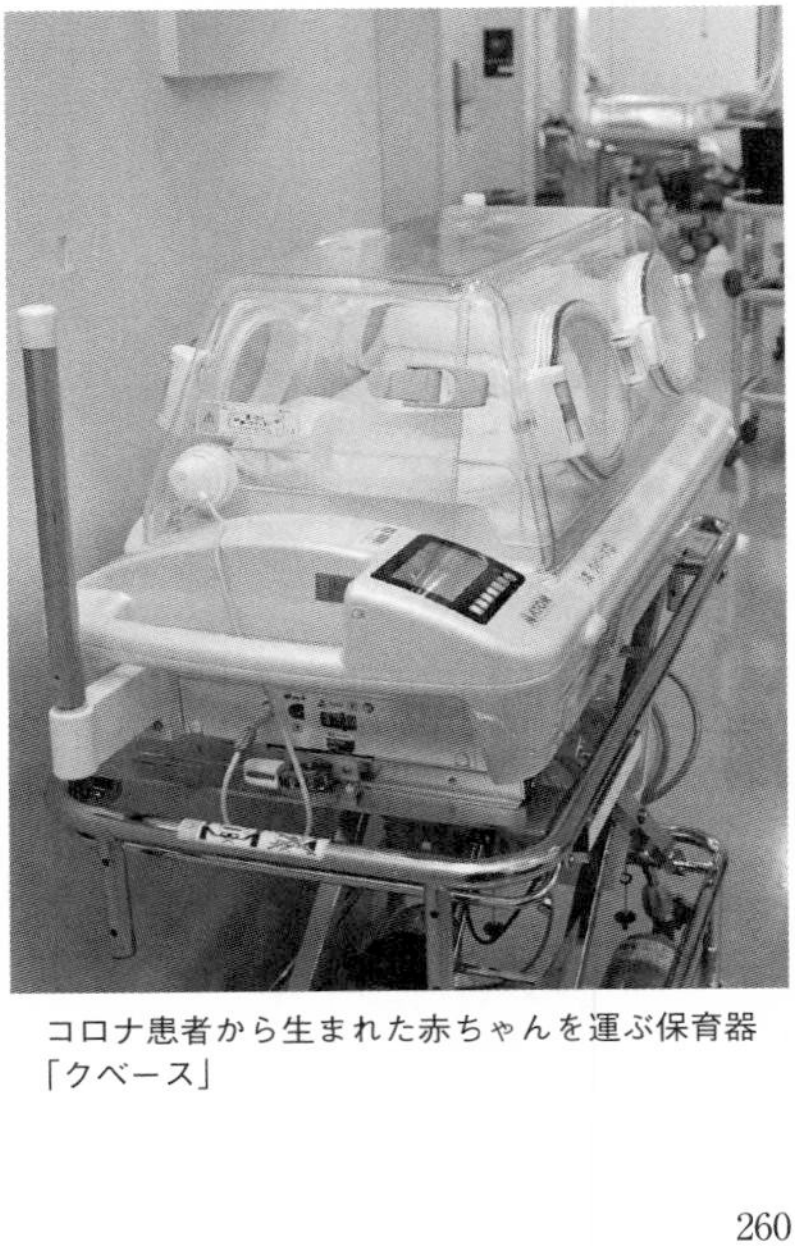
コロナ患者から生まれた赤ちゃんを運ぶ保育器「クベース」

巣ごもりの影響

コロナ禍では学校や保育所が長期間、休校・休園になり、子どもたちは自宅に閉じこもりがちになった。鶴田らは、子どもの健康や発育への影響を懸念している。

休校・休園に伴い、乳幼児健診や予防接種などのスケジュールの遅れが相次いだ。中央市民病院で検査を受けた子どもには、重い心臓病や腎臓病の発見が遅れたケースはなかったが、発達の遅れへの医療・福祉の介入に支障が出たことがあった。感染を極度に怖がって子どもを全く外出させなかった母親もおり、社会生活への適応が危ぶまれる。

マスクによる悪影響も心配だ。流行初期、鶴田がマスクを着けて子どもに話しかけると、きょとんとした表情をされた。しかし、コロナの流行開始から3年を経て、マスク越しでも表情を読み取って笑ってくれるようになった。

「子どもは適応する能力があるので、影響は少ないかもしれない。でも、長い目で子どもを見守っていく必要はあります」

臓器提供

神戸市立医療センター中央市民病院は、新型コロナウイルス禍による救急患者の受け入れ制限をたびたび経験してきたが、一方で臓器移植の提供施設としての役割は果たそうとする。その旗振り役は、中央市民病院の看護師であり、兵庫県臓器移植コーディネーターを務める杉江英理子だ。脳死が疑われる症例の情報提供を現場に呼びかけ、臓器提供を望む患者や家族の意思を生かそうとする。

「空白期」にも情報提供

中央市民病院での臓器提供者（ドナー）は、救急搬送されてくる重篤な患者が対象になることが多い。ところが、感染の波が高まると救急科はコロナ重症患者の診療に専念し、本来は大きな手術後の患者を収容する総合集中治療室（ＧＩＣＵ）が救急患者を受け入れる。ＧＩＣＵの患者の全身管理は

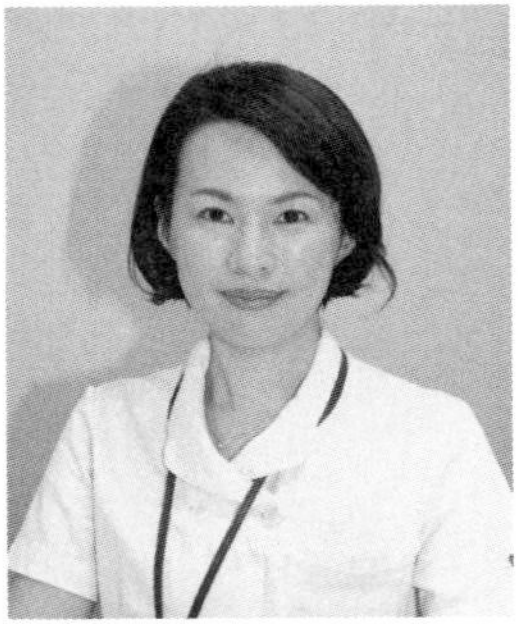
杉江英理子看護師

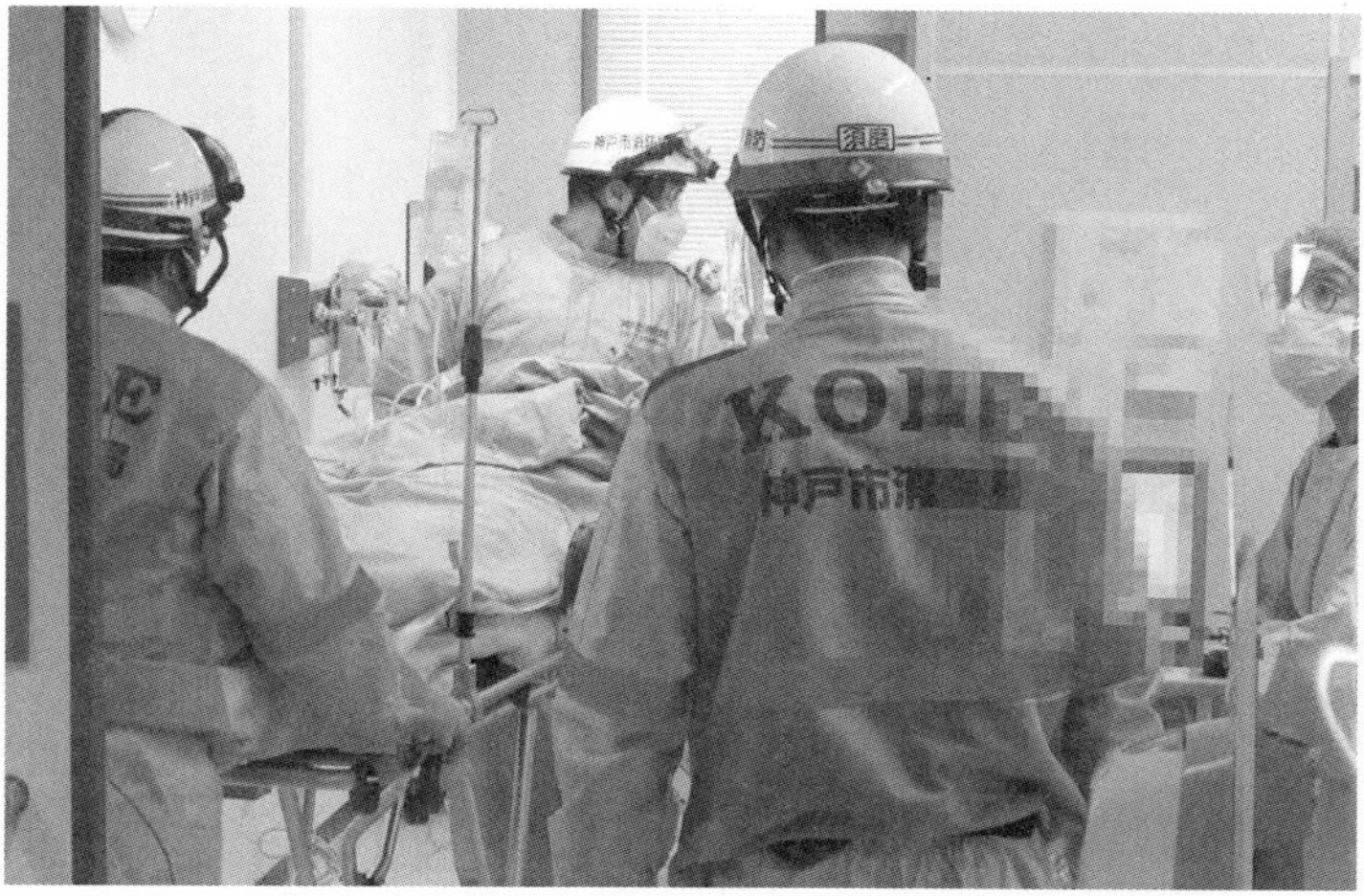

臓器提供者（ドナー）には救急搬送されてきた患者がなることが多い（画像の一部を加工しています）

主に麻酔科医が担うが、彼らは臓器提供の手続きには不慣れだ。杉江は「脳死が疑われる患者がいれば、一報を入れてほしい」と麻酔科医らに依頼した。

　中央市民病院が初めてコロナ疑いの患者を受け入れたのは２０２０年３月２日。同じ日、70代女性から心臓と肝臓、腎臓、眼球の提供を受けた。それに続く脳死下の臓器提供は21年10月３日。60代男性から両肺と肝臓、腎臓、眼球の提供を受ける。

　１年７カ月の空白が生じたが、決して提供をあきらめていたわけではない。

　杉江によると、その間に中央市民病院で計５件、脳死の可能性がある患者の情報があった。すべてＧＩＣＵの入院患者だ。「ＧＩＣＵの担当医が、きちんと連絡してくれるのはありがたかった」と杉江。しかし、家族の承諾が得られないなどの理由で提供には至らなかった。実施の方向で進んでいたが、家族の精神状態が不安定になったため見送ったケースもあるという。

コロナの流行初期、兵庫県全体の臓器提供数も少なかった。２０２０年度は、先述した3月2日の中央市民病院のケースのほか、6月26日に兵庫県災害医療センターに入院中の50代女性から心臓、肺、肝臓、膵臓、腎臓、眼球の提供を受けた計2件にとどまる。

1年7カ月ぶりの提供

中央市民病院にとって1年7カ月ぶりの臓器提供は、蘇生後脳症で脳死と判定された60代男性からだった。本人の提供意思を家族から確認し、後に免許証の記載も確かめた。

臓器提供の対策会議は感染防止のためオンラインで開催。21年10月2日、2回目の脳死判定で死亡を確認した。手術開始は翌3日の午後0時30分。岡山大病院、北海道大病院、大阪医科薬科大病院の医療チームが入れ替わり立ち替わり手術室へ入り、自身が移植する臓器を摘出した。手術終了は午後4時44分だった。

その間、手術室は「密」な状態ともいえたが、杉江は「中央市民病院では感染防止のガイドラインが明確に示されているため、やりにくさや混乱は全くなかった」と話す。

初の18歳未満の提供

感染「第8波」が高まっていた22年12月18日、15歳以上18歳未満の少年による臓器提供が中央市民病院であった。18歳未満の提供は兵庫県内で初めてだった。本人による意思表示はなく、家族が提供を承諾した。同病院の家族支援チームの一員でもある杉江は、時間をかけて心の揺れに寄り添った。

家族は移植後に手記を公表し、心境を振り返っている。

「移植することが息子の生きた証になるはずだ。けれど相反して『悲しい』『苦しい』気持ちが、狂うほどに私の身体中を渦巻いた」（母親）

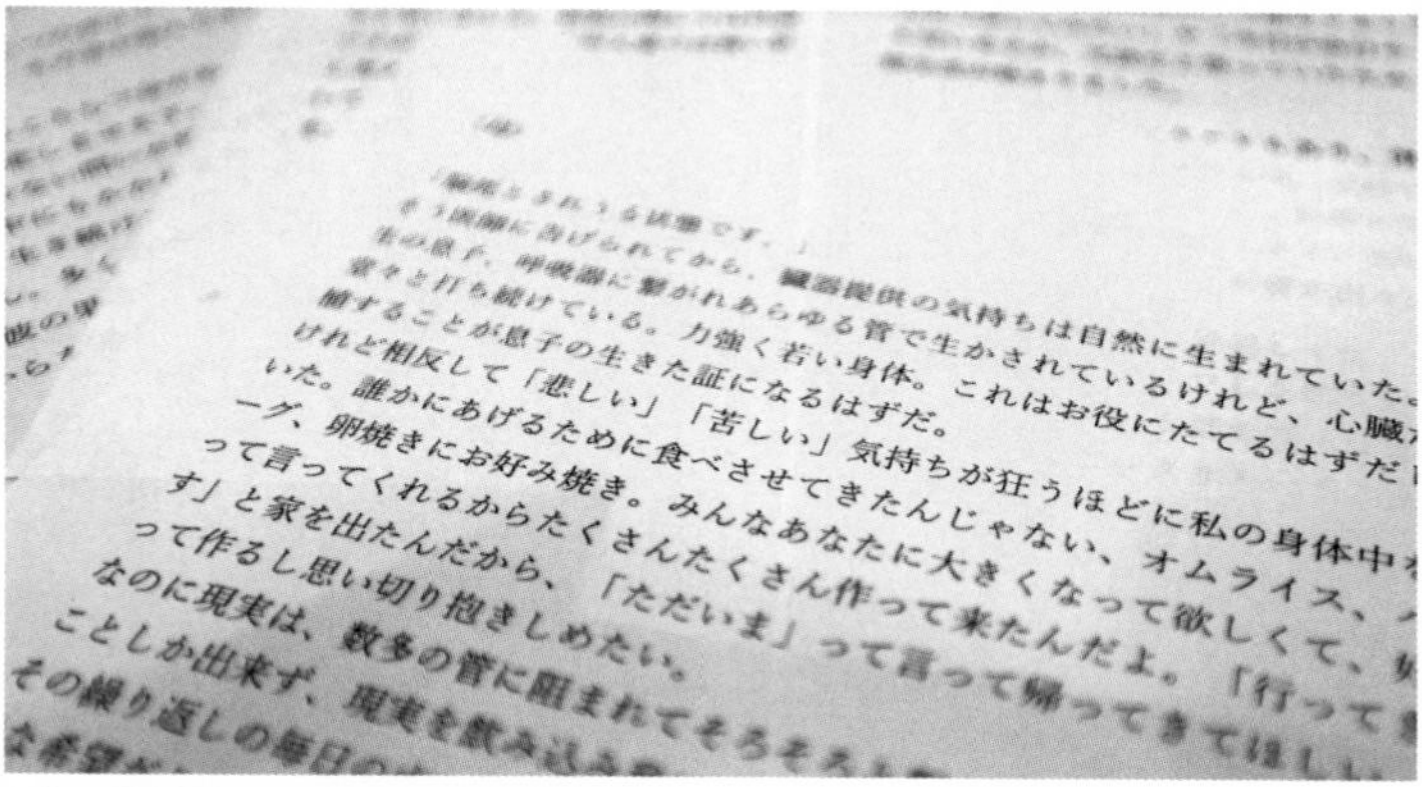

少年の臓器提供を決断した家族の手記

「（臓器提供は）この状況で留《とど》まってくれている彼の命をこちらが終わらせることを意味していました。さらに、私にとっては聞いたこともない組織に彼の臓器を預けることになる（中略）怖いし、恐ろしいし、どこまで信用していいかも分からない」（兄弟）

曲折を経て家族がたどり着いた心境は、父親の文章ににじんでいる。

「もう彼は私たちだけの息子ではありません。多くの同世代の命として、それぞれに次世代を生き抜いていってほしい。彼の果たせなかった夢が、いつかどこかで実現することを祈念しつつ」

杉江が少年の脳死疑いの連絡を受けたのは、22年11月17日。家族が臓器の摘出を承諾したのは、24日後の12月11日だった。

20年3月から23年4月の間、中央市民病院での脳死下の臓器提供は、コロナ禍の中でも8件を数えた。兵庫県全体17件の4割を超えている。

若手の成長

神戸市立医療センター中央市民病院には、多くの若い医療者が集まってくる。さまざまな疾患や外傷の診療を通じ、高度・最先端の手技を身に付けるためだ。だが、新型コロナウイルス禍では、院内感染で機能が停止し、その後も感染の波が高まるごとに救急や手術が制限された。果たして若い人材が来てくれるのか、病院に残ってくれるのか、との懸念は大きかった。しかし、若手はそれぞれの学びを得ていた。

夜間の依頼

2022年夏の感染「第7波」による爆発的な患者増が収束の兆しを見せていた頃、救命救急センター・救急科の医師、寺本昇生《しょうき》（現副医長）は遠方の消防隊から電話を受ける。市外の30代女性の受け入れ要請だった。

寺本は中央市民病院で勤務して5年目。この日は夜勤のリーダーを務めていた。救急部門の診療を統括し、患者を受け入れるかどうかも判断する重要な役割だ。

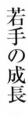

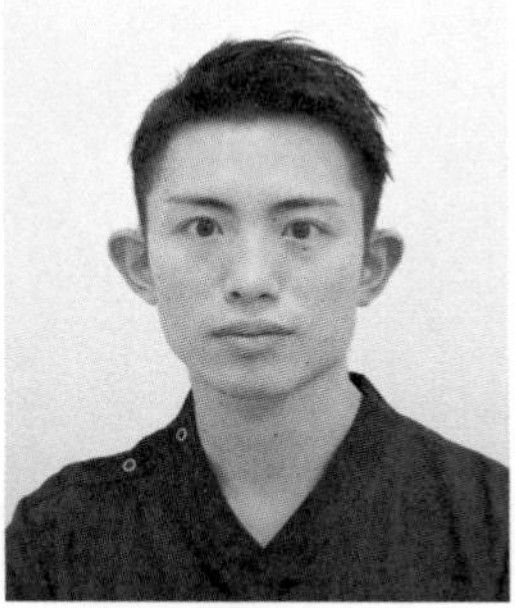
寺本昇生副医長

女性はパートナーから暴力を振るわれ、全身に打撲を負っているという。近隣の病院を受診する予定だったが、救急車の中でコロナの陽性が判明し、受け入れを拒まれた。救急隊は他の医療機関と10件以上交渉したが受けてもらえず、遠方の中央市民病院を頼ってきた。

その夜、中央市民病院の救命救急センターはコロナ以外の重症患者を複数抱えていた。市外の患者を受け入れることで、市内の重篤な患者を断る事態は避けなければならない。

一方で、電話をかけてきた救急隊は困り果てている様子だった。できれば受け入れたいと考えた寺本は、隊員から女性の症状を聞き取る。「それなら入院の必要はなさそうだ」。寺本は「来てください」と答えた。他のスタッフには負担をかけず、自分一人で対応しようと考えていた。

女性は体中にあざがあったが、X線やCTの検査では問題がなく、軽傷だった。コロナの症状も軽い。入院はせず、警察の車両で帰っていった。見立て通りに診療を終えられたことに、寺本は安堵《あんど》した。

揺らいだ方針

コロナ以前は、先輩から「患者の受け入れを断るな」と言い聞かされてきた。寺本自身、その方針に誇りを感じてきた。

ところが、コロナ禍で状況は一変する。コロナ重症患者の病床が逼迫《ひっぱく》し、命の危険がある患者を受け入れられないこともあった。救急患者の入院も大幅に制限され、重症でも他院に任せざるを得なかった。

「それまでは何が何でも患者を受けなければと考えていた。でも、コロナを経験した後は、全体の状況を見て判断するようになった」と寺本は話す。病床の空きやスタッフの態勢などに気を配り、「最後のとりで」の機能を維持しようとする意識が強くなった。

寺本は2023年春、副医長に昇任した。職責はさらに重くなる。病院の状況を冷静に判断しつつ、でも、なるべく患者を受け入れたいと考えている。

生の喜び共有

ＥＩＣＵ（救急集中治療室）・ＣＣＵ（心臓疾患集中治療室）の看護師、植田麻寛《まひろ》は21年４月に新人として入職し、研修を経て６月下旬、コロナ重症患者を収容する１階西Ａ病棟（１西Ａ）に配属された。当時は感染「第４波」から「第５波」へ移り変わる端境期だった。

中央市民病院を志望しようと決めた頃、病院はクラスター（感染者集団）の発生で揺れていた。不安はあったが、「感染が起きたのなら、きちんと対策が取られるはずだ」と前向きに捉えた。家族も「やると決めたことはやりなさい」と背中を押してくれた。

最初に重症患者と間近に接したとき、想像した以上にさまざまな機器や管につながれていることに驚いた。人工呼吸器に加え、点滴も輸液や鎮静剤、昇圧剤など３本以上入っている。床ずれを防ぐために体位変換をする際は、管が外れそうで怖かった。新人には先輩看護師が１人ついてくれるが、感染病棟の中では声を出して質問できないのがもどかしかった。

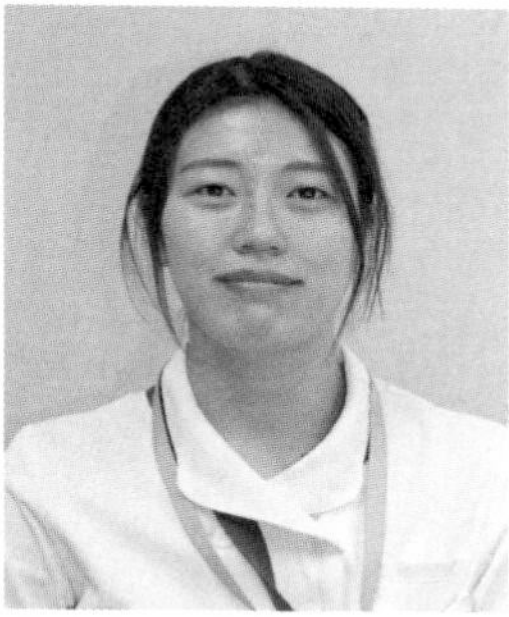
植田麻寛看護師

毎朝、患者を覚醒させるため鎮静剤の量を減らすと、呼吸の異常などを示すアラームが鳴りっぱなしになった。しかし、再調整すべきかどうかも分からない。患者が起きて暴れた時も、対処に困った。

呼びかけても反応のない患者が多い中、意識が戻った患者と意思疎通できた時の喜びは大きい。「目を開けられますか」「手を握れますか」と尋ねると、応じてくれる人もいる。呼吸器を付けているため会話は無理でも、コミュニケーションの量は飛躍的に増える。

植田は「のどが渇いていますか」「痛みがありますか」など、訴えの多い内容を質問する。うなずいたり、首を振ったりする反応に応じて、患者の望みをかなえるのは充実感がある。

一番うれしいのは、人工呼吸器が外れる時だ。生命の危機を脱し、会話もできるようになる。第一声は「水が飲みたい」が多い。ティースプーンで飲ませると、「あー、うまい」と言ってくれる。患者も医療者も生の喜びを共有できる。

あるべき看護を

この仕事を続けられるだろうか、と思い悩んだ時期もあった。コロナ病棟での看護は、本来あるべき姿と程遠いのではないか、という疑問からだった。

感染リスクを減らすため、看護のメニューは曜日ごとに決められている。自分で考え、患

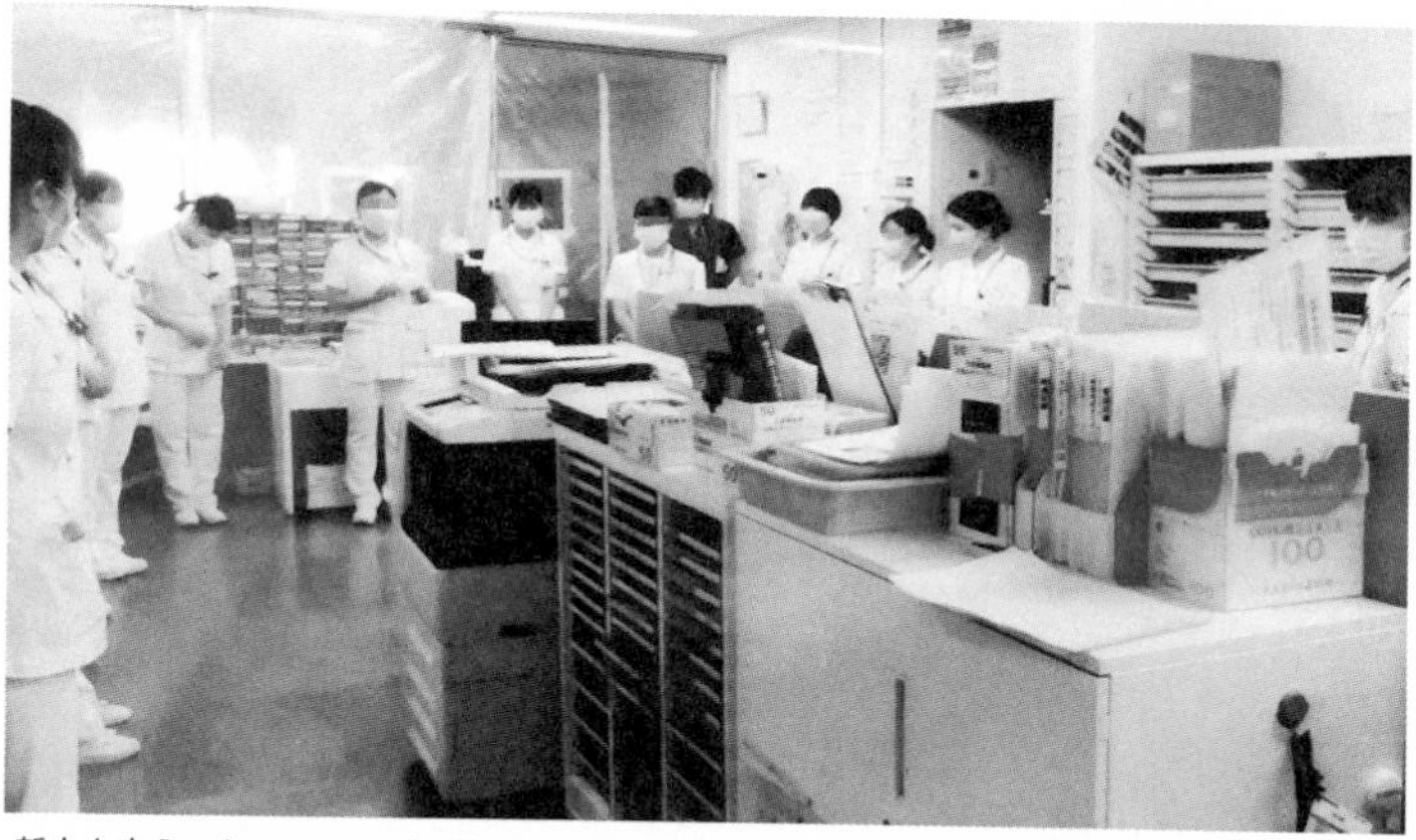

新人を交え、ミーティングで情報共有する看護師たち（中央市民病院提供、画像を一部加工しています）

者に合わせて、という隙間はほとんどない。院内で亡くなった患者をポリエチレン製の納体袋に入れる行為を、当たり前と思い始めていた自分自身がいやになった。もっとやるべきことがあるはずなのに……。

先輩との距離感が、いつまでたっても縮まらないように感じるのもつらかった。飲み会や食事など、打ち解けて話せる機会は全くない。コロナ病棟に入ると、その場では質問できない。閉ざされた空間の中で、いくらもがいても道は開けない気がした。

植田が再び前を向くきっかけは、コロナの重症患者が減り、レッドゾーン（感染区域）の1西Aからホワイトゾーン（非感染区域）のＥＩＣＵに帰ってきたことだ。早速、先輩たちの会話が耳に飛び込んでくる。ケアの注意点、治療方針、患者の性格…。先輩の手技を直接見て、まねできるのも大きかった。思い悩んだ分、砂地に水がしみこむように吸収できる。

たくましさを増した植田は、あるべき看護を目指して試行錯誤を繰り返している。

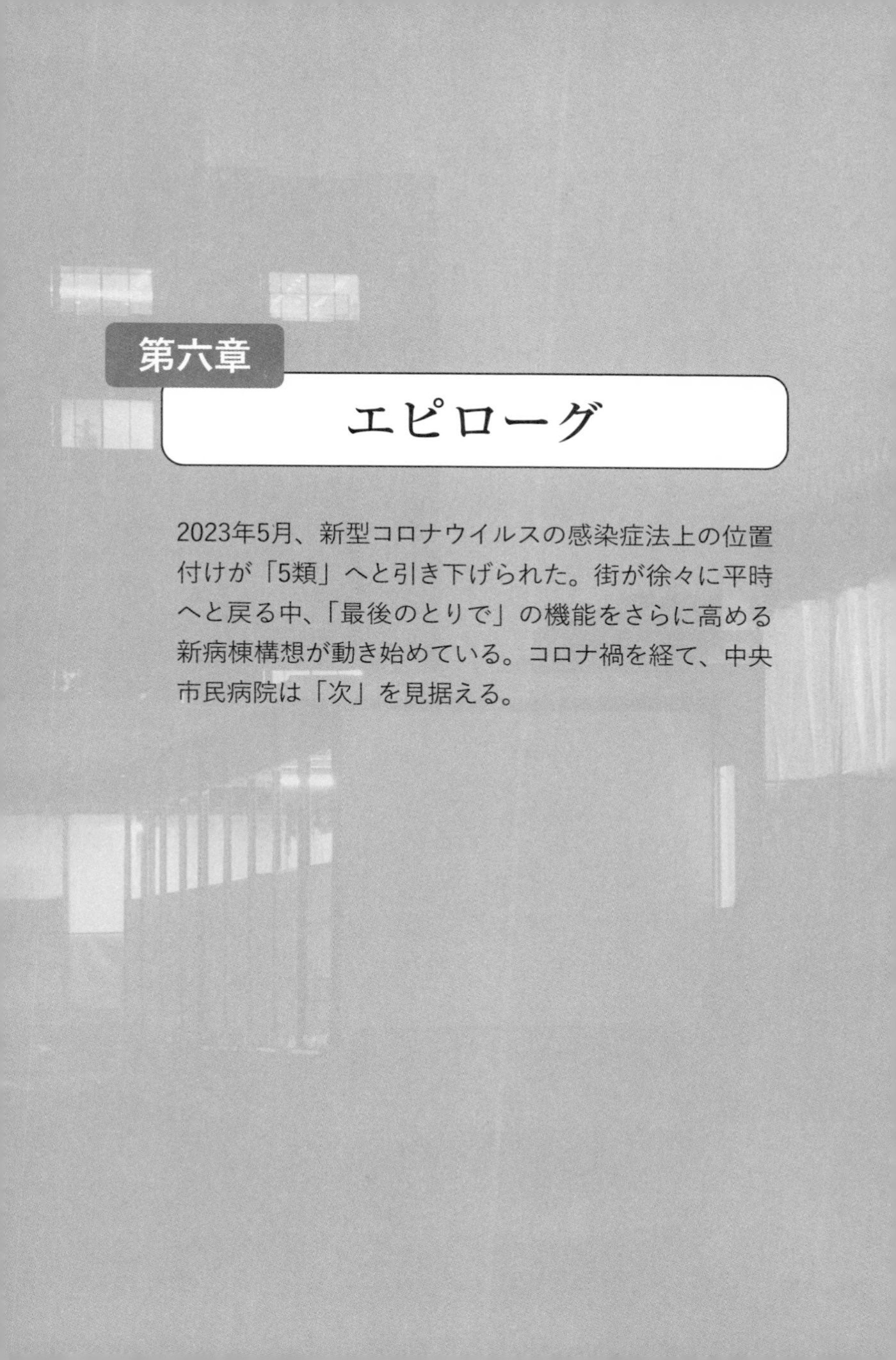

第六章

エピローグ

2023年5月、新型コロナウイルスの感染症法上の位置付けが「5類」へと引き下げられた。街が徐々に平時へと戻る中、「最後のとりで」の機能をさらに高める新病棟構想が動き始めている。コロナ禍を経て、中央市民病院は「次」を見据える。

新病棟構想

新型コロナウイルスは2023年5月8日、感染症法上の位置付けが季節性インフルエンザと同じ「5類」になった。マスクを着けずに街を歩く人が徐々に増え、世間に平時の空気が漂う中、神戸市立医療センター中央市民病院では新病棟の構想が始動している。コロナの臨時病棟が耐用年数を迎えるのを見越し、救命救急センターと感染症病棟の機能を一体化させた施設を思い描く。

看護師の大量離職

その背景には苦い教訓がある。

2020年4月に発覚した院内感染を乗り越えた後、院長の木原康樹は「三つのICU（集中治療室）」を目標に掲げた。救急や手術後の重症患者を収容する二つのICUに加え、コロナ重症患者をみる「感染症ICU」を並立させる計画だ。

木原は、流行初期の危機を経て組織が進化したと感じていた。感染が拡大すると部署の垣根を越えて総力戦を展開し、波が収まると従来診療に戻る。病棟・病床の調整能力を生かし、柔軟に対応できる自信があった。

しかし、計画は宙に浮く。原因の一つは看護師の大量離職だ。

三つのICUを並立させるには、集中治療の経験を持つ看護師を多数確保する必要がある。木原は21年4月の採用を50人積み増し、人材を育てようとした。ところが22年3月末の離職者は平年より約30人多く、増員の効果は吹き飛んだ。先の見えないコロナとの闘いで、現場は疲弊していた。

弾力的な運用を

感染「第3波」以降は、救急集中治療室（E

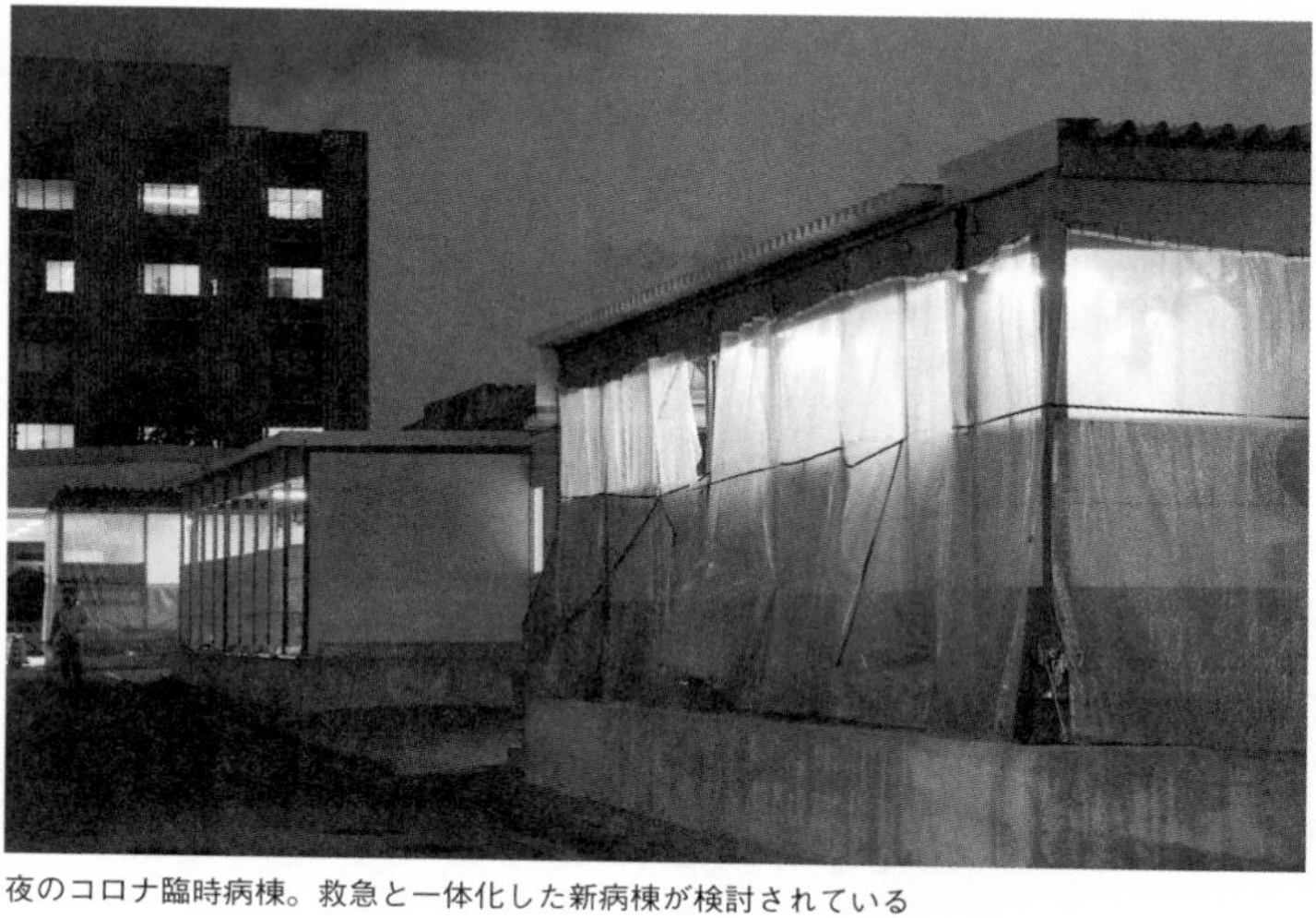

夜のコロナ臨時病棟。救急と一体化した新病棟が検討されている

ＩＣＵ）のスタッフが、コロナの臨時病棟と本館１階のＥＩＣＵとを行ったり来たりした。効率が悪く、救急患者の受け入れ制限にもつながる。医療者らの疲弊の一因にもなった。その反省が、構想の原点にある。

新しい病棟では、救急患者と感染症患者の両方をみる想定だ。感染症ＩＣＵは、普段は救急のＩＣＵとして使い、流行時に分離する。両者の動線も分け、交わらないようにする。病床の弾力的な運用や、集中治療に対応できる人材の有効活用で、現状の機能をはるかに上回る施設を目指す。

コロナ禍で３次救急が制限されるたびに異議を唱えてきた救命救急センター長・救急科部長、有吉孝一は「効率的な運用で、救急と感染症対応を両立させたい」と話す。その口調には「最後のとりで」の機能を果たさなければならない、という思いがにじむ。

「全国一」の行方

中央市民病院にはもう一つ、大きな宿題がある。患者の受け入れ率の高さと専門の診療科につなぐ機能性の高さで、全国一の評価を受けてきた救命救急センターの役割を今後、どう果たしていくかだ。

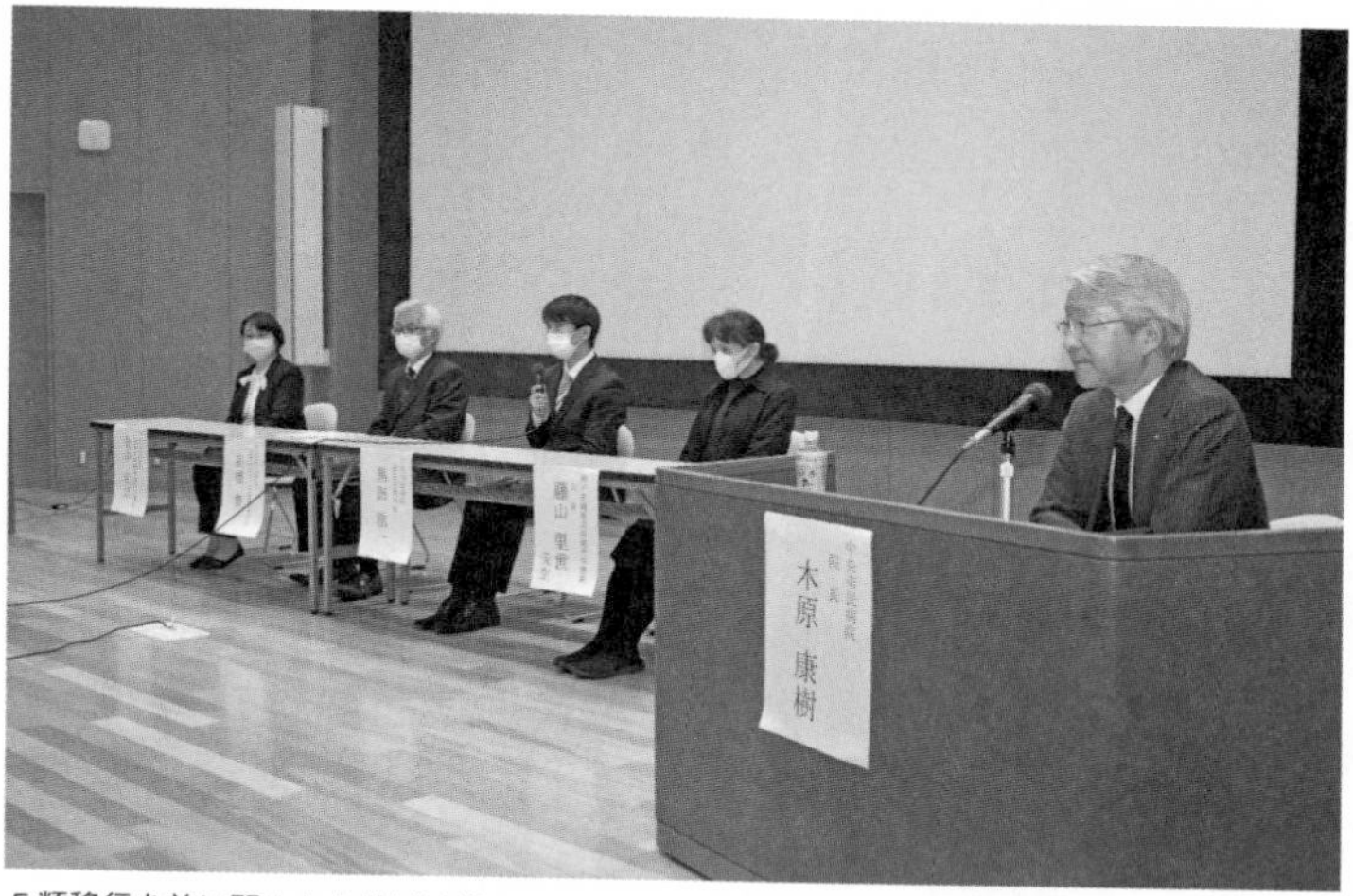

５類移行を前に開かれた地域連携セミナー＝2023年４月27日、神戸市医師会館

コロナ禍では「中央市民なら何とかしてくれる」という市民や医療関係者の期待に応えられず、最優先したはずの重症コロナ患者の受け入れも時に断らざるを得なかった。旗印は揺らぎ、地域の医療機関との連携を求める声も院内にはある。

「いつまでも『孤塁』のままではいられない」という思いは、木原自身も強い。

５類移行を間近に控えた23年４月27日、中央市民病院は医療や介護の従事者を対象とした地域連携セミナーを開いた。移行後の感染管理や診療方針について、担当の医師らが講演した後、木原はこう訴えた。「中央市民に患者を送っておけば事足りるという状況ではなくなっている。地域の医療機関によるバックアップ体制が欠かせない」

コロナ病床が逼迫《ひっぱく》した感染「第４波」では、２次救急の病院を訪ねて呼吸器を付けた患者の受け入れを依頼し、自宅で入院を待つ重症患者を一人でも多く受け入れようとした。苦い経験を踏まえ、平時から医療機関との連携と役割分担を進める必要があると木原は痛感している。

次の10年に向けて

中央市民病院が掲げる「断らない救急」の理念は、病床調整の能力に支えられてきた。ベッドコントローラーの重責を担う看護部副部長、寺坂恵美も、病院の理念は大きく揺らいだと感じている。

寺坂は「感染症の拡大期と非流行期の両方に対応できる病院でありたい」と話す。共に断らない救急を推進し、救急と感染症対応の両立を目指す有吉と思いは共通する。

コロナ重症患者の全身管理を担当した救命救急センター・救急科医長、瀬尾龍太郎は、別の病院像を思い描く。院内感染で救急の受け入れが止まる中、地域の病院に支えられた経験に希望を見いだしている。

「中央市民だけが一番になるのではなく、地域全体で救急全国一を目指す。そういう仕組みづくりを考える時期に来ている」と強調する。

瀬尾の念頭には、医療の集約化もある。各病院がばらばらに診療していては、効率が悪い。コロナ禍では、中央市民病院がもっと集中的に患者を受け入れるべきではなかったのか、と今も自問している。

「地域医療がどう変化していくかは、次の10年のものすごく大きなテーマ。最終的にそれを決めるのは住民自身です」

経験をいかに教訓に変え、新たなパンデミック（世界的大流行）に備えるか。感染症との次の闘いはすでに始まっている。

木原院長インタビュー

医療機関の分化と連携必要

神戸市立医療センター中央市民病院はこの3年余り、クラスター（感染者集団）や病床逼《ひっ》迫《ぱく》などの危機に直面しながら、新型コロナウイルス感染症の重症患者らの診療を担ってきた。流行初期の２０２０年４月に広島大から就任し、感染の八つの波を乗り切るかじ取り役を務めた木原康樹院長に、難しい決断の背景や今後の医療体制について聞いた。

―20年4月にクラスターが発生し、コロナの重症患者以外の受け入れを停止した。３次救急を止めたのは病院史上初だった。

「新型コロナウイルスが空気感染に近い動きをすることは当時知られておらず、防御を破られた。全機能停止は恐れ知らずの新米院長ゆえになしえた決断とも言えるが、外科系の幹部らの猛反発もあり、中央市民病院の役割の重さを再認識した。コロナ診療と従来診療の両立を目指す転機になった」

―クラスターの調査報告書公表に合わせた記者会見でも過失を認めなかった。

「外部の専門家にも検証をお願いし、対策の方向性は間違っていないと確信した。科学的に正しい実践を行っているのに、頭を下げるのはまずい。現場の士気を下げ、高度な医療の遂行が難しくなると感じた」

―感染「第3波」がピークを迎えた21年1月に神戸市役所を訪ね、コロナ病床は46床が上限と宣言した。

「クラスターの教訓から、職員を守る姿勢を示さなければ現場はもたないと考えた。院内メールでも『患者の命よりも職員の命を優先する』とのメッセージを発信した。コロナ禍を『平時』ではなく『有時』ととらえた」

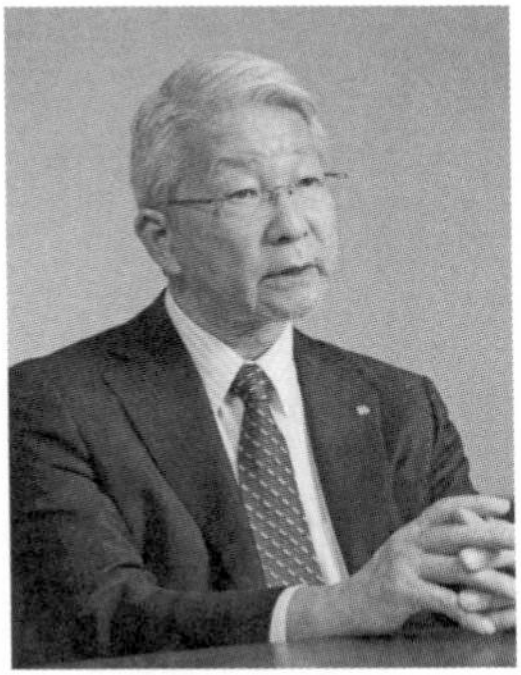

中央市民病院のコロナとの闘いを振り返る木原康樹院長

―感染「第4波」でコロナ病床が逼迫する中でも、上限は変えなかった。

「『上限を超えて患者を受け入れるべきだ』という意見もあった。何人かは増やせたかもしれないが、歯止めがなくなると職員の安全や命を守れなくなる。当院だけが頑張って受け入れても、ますます医療が偏在するという懸念もあった」

「代わりに、ベッドを効率よく利用しようとした。1人の入院期間を半分に減らすことで、2人分の患者に対応できる。そのような努力をした。隔離期間を過ぎても人工呼吸器を付けたままの患者を、2次救急の病院に引き受けてもらうようお願いして回ったのもその一環だ」

—治療する患者を選ばざるを得ない局面もあった。

「人や病床などの医療資源は有限だ。誰に対しても人工呼吸器やエクモ（人工心肺装置）を付けられるわけではない。災害時には、誰を助けて誰をあきらめるかという一定の規範に基づく判断を迫られるが、それは現場の大きなストレスとなった」

—「断らない救急」や「最後のとりで」といった旗印も揺らいだ。

「『何でも中央市民病院に任せれば事足りる』という状況ではない。当院への期待は理解しているし、担ってきたミッション（使命）にはこれからも向き合うが、常に100%はありえない。各医療機関の機能分化と連携を進め、地域全体で支える仕組みが必要だ」
（２０２３年５月27日付神戸新聞の記事を一部加筆）

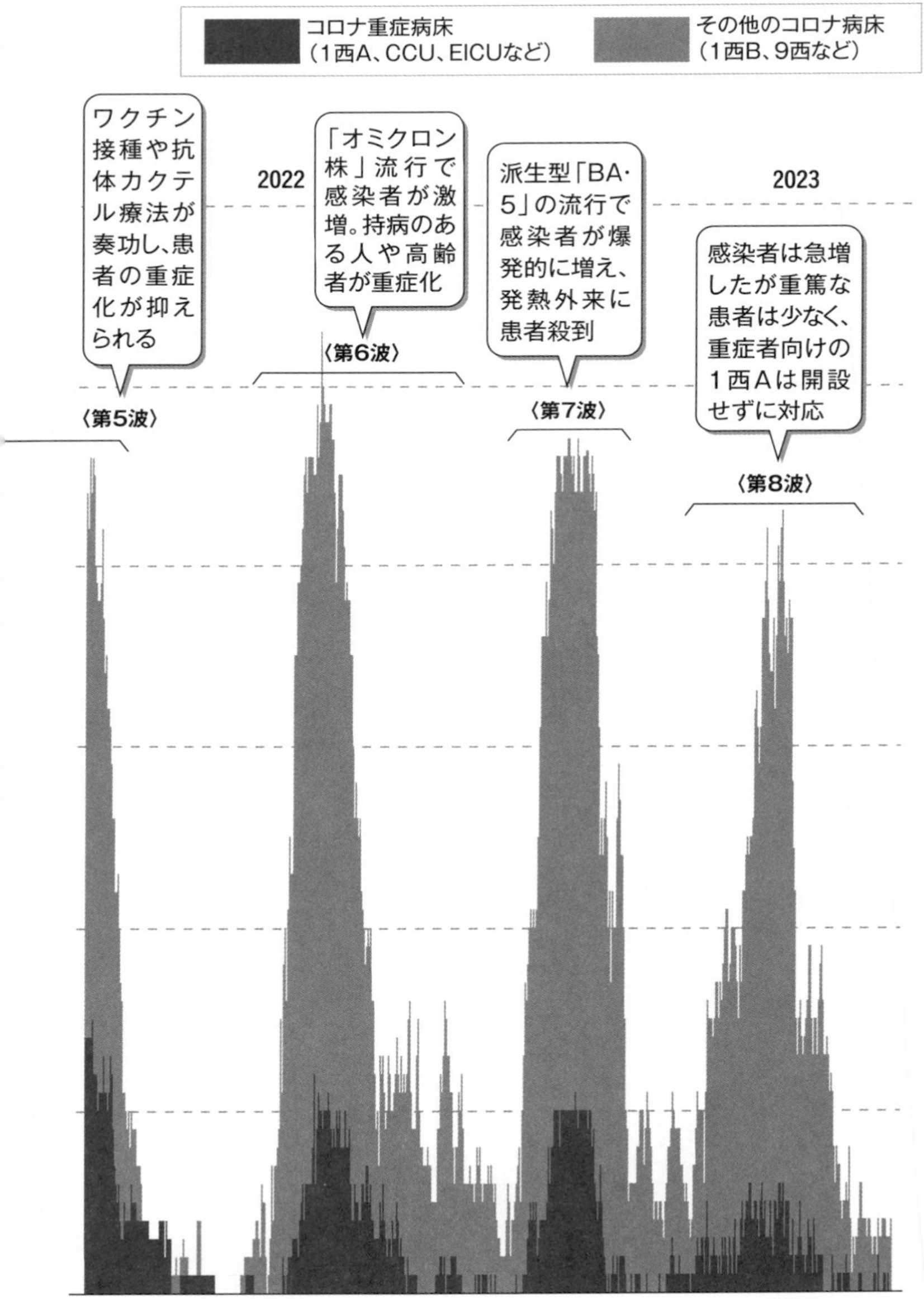

コロナ重症病床
（1西A、CCU、EICUなど）
その他のコロナ病床
（1西B、9西など）
ワクチン接種や抗体カクテル療法が奏功し、患者の重症化が抑えられる
2022
「オミクロン株」流行で感染者が激増。持病のある人や高齢者が重症化
派生型「BA・5」の流行で感染者が爆発的に増え、発熱外来に患者殺到
2023
感染者は急増したが重篤な患者は少なく、重症者向けの1西Aは開設せずに対応
〈第5波〉
〈第6波〉
〈第7波〉
〈第8波〉
2022
2023
9月
10月
11月
12月
1月
2月
3月
4月
5月
6月
7月
8月
9月
10月
11月
12月
1月
2月
3月
4月

神戸市立医療センター中央市民病院のコロナ入院患者数

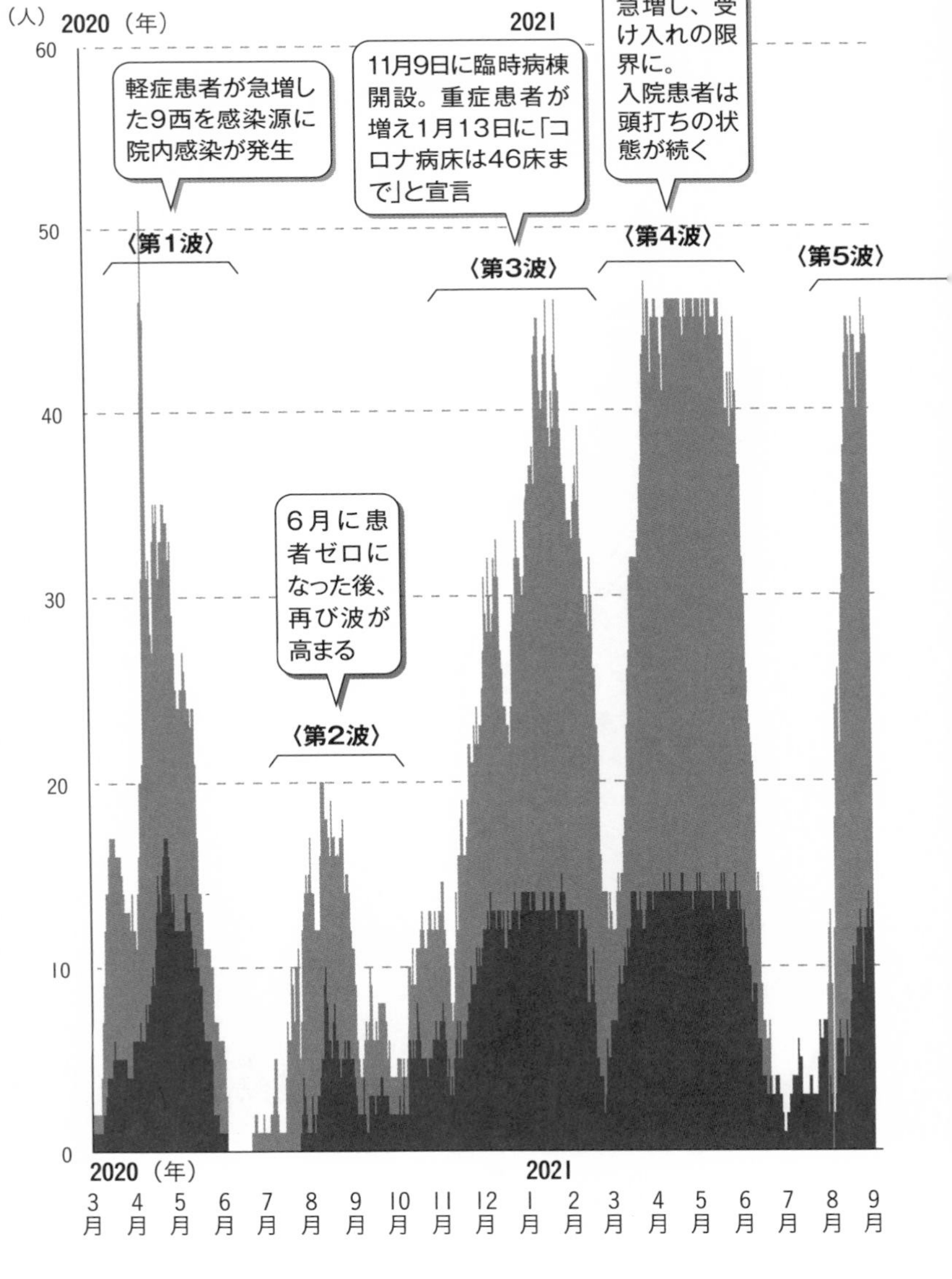
11月9日に臨時病棟開設。重症患者が増え1月13日に「コロナ病床は46床まで」と宣言
呼吸器を付けた患者が急増し、受け入れの限界に。入院患者は頭打ちの状態が続く
6月に患者ゼロになった後、再び波が高まる

神戸市立医療センター中央市民病院の主なコロナ対応

※太字は全国・兵庫県全体の動き

〈2020年〉

1月16日	**国内初のコロナ患者確認**
3月3日	前日に入院していた感染疑い患者のコロナ陽性確定
3月10日	救命救急センターで初の重症患者受け入れ
3月12日	面会を原則禁止
3月23日	院内でのＰＣＲ検査開始
3月26日	レッドゾーン（感染区域）でのリハビリ開始
3月31日	重症コロナ患者の診療に特化する方針を打ち出す 救命救急センターの重症部門全てのレッドゾーン化が決定。運用は4月10日から
4月7日	**兵庫など7都道府県に初の緊急事態宣言**（兵庫は5月21日まで） 重症患者に対応する「コロナ重症等特定病院」に指定

4月9日　院内感染が発覚。最終的に入院患者7人、職員29人が感染
4月12日　コロナ入院患者が初めて死亡
4月13日　コロナ以外の救急、新規入院・外来患者の受け入れを原則中止
4月16日　**緊急事態宣言が全国に拡大**
4月17日　コロナ対策本部を再編し、コアメンバー会議を設置
4月18日　コロナ患者が初出産（帝王切開）
5月11日　手術を原則中止
8月7日　救急や入院・外来・手術を一部再開
8月16日　院内感染の調査報告書を公表
11月9日　レッドゾーンでの直接面会開始
コロナ患者の臨時病棟運用開始

〈2021年〉

1月13日　コロナの入院患者は46人までしか受け入れないと宣言
1月14日　**兵庫県に2回目の緊急事態宣言**（2月28日まで）
3月5日　院内職員に対するワクチン接種開始

4月5日　**兵庫など3府県に初のまん延防止等重点措置**（兵庫は24日まで）
4〜5月　コロナ病床の満床が続く
4月23日　神戸市内の入院待機患者への往診開始
4月25日　**兵庫県に3回目の緊急事態宣言**（6月20日まで）
4月26日　救急の受け入れはかかりつけ患者の病状悪化のみに制限
4月27日　コロナ臨時病棟への酸素配管補充工事完成
5月4日　厚生労働省の派遣看護師が到着
6月21日　**兵庫県にまん延防止等重点措置**（7月11日まで）
8月2日　**兵庫県にまん延防止等重点措置**（8月19日まで）
8月20日　**兵庫県に4回目の緊急事態宣言**（9月30日まで）
8月27日　重症化予防のため「抗体カクテル療法センター」を設置
10月3日　コロナ患者受け入れ後、初の臓器提供
12月21日　オミクロン株陽性患者が初入院

〈2022年〉
1月20日　オミクロン株の流行を受け、発熱外来をスタート

1月27日　**兵庫県にまん延防止等重点措置**（3月21日まで）
3月11日　発熱外来を閉鎖
7月21日　感染「第7波」拡大により発熱外来再開
8月3日　コロナなどによる職員の休務者が200人超え
9月2日　発熱外来を閉鎖
9月5日　重症コロナ病棟の1西Aを閉鎖。以後、開かれず
9月26日　**感染者の「全数把握」を全国一律で簡略化**

〈2023年〉
4月27日　地域連携セミナーで地域医療の役割分担を呼び掛け
5月8日　**コロナの位置付けを「5類」に移行**

あとがき

「新型コロナウイルス禍の記録を残しませんか」

記者たる者、そう言われて異存があろうはずもない。しかも、取材対象は神戸地域のコロナ診療の中核を担った神戸市立医療センター中央市民病院である。木原康樹院長の号令の下、インタビューにも全面的にご協力いただけるという。会社の承諾を得た上で、一も二もなくお引き受けした。

ところが、その後の道のりは平たんではなかった。

インタビューを重ねるうちに気付いたのだが、「記録に残したい」と考える内容が取材相手によってそれぞれ異なる。「頑張ったこと」「達成できたこと」を書いてほしいと言う人もいれば、「きれいごとを並べても何の意味もない」と吐き捨てる人もいた。

院内のコロナ対応への評価も人それぞれ。「病院全体のスキルが上がった」と胸を張る人がいれば、「うまく行ったとは到底思えない」と否定する人もいた。

戸惑いつつも、コロナ下の医療とはそういうものだと思い至った。さまざまな制約や限界に直面し、未知のウイルスへの対応や治療を巡る意見相違に揺れる中、正解のない航路を切り開いていかねばならない。

医療従事者の多くは、実に率直に語ってくれた。うまく行かなかった事例も含め、根掘り葉掘り聞こうとする当方に時にいらだちながら、なおも真摯に伝えようとしてくれた。恐れ、苦悩し、あらがい、挑む。医療従事者たちも人間だ。さまざまな葛藤に揺れながら、最終的には団結して闘う。その過程を「人間対コロナ」のタイトルに込めた。

コロナ禍のさなか、多くの市民は「医療従事者に感謝を」という呼びかけに共鳴し、行動にも移してきた。だが、医療機関の内部で何が起こり、当事者はどういう思いで対処したのかを、具体的に知る人は少ないだろう。その理解不足が、一部の間ではあるが、コロナに対応する医療従事者への差別や偏見を生んだことも否めない。一般書である本書が、市民の理解を深める契機になればうれしい。

3年という歳月の壁は予想以上に高かった。当事者の記憶は、濃密な日々を重ねるうちに次々とアップデートされていく。「確かあの頃、こんなことがあったように思う…」。漠然とした記憶を、複数の証言や資料を基に事実に変えていくのは、骨は折れるけれども楽しい作業だった。

本書の内容の一部は、神戸新聞紙上で2023年5月10日~25日に連載した記事で紹介したが、医療従事者の内面には十分に触れられなかった。コロナ渦中の実相を知るには、ぜひ本書をひもといていただきたい。

末筆ながら、長時間のインタビューに快く応じ、貴重な資料もご提供いただいた中央市民病院の皆さん、特にインタビューの日程調整や種々の照会に的確に対応してくださった経営企画課担当係長の塩貝智彦さんに、深く感謝いたします。また、神戸新聞社映像写真部の長嶺麻子記者に本書用の写真を撮影してもらいました。名前を挙げて謝意を示します。

神戸新聞社論説委員　田中伸明

人間《にんげん》対《たい》コロナ
神戸市立医療《こうべしりついりょう》センター中央市民病院《ちゅうおうしみんびょういん》の３年《ねん》

2023年10月17日　第１刷発行

編　者　神戸新聞社論説委員室《こうべしんぶんしゃろんせついいんしつ》
発行者　金元昌弘
発行所　神戸新聞総合出版センター
〒650-0044 神戸市中央区東川崎町1-5-7
電話 078-362-7140　FAX 078-361-7552
URL　https://kobe-yomitai.jp/
印刷所　株式会社 神戸新聞総合印刷

乱丁・落丁本はお取替えいたします。
©2023. Printed in Japan
ISBN978-4-343-01203-6 C0036